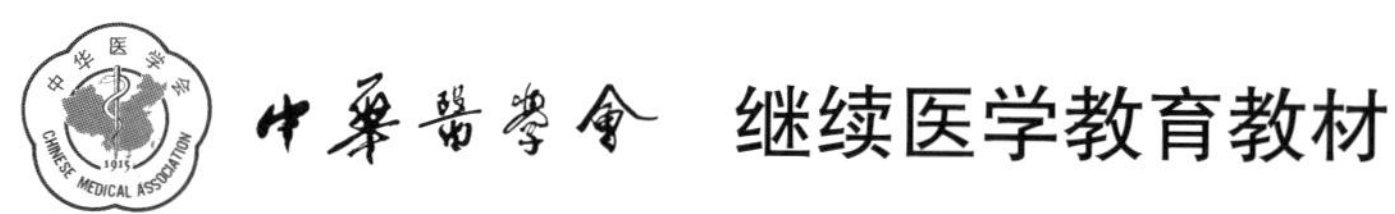

Interpretation and Practice of Clinical Guidelines for Pediatric Diseases

Respiratory and Digestive Diseases

儿科常见疾病临床指南综合解读与实践——呼吸消化分册

总 主 编　申昆玲
主　　编　申昆玲　龚四堂
副 主 编　陆　权　徐保平
学术秘书　殷　菊　许朝晖
统筹策划　左　力　李爱妮

人民卫生出版社

图书在版编目（CIP）数据

儿科常见疾病临床指南综合解读与实践．呼吸消化分册 / 申昆玲，龚四堂主编．—北京：人民卫生出版社，2017
ISBN 978-7-117-24198-4

Ⅰ．①儿… Ⅱ．①申…②龚… Ⅲ．①小儿疾病－常见病－诊疗②小儿疾病－呼吸系统疾病－诊疗③小儿疾病－消化系统疾病－诊疗 Ⅳ．①R72

中国版本图书馆 CIP 数据核字（2017）第 038581 号

儿科常见疾病临床指南综合解读与实践——呼吸消化分册

主　　编：申昆玲　龚四堂
出版发行：人民卫生出版社（中继线 010-59780011）
地　　址：北京市朝阳区潘家园南里 19 号
邮　　编：100021
E - mail：pmph @ pmph.com
购书热线：010-59787592　010-59787584　010-65264830
印　　刷：北京铭成印刷有限公司
经　　销：新华书店
开　　本：787 × 1092　1/16　　印张：13　　插页：4
字　　数：316 千字
版　　次：2017 年 5 月第 1 版　2017 年 5 月第 1 版第 1 次印刷
标准书号：ISBN 978-7-117-24198-4/R · 24199
定　　价：46.00 元
打击盗版举报电话：010-59787491　E-mail：WQ @ pmph.com
（凡属印装质量问题请与本社市场营销中心联系退换）

编辑委员会名单

（按姓氏拼音排序）

主编简介

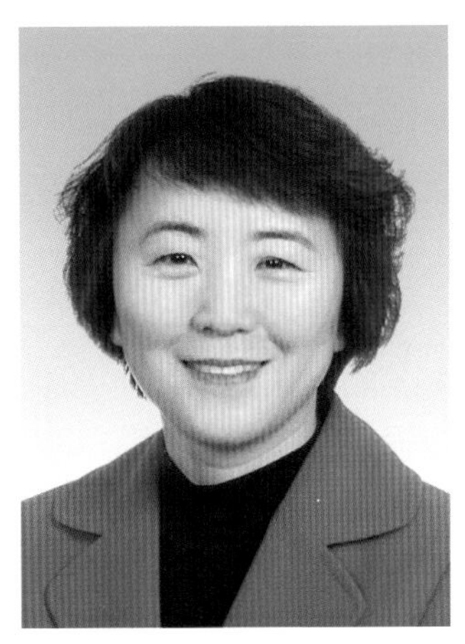

申昆玲，教授，主任医师，博士生导师。中华医学会儿科分会前任主任委员，国家呼吸疾病临床医学研究中心主任，亚洲儿科呼吸学会主席，中华医学会儿科分会呼吸组组长，国家卫计委儿童用药专家委员会主任委员，中国医师协会儿科医师分会副会长。中国医师协会儿科住院医师规范化培训委员会副主任委员。

Pediatric Pulmonology 杂志副主编。

先后负责美国 NIH 合作项目、国家科技攻关计划、国家科技支撑计划、国家自然基金项目，北京市科委科研项目、北京市自然科学基金、首都医学发展基金项目、北京市优秀人才培养资助等项目，共发表论文 200 余篇，SCI 收录约 40 篇。主编 / 副主编 30 部著作，主译著作 4 部 。

主编简介

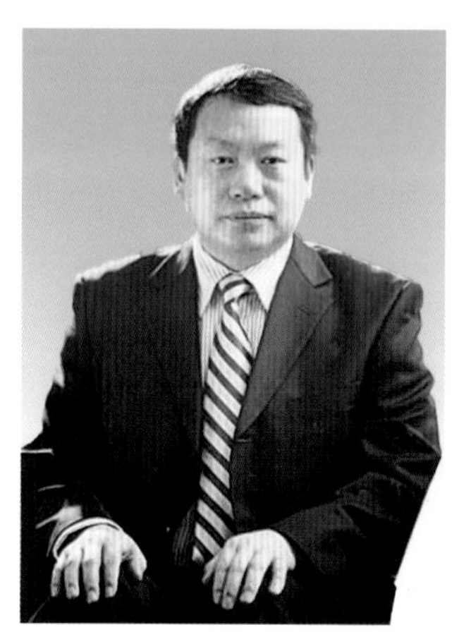

龚四堂教授,男,主任医师,博士生导师,广州市妇女儿童医疗中心副院长,毕业于华中科技大学同济医学院医疗系,获博士学位,曾在美国密苏里州立大学堪萨斯儿童医院进修学习,从事医疗工作近30年。

兼任中华医学会儿科分会委员,中国医师协会儿科医师分会副会长,中华医学会儿科分会消化学组组长,广东省医学会儿科学分会主任委员,广东省儿科学会消化营养学组组长,广州市医学会儿科学分主任委员,《中华儿科杂志》总编助理,《中国实用儿科杂志》副主编,《临床儿科杂志》等杂志编委。《胃镜在小儿上消化道疾病诊断与治疗中的应用》获2007年度广州市科学技术奖二等奖。

擅长儿童胃肠道、营养、肝脏疾病和儿童病毒感染性疾病的诊断治疗;对儿童腹泻、儿童幽门螺杆菌感染、消化道疾病、营养及食物过敏、腹痛、周期性呕吐综合征、胃食管反流、急慢性胰腺炎、炎症性肠病等有深厚的理论基础和丰富的临床经验。

副主编简介

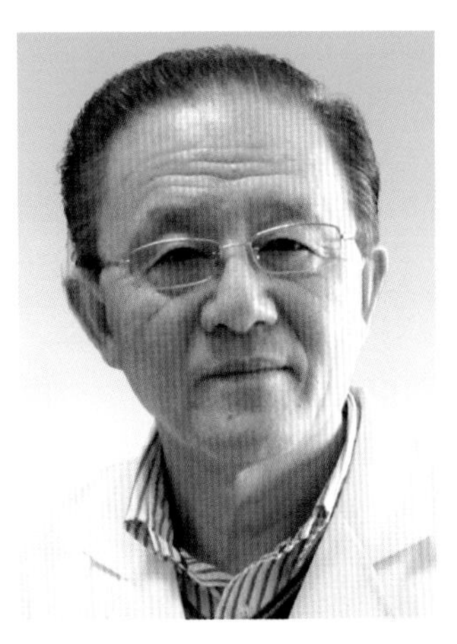

陆权，上海交通大学附属儿童医院呼吸科教授、主任医师。曾任上海市儿童医院副院长、上海交通大学医学院学术委员会委员，中华医学会儿科学分会呼吸学组副组长，中国医师协会儿童健康专业委员会副主任委员，现任中华医学会儿科学分会临床药理学组顾问、呼吸学组慢性咳嗽协作组、间质性肺疾病协作组、儿童呼吸疑难少见病协作组、呼吸道感染协作组、肺血管疾病协作组顾问，中国防痨协会结核病临床专委会儿童结核病学组顾问，上海市感染与化疗学会、上海市药学会抗生素专业委员会委员，享受国务院政府特殊津贴。卫生部合理用药专家委员会抗菌药物专业组委员，儿童用药专业组顾问，卫生部《星火计划》核心专家。国家自然科学基金、中华医学科技奖、科技部攻关项目评审专家。《中华儿科杂志》副总编、《中国实用儿科杂志》副主编、《中国感染与化疗杂志》副主编等。从事儿内科临床、教学、科研一线工作 50 余年。

研究方向：小儿呼吸道疾病和临床微生物学、抗菌药物治疗学等。参编专著 6 部、发表论文 126 篇。获国家科技进步三等奖 1 次、中华医学科技三等奖 1 次，教育部科技进步二等奖 1 次。

副主编简介

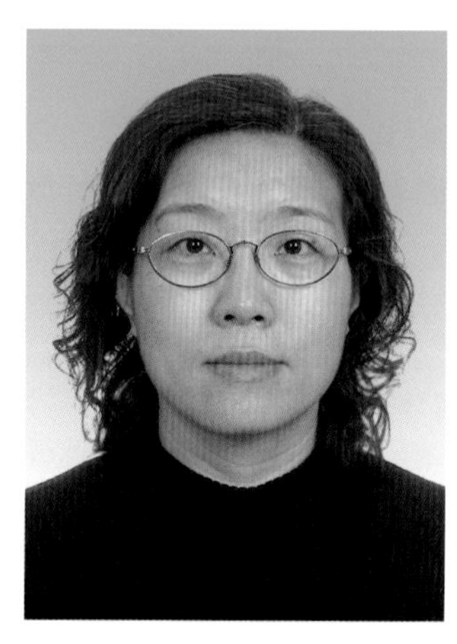

徐保平，主任医师，医学博士。首都医科大学附属北京儿童医院呼吸科主任、首都医科大学儿科学院和国际学院全英文授课教师。兼任中华医学会儿科学分会呼吸学组秘书、呼吸系统疑难少见病协作组副组长、原卫生部应急专家库成员、中华医学会医疗鉴定专家库成员、北京市医疗纠纷人民调解委员会专家库成员、北京医学会医疗损害责任技术鉴定专家、儿童感染性疾病杂志（PID）中文版、儿科大查房杂志编委。

从事儿科呼吸专业的临床工作 20 余年。擅长儿童呼吸系统感染性疾病、哮喘及喘息性疾病、呼吸系统疑难病的诊治，特别是原发性纤毛运动障碍、囊性纤维化、变应性支气管肺曲霉病、支气管扩张症、闭塞性细支气管炎、肺含铁等的诊治有着丰富的临床经验。在国内最早进行儿童睡眠呼吸障碍的研究工作，填补了国内儿科此领域的空白。2005 年诊断和报告了北京儿童医院首例双主动脉弓畸形，从而使血管环畸形在儿童喘息性疾病中的作用得到新的认识。2010 年诊断了北京儿童医院首例囊性纤维化。曾在德国、美国、英国学习呼吸系统疾病。近年来进行了儿童原发性纤毛运动障碍的研究工作，使此领域达到国内领先、国际先进水平。作为副主编撰写两部专业书籍，发表多篇专业论文，并参与多部专业书籍的编写和编译。

前言

临床诊疗指南及共识，能够为儿科医生提供比较合理、安全、规范的医疗服务指导原则和用药指导意见，通过对儿童常见疾病相关指南及共识的深入解读，可以促进儿童常见疾病的规范诊治，具有较大意义。

中华医学会继续医学教育教材《儿科常见疾病临床指南综合解读与实践》系列丛书，以指南（共识）解读为切入方向，计划对儿科常见疾病相关指南（共识）一一解读成册。《儿科常见疾病临床指南综合解读与实践——呼吸消化分册》是本系列丛书的第一册，本教材对儿科临床工作中最新的、最实用的呼吸系统和消化系统疾病相关指南（共识）进行详细的解读，并配有典型病例解析说明。本书邀请了中华医学会儿科学分会呼吸学组、消化学组及国内儿科领域的权威专家、指南（共识）的主要执笔者共同编撰完成。教材内容详实，权威性、科学性、实用性并存。对规范儿科临床医疗工作具有重大的意义，也为基层医疗工作者提供了一本不可多得的工具书。

参加本书撰写的各位编者在医疗、教学和科研工作压力越来越大的情况下，尽心尽力地完成各自的编写任务，并多次修订，对他们的贡献表示敬意和感谢！首都医科大学附属北京儿童医院呼吸科徐保平教授在本书的组织联络、书稿审阅、校对等方面付出了很大的心血；中华医学会继续医学教育教材编辑部左力主任、李爱妮编辑在本书编写组织工作中作出很多贡献，在此对他们一并致谢！

由于编写时间紧，任务重，本书尚存在诸多不足之处，错误及不当之处在所难免，敬请读者在阅读过程中多多海涵，给我们提出宝贵意见，供本书今后修订。

申昆玲　龚四堂

2017 年 4 月

目　录

呼吸系统

消化系统

呼 吸 系 统

《中国儿童哮喘行动计划》(2017 年)解读

摘要:

中国儿童哮喘行动计划(China Children Asthma Action Plan,CCAAP)是以《儿童支气管哮喘诊断与防治指南》(2016 年版)为基础,由医生每个哮喘患儿制定的个体化的哮喘自我管理方案。哮喘行动计划指导病人进行自我管理——病情稳定时需持续按照医嘱控制治疗、能够识别判断哮喘发作症状及其严重程度,在症状和(或)峰流速(peak expiratory flow,PEF)发生变化的时候,应用行动计划制定的治疗预案在家庭中开始具体治疗措施,进行适当的短期用药调整,也指导患者严重发作病情时积极缓解治疗的同时及时就医。CCAAP 以症状及峰流速二者结合作为判断病情的标准,应用 3 个区带描述哮喘控制情况,采用交通信号灯的颜色:绿色、黄色和红色,分别提示在不同情况下需要应用的药物和采取的治疗措施。“绿区”是哮喘病情稳定、控制良好,此时只需遵医嘱坚持使用控制药物及按需使用缓解药物。“黄区”是指哮喘不稳定时需要调整的治疗方案,以及何时需要就医。“红区”是在哮喘发作比较危险的情况下的具体用药细节以及如何寻求紧急医疗救助。CCAAP 中也强调了回避触发因素等非药物干预。在纸质版 CCAAP 制定的同时,开发了电子版 CCAAP 及手机 APP 哮喘管理平台,患儿可将纸质版的 CCAAP 方案输入手机,通过物联网技术进行 PEF 检测,根据结果及患儿的症状,自动提醒患儿用药方案,医生通过手机 APP 可以定期回顾患儿的症状、PEF 数据以及用药记录,对病人进行哮喘控制评估 ACT 测试和生活质量评估。病人也可以在手机 APP 平台上浏览用药技术指导视频及哮喘相关知识。

适用范围:

各级儿科医生、研究者、专科护士。

原文出处:

中国儿童哮喘行动计划的探索. 中华实用儿科临床杂志,2017,32(4):241-244.

一、解读内容

哮喘是儿童最常见的慢性呼吸系统疾病之一,具有“反复发作”的特点,哮喘急性发作应在第一时间内给药恰当的治疗,以迅速缓解气道阻塞症状。由于大多数的哮喘急性发作都发生于医疗机构之外,因此需要医生为患儿制定的一种自我管理策略——哮喘行动计划。全球哮喘防治创议(GINA)及美国国家哮喘教育预防计划(National Astham Education and Prevention Program,NAEPP)中均指出,应当为所有的哮喘患者提供与其哮喘控制水平和文化程度相应的书面的哮喘行动计划作为有效的管理工具[1,2]。在我国 2016 年制定的《儿童支气管哮喘诊断与防治指南》中，哮喘行动计划也是哮喘防治教育的主要内容之一[3]。

1. 哮喘行动计划的要点 哮喘行动计划是患者进行哮喘自我管理的重要工具，在国外已经应用20余年。国外的研究显示，绝大多数（90%）哮喘儿童的看护者认为哮喘行动计划对于管理哮喘急性发作非常有价值[2]。应用哮喘行动计划能够显著减少急诊次数，缺课情况和夜间症状，而症状评分得到改善[4,5]，从而直接或间接减少了相关的医疗费用[3]。

哮喘行动计划是以症状和（或）峰流速作为判断病情严重度和控制水平的标准[1]，医生为哮喘患者量身制定的一个行动方案，能提醒患者按计划接受治疗，识别哮喘发作的征兆及其严重程度，并采取相应的缓解治疗措施和把握非计划就诊的时机。

因此，国家呼吸系统疾病临床研究中心、中华医学会儿科学分会呼吸学组、中国医药教育协会儿科专业委员会以中国儿童哮喘防治指南（2016版）为基础，共同制定了中国儿童哮喘行动计划（China Children Asthma Action Plan，CCAAP）（2016纸质版），并且同时开发了手机版哮喘行动计划及手机APP儿童哮喘管理平台。

2. CCAAP的形式 CCAAP是建立医生和患儿/家长伙伴关系的基础，它告诉患儿/家长，病情稳定时需持续按照医嘱控制治疗、提示患儿/家长识别判断哮喘发作症状及其严重程度，在症状和（或）峰流速（peak flow，PEF）发生变化的时候，学会应用行动计划制定的治疗预案在家庭中开始具体治疗措施，进行适当的短期用药调整，也指导患者严重发作病情时积极缓解治疗的同时及时就医。

CCAAP以形象化的交通信号灯的绿、黄、红三种颜色，提示当前的哮喘病情状况及其严重程度；根据患儿哮喘病情状况及其严重程度应用所需的药物治疗方案和采取的行动预案。

3. CCAAP的内容 CCAAP以症状或峰流速或二者结合作为判断病情的标准。哮喘行动计划应用3个区带描述哮喘控制情况，采用交通信号灯的颜色：绿色、黄色和红色，分别提示在不同情况下需要应用的药物和采取的治疗措施：

绿区——是指哮喘病情稳定、控制良好是指呼吸顺畅，没有咳嗽或喘息症状，夜间睡眠安稳，能够正常学习、运动、玩耍；峰流速测定应在预计值（或个人最佳值）的80%以上，此时只需遵医嘱坚持使用控制药物及按需使用缓解药物。

黄区——为过渡区，是哮喘病情不稳定，它提示患者应积极加用缓解药物，采取升级哮喘治疗的预案（即行动计划），防止哮喘进一步恶化进入红区。在黄区[3]，患儿可出现以下至少一种症状类型：频繁咳嗽，喘息，胸闷，夜间咳嗽加重，或者峰流速测定值位于预计值60%~80%之间，提示哮喘病情不稳定，有哮喘发作或控制不佳。此时需按照医生制定的治疗方案，加用缓解药物，继续应用控制药物或升级控制药物。同时，在黄区需反复评估用药后症状改善情况以及峰流速值恢复情况，判断是否需要立即就医，以达到有效缓解哮喘症状的目的，及早改善症状回到“绿区”。针对5岁以下的儿童的哮喘行动计划的内容包括：在家用应用速效β_2受体激动剂，1小时左右进行评估，如果患儿出现急性呼吸窘迫、疲倦无力或对初始的支气管舒张剂无反应或进行性加重，特别是小于1岁的患儿，应当立即寻求紧急医疗救助；如果吸入速效β_2受体激动剂的频率超过了每3小时一次，或此种情况超过24小时，应立即在当天就医；小于5岁的儿童口服糖皮质激素治疗需要在医生的指导下应用。而对于大于5岁及青少年早期轻度的哮喘发作，可以增加缓解药物、早期增加控制药物，并观察治疗的反应；如果是哮喘发作较重，PEF接近60%个人最佳值或48小时无改善，除了需继续应用缓解药物和控制药物，可加上口服泼尼松1~2mg/（kg·d）最大剂量40mg，3~5天并联系医生就诊。

红区[3,4]——是指严重的哮喘发作,需要紧急就医。在红区,患儿可能出现以下多个且严重的症状:剧烈咳嗽,发憋,呼吸困难;走路、说话困难,无法平卧;鼻翼扇动,口唇、指甲青紫;焦虑,烦躁不安,意识模糊;峰流速测定值小于60%预计值(或个人最佳值)。此时表明患儿哮喘发作情况十分严重,需立即按照行动计划使用红区提示的急性缓解类药物并同时拨打急救电话迅速就医。

过敏原及特定的触发因素——中国儿童哮喘行动计划中也标注出患儿过敏原过敏情况及特定的触发因素等,提示回避触发因素作为非药物干预,这些个体化的哮喘管理措施有助于最大程度地减少哮喘发作。这也是哮喘管理中的重要内容之一。

4. 手机APP哮喘管理平台 虽然国外应用纸质版哮喘行动计划20余年,但是,一些研究显示[3,4],相当一部分拥有哮喘行动计划的患者没有根据他们哮喘病情的变化调整用药,甚至部分患者根据自身的感觉调整用药,而不是根据行动计划或专业的指导。哮喘行动计划在执行方面存在的问题,提示应当探索新的哮喘管理模式。

随着智能手机的普及、电子病历系统的推广以及互联网的发展,借鉴国内外一些先进经验[3-4]后,在制定纸质版CCAAP的同时,也开发了电子版CCAAP以及手机APP哮喘管理平台。患者可以将纸质版的行动计划用药方案输入手机,通过物联网技术每天进行峰流速测试,各级测试结果及患者的症状,自动提醒患者用药方案。医生可以根据峰流速变化趋势和用药记录,更加直观的了解和评估患者家庭自我管理的情况。手机APP哮喘管理平台还可以定期推送哮喘控制评估ACT测试和生活质量评估,用于评价患者哮喘的控制情况,为医生进一步调整治疗方案提供了客观的依据。在手机APP哮喘管理平台中也包括用药技术指导视频以及哮喘相关知识的推送,这将有利于有效地开展患者家庭自我管理。

5. CCAAP需定期更新 CCAAP需要定期更新。对于新诊断的哮喘患儿,需要提供给患儿家长及其看护人一个与患儿病情相应的哮喘行动计划,并教育患儿家长及其看护人如何识别哮喘发作的症状及严重发作的表现,如何采取治疗措施,使得发生在医疗机构的之外哮喘急性发作能在第一时间内得到治疗。在复诊时,应根据哮喘控制水平以及控制类药物调整治疗级别的医嘱,对AAP进行相应的更新。由于哮喘控制良好的患者,会按照医嘱降低级别治疗,此时绿区的控制用药发生变化,随之在黄区的行动计划具体内容会相应更新,要明确告知患者更新的AAP有哪些变化。也就是要告知患者在降级治疗后也可能有失控制的情况出现,告知降级治疗后如何识别并处理症状加重。

总之,中国儿童哮喘行动计划是哮喘患者自我管理的重要内容,是各级医生管理哮喘患者的有效工具,能够帮助患儿、家长/看护者理解哮喘管理的关键点,学会识别应用速效缓解药物的时机和判断是否对速效缓解药物起效,提高他们对疾病的认识和对治疗的依从性,提高患者的自我管理水平,增强管理哮喘维持控制的自信心。哮喘行动计划应每次就诊时携带,有助于医师了解患儿的治疗效果,评估哮喘控制状况等,对于达到哮喘的长期控制目标具有重要意义。

二、典型病例分享与解析

男孩,9岁,主诉“反复咳嗽喘息3年,加重1天”。

现病史:患儿于就诊前3年开始出现反复咳嗽喘息,每年发作5~6次,多不伴有发热。

每次发作初为喷嚏、流涕、咳嗽等“感冒”症状，2~3 天后咳嗽加重出现喘息，有时伴发憋、胸闷；夜间及晨起症状重。患儿多在季节变换或冬季出现症状或加重。外院多次被诊断“肺炎”或“喘息性支气管炎”，抗生素 + 口服止咳平喘药物，有时需静脉应用地塞米松 3~5 天，约1周可好转。自2个月前“感冒”后，几乎每天白天都咳嗽，剧烈活动或接触冷空气后明显，每周有 1~2 次夜间咳嗽，偶有喘息。1 天前，患儿接触“小猫”后，出现咳嗽加重、伴喷嚏，并出现喘息，发憋。今为进一步治疗来呼吸科门诊就诊。

个人史及家族史：足月剖腹产，生后无窒息，新生儿期体健。婴儿期有湿疹史。有过敏性鼻炎史 4 年，否认药物食物过敏史，否认异物吸入史、否认结核病接触史、否认重症肺炎史。奶奶患有哮喘，爸爸患有“过敏性鼻炎”。

体格检查：T 36.7℃，R 25 次 / 分，P 110 次 / 分，血压 100/70mmHg，体重 35kg，神志清楚，精神反应好，可见鼻扇及三凹征，能平躺，讲话能成句，口唇红润，口周无发青，胸廓外观无畸形，双侧呼吸动度一致，双肺呼吸音对称，闻及广泛的哮鸣音，呼气相延长；心率 110 次 / 分，心音有力，律齐，未闻及杂音；腹部及神经系统查体未见异常。无杵状指趾。

辅助检查：全血细胞分析：白细胞 9.5×10^9/L，中性粒细胞 55%，淋巴细胞 34%，嗜酸性粒细胞 9%，血色素 130g/L，血小板 303×10^9/L；胸部 X 线片：两肺过度充气，膈面低平。呼吸道病毒抗原、痰培养阴性；支原体抗体阴性，PPD 试验阴性；Ig 系列：IgE636IU/ml，CD 系列未见异常；血气分析未见异常；过敏原检测：霉菌 3 级，尘螨 2 级，猫毛 2 级。肺功能提示存在轻度阻塞性通气功能障碍，支气管舒张试验阳性（$\triangle FEV_1$ 改善率为 17.2%）。

治疗经过：立即予沙丁胺醇 + 异丙托溴胺 + 布地耐德连续雾化 3 次，每次间隔 20 分钟，患儿咳喘症状有明显缓解，鼻扇三凹征缓解，哮鸣音明显减少。之后改为每 2 小时雾化一次，连续两次后，患儿肺部哮鸣音进一步减少，可闻及少许湿罗音，经皮血氧饱和度 97%。建议患儿回家，每日吸入布地奈德，200μg，每日 2 次，孟鲁斯特钠咀嚼片 5mg/ 次，睡前服用。为患儿制定哮喘行动计划，内容包括：上述控制用药，有哮喘加重先兆时，加用沙丁胺醇雾化治疗。注意回避过敏原霉菌、尘螨及小猫等动物。每日监测 PEF 并记录。

2 周后患儿复诊：咳嗽喘息缓解，鼻部症状有所改善，查体：呼吸平稳，双肺未及哮鸣音，急性期症状控制良好。继续应用低剂量布地奈德吸入 + 口服孟鲁司特钠咀嚼片。继续按原哮喘行动计划进行哮喘管理。

3 月后患儿复诊：无咳喘发作，听诊双肺未及哮鸣音，检查吸药技术正确。回顾近 3 个月 PEF 情况，发现 1 周前 PEF 位于预计值 75%，持续 1 天，询问病史，家长诉患儿去同学家接触小猫后，出现频繁咳嗽，偶有喘息，立即行 PEF 检测，发现位于预计值 60%~80%，于是按照哮喘行动计划，立即给予沙丁胺醇气雾剂 2 喷，并迅速离开同学家，患儿症状逐渐缓解。

6 个月后患儿再次复诊：患儿无咳嗽喘息症状，鼻炎症状缓解，复查肺功能 FEV_1% 为预计值的 95%，小气道功能正常。PEF 监测结果，近 3 个月均在 80% 预计值之上。达到了完全控制，将其方案降级为布地奈德 200μg，每日 2 次。

此后每 3 个月复诊 1 次，监测肺功能，复诊时检查吸入技术，回顾前 3 个月的哮喘症状及 PEF 情况，更新哮喘行动计划，患儿病情较为稳定，逐渐减量布地奈德至 100μg，每日 1 次。应用该剂量 1 年，患儿仍无哮喘症状反复，考虑停药。末次随访，为患儿再次更新了哮喘行动计划，建议继续监测哮喘症状及 PEF，如果出现黄区症状，可酌情吸入沙丁胺醇，如果症状持续存在，考虑再次开始吸入激素治疗。

解析:本患儿支气管哮喘诊断明确,需对其进行病情严重程度分级及急性发作严重程度分级。患儿就诊时为急性发作期,喜坐位,查体:三凹征(+),听诊双肺闻及弥漫的哮鸣音,急性发作严重度为中度。依据达到哮喘控制所需的治疗级别对患儿哮喘病情严重程度进行回顾性评估分级,该患儿使用第3级阶梯治疗方案治疗能达到良好控制状态,病情严重程度评估为中度持续哮喘。

对于急性发作期的哮喘患儿,首选吸入速效β_2受体激动剂,可联合抗胆碱能药物,增加支气管舒张作用,吸入糖皮质激素也可作为缓解药物在急性发作期应用,与支扩剂联合吸入效果更好。本例中患儿就诊时处于急性发作期,予布地耐德+沙丁胺醇+异丙托溴胺连续雾化三次(两次雾化之间间隔20分钟)后,患儿咳喘症状缓解,肺部呼气相哮鸣音明显减少。随后回家开始长期规范治疗。

本例患儿为中度持续,且合并有过敏性鼻炎,因此选用第三级方案(低剂量ICS+LTRA)。该患儿在控制治疗期间,因再次接触小猫,出现了频繁咳嗽、偶有喘息,家长按照医生为其提供的哮喘行动计划的提示,加用沙丁胺醇、并脱离环境后症状缓解。此外,患儿遵循哮喘行动计划,每日坚持检测PEF,每次就诊时,携带记录,为医生评估患儿的病情提供了客观依据,使其顺利地完成了哮喘的降级治疗。使得患儿哮喘症状得到良好控制,肺功能也得到改善。最终得以停药。停止用药后,医生告知患者在停药后也可能有病情失控制的情况出现,为患儿更新了哮喘行动计划,告知其如何识别并处理症状加重。

(殷 菊 申昆玲)

参考文献

[1] 中华医学会儿科学分会呼吸学组,《中华儿科杂志》编辑委员会.儿童支气管哮喘诊断与防治指南.中华儿科杂志,2016,54(3):167-181.

[2] Kuhn L,Reeves K,Taylor Y,et al.Planning for action:the impact of an asthma action plan decision support tool integrated into an electronic health record(EHR)at a large health care system.J Am Board Fam Med,2015,28(3):382-393.

[3] O'Laery F,Pegiazoglou I,Marshall T,et al.Improving the quality of care for children with wheeze:The use of electronic asthma action plans and electronic pre-school wheeze action plan.J of Paediatr and Child Health,2016,52.

[4] Burbank AJ,Lewis SD,Hewes M,et al.Mobile-based asthma action plans for adolescents.J Asthma,2015,52(6):583-586.

[5] H-C Lin,L-C Chiang,T-N Wen,et al.Development of online diary and self-management system on e-Healthcare for asthmatic children in Taiwan.Comput Methods Programs Biomed,2014,116(3):299-310.

《中国儿童支气管哮喘诊断与防治指南（2016年版）》解读

指南摘要：

儿童哮喘的患病率逐年上升，但控制水平尚低。儿童哮喘是一种以慢性气道炎症和气道高反应性为特征的异质性疾病。儿童哮喘的诊断主要依据临床表现，对于6岁及6岁以上的患儿必要时根据肺通气功能的检查辅助诊断，对于6岁以下患儿的诊断强调抗哮喘治疗的有效性。哮喘预测指数及有些临床特点如多于每月1次的频繁发作性喘息，活动诱发的咳嗽或喘息等对6岁以下哮喘的诊断具有提示作用。过敏状态、无创eNO、肺功能的检查有助于哮喘的性质和程度的评估，胸部影像学及支气管镜的检查有助于哮喘的鉴别诊断。哮喘病情的评估依据达到良好控制治疗所需要的治疗方案级别界定，哮喘发作的严重度根据临床表现决定，分为轻度、中度、重度，其中6岁以下发作程度只分为轻度和重度。哮喘症状控制水平分为良好控制、部分控制和未控制，达到良好控制是哮喘治疗的目标。新指南中加入了难治性哮喘一节，难治性哮喘是指采用包括吸入中高剂量糖皮质激素和长效β_2肾上腺素能激动剂两种或更多种的控制药物规范治疗至少3~6个月仍不能达到良好控制的哮喘，这在临床上很少见，喘息难以控制的时候，更多的是要寻找原因和进行鉴别诊断。

儿童哮喘的治疗要坚持长期、持续、规范、个体化治疗原则。对慢性持续期和临床缓解期的长期治疗，吸入激素是最为有效的药物。坚持病情监测、定期随访和进行药物调整，合理有效的治疗能够达到停药随访。急性发作期的治疗吸入SABA最为有效，即时吸入SABA是治疗的首要措施。其他药物要根据病人、病情及地域等的特点进行个体化选择。AIT是目前能够改变过敏性疾病自然进程的唯一治疗方法。AIT适用于症状持续、采取变应原避免措施和控制药物治疗不能完全消除症状的轻、中度哮喘或哮喘合并变应性鼻炎患儿。哮喘管理非常重要，强调建立医生与家长伙伴式的关系，针对患儿及家长的科普教育、病情的自笔者监测及自笔者处理、环境的控制等方面工作，达到提高儿童哮喘控制水平的目的。指南中还根据提出了一些研究方向供参考。

适用范围：

各级儿科医生、研究者、专科护士。

原文出处：

中华儿科杂志，2016，54(3)：167-181.

一、指南解读内容

支气管哮喘(以下简称哮喘)是儿童时期最常见的慢性呼吸道疾病。二十余年来我国儿童哮喘的患病率呈明显上升趋势,全国城市14岁以下儿童哮喘的累积患病率1990年为1.09%,2000年为1.97%,2010年为3.02%[1]。但儿童哮喘的控制水平仍然比较低,完全控制的水平只有3%左右[2]。

《中国儿童支气管哮喘诊断与防治指南(2008年版)》[3]是一个循证医学的指南,自修订以来已经历经7年,对指导临床医生规范诊疗发挥了重要的作用。自2008年指南发布以来,儿童哮喘的研究有了很大的进展。2010年中国进行了第三次城市0~14岁儿童哮喘的流行病学调查,GINA进行了多次修订,2012年Papadopoulos NG等发布了儿童哮喘国际共识[4]。我国也发表了糖皮质激素雾化吸入在儿科应用的专家共识[5]等多项专家共识。在此背景下,结合临床专家的丰富经验,制定了2016年版指南。本文就指南的一些重要的、新的或容易引起疑惑的点进行解读,供大家参考。

1. 关于儿童哮喘异质性的问题 支气管哮喘是一种以慢性气道炎症和气道高反应性为特征的异质性疾病。比较2008年版指南,在定义中特别提出哮喘是异质性疾病这一点。ICON将儿童哮喘分为过敏原诱导的、病毒感染诱导的、运动诱导的、肥胖相关的、多因激发的及未分类的各种表型,体现出哮喘的异质性,提示不同哮喘表型的发病机制不同,对儿童哮喘异质性的认识有利于实行儿童哮喘的个体化防治。

2. 关于年龄段划分的问题 中国儿童哮喘指南2008版年龄段划分为5岁以下和≥6岁。指南2016年版将年龄段改划分为<6岁和≥6岁,GINA2015版表述为:5岁及以下和6岁及以上的表述有所不同[6],但实际上是一致的。<6岁儿童哮喘的诊断存在一定的困难,需要鉴别的疾病相对较多,难进行客观的肺功能检查,因此诊断比较困难,治疗的方法和疗程更强调个体化方案。

3. 关于年幼儿喘息表型的问题 基于国外队列研究的结果将儿童喘息分为早期一过性喘息、早期起病的持续性喘息和迟发性喘息/哮喘[7]。这也理解为儿童喘息的表型,表型的不同基于不同的发病机制并有不同的预后。从理论上讲,这有助于儿童喘息性疾病的个体化治疗。但它是一个回顾性的分类,在临床实践中很难实时将喘息患儿归于某一类别,故对临床诊断和治疗指导意义十分有限。根据引起喘息的原因又可以分为发作性喘息和多因性喘息。前者喘息呈发作性,常与上呼吸道感染相关,发作控制后症状可完全缓解,发作间歇期无症状。后者喘息可由多种触发因素诱发,喘息发作的间歇期也有症状(如夜间睡眠过程中、运动、大笑或哭闹时)。临床上这两种喘息表现形式具有高度的转化性,因此在临床上区分这两种表型的意义也非常有限,不必刻意鉴别。

4. 关于儿童哮喘的诊断标准问题 儿童哮喘的诊断标准总体上维持原来框架和内容。对于临床表现不典型者(如无明显喘息或哮鸣音),需要做有关肺功能的检查。检查的第一项即证实存在可逆性气流受限的条目下,增加了吸入SABA后肺通气的改善情况,即:支气管舒张试验,通过吸入速效β受体激动剂(如沙丁胺醇压力定量气雾剂200~400μg)后15分钟第一秒用力呼气量(FEV)增加≥12%。这一条在2008年版并不存在,但在既往的儿童哮喘诊疗常规中多次作为重要的指标出现,体现儿童哮喘气道阻塞具有可逆性的特点。

5. 关于6岁以下儿童哮喘的诊断问题 要明确在指南2008年版和2016年版中没有

针对此年龄段的专门诊断标准,诊断标准与其他年龄段是一样的。

20 世纪 80 年代以来,我国学者提出过婴幼儿哮喘的诊断标准并多次修订,如"32111"诊断标准[8],在临床得以曾广泛的应用,但由于缺少循证医学的证据,在 2008 年版的指南中没有引用。国外在喘息队列研究的基础上,提出多个哮喘预测模型。如 2000 年,Tuscon 儿童呼吸研究团队在其出生队列研究基础上提出了哮喘预测指数(asthma predictive index, API),用于预测 3 岁以内喘息患儿在 6 岁以后是否发展为持续性喘息的预测指数[9]。Guibert 等提出的改良的 API(mAPI)[10],此预测模型在中国儿童哮喘 2008 版和 2016 版中均得以体现。但要清楚预测指数不是真正意义上的儿童哮喘诊断标准。加拿大胸科学会哮喘临床学组联合加拿大儿科学会在 2015 年发布了针对年幼儿童(1~5 岁)的哮喘诊治指南[11],在指南中明确提出了年幼儿哮喘的诊断标准:对存在频繁发作的喘息及哮喘样症状(≥8 天 / 月)或多次复发(≥2 次),并具有与气流阻塞、可逆性气流阻塞的证据,排除其他可疑诊断,则可对年幼儿童诊断哮喘。若存在个人特应史(如湿疹、食物过敏等)及哮喘家族史,更助于哮喘的诊断。该诊断标准将年幼儿童难以实施肺功能测定这一特点纳入考量,推出了涵盖儿童哮喘特征性因素的诊断指标,值得我国临床医师及研究者借鉴。

尽管对于 <6 岁儿童哮喘尚没有专门的诊断标准,但 2016 年版基本延续了 2008 年版的内容,提出了一些有助于诊断的线索,这些线索包括:①多于每月 1 次的频繁发作性喘息;②活动诱发的咳嗽或喘息;③非病毒感染导致的间歇性夜间咳嗽;④喘息症状持续至 3 岁以后;⑤抗哮喘治疗有效,但停药后又复发。从临床实践而言,有比较多的学者提出应建立 <6 岁儿童哮喘的诊断标准,鉴于此,目前全国儿童哮喘协作组正在进行这一工作。

6. 关于儿童哮喘相关检查的问题 肺通气功能及可逆性的检查对于儿童哮喘的诊断、病情的评估、药物的疗效及停药均具有重要的价值。2008 年版的指南中肺功能指标纳入到儿童哮喘病情分级评估中,2016 年版的指南儿童哮喘的病情评级是根据控制所需要治疗方案的级别确定的,故肺功能的检查在病情评级方面的应用没有体现,但在哮喘急性发作程度评估中仍然作为一项指标。对于肺功能的指标值请注意:肺通气功能检查中 FEV_1/FVC 正常值为≥80%,而不是与正常预计值的比值。PEF 日间变异率≥13% 作为助于确诊哮喘的标准,而不是既往的≥20%,这与 GINA2015 版一致[6]。

2016 年版指南对 FeNO 检测值的意义做了比较详细的介绍。作为非创伤性的气道炎症指标对过敏性哮喘的诊断、病情的判断、治疗药物的选择和疗效的判断有参考价值。诱导痰嗜酸性粒细胞分类计数存在操作上的困难,对 <6 岁儿童哮喘更难实施。对于哮喘的诊断,影像学不作为常规检查,以减少 X 射线对病人的伤害,但作为鉴别诊断的方法是需要的,同样地,支气管镜检查在怀疑其他疾病时,也可以发挥重要鉴别诊断和治疗的作用。

7. 关于儿童哮喘病情评估的问题 对儿童哮喘病情评估有较大的改动。儿童哮喘指南 2008 版将儿童哮喘病情分为轻度间歇、轻度持续、中度持续和重度持续四级,这一分级是基于治疗前的病情及肺功能参数判断设定的。这些参数包括日间症状、夜间症状 / 憋醒、应急缓解药的试用、活动受限,大于 5 岁者包括肺功能的检测及年发作的次数。这一分级方法在实际应用中存在一定程度上操作困难,另外,这一分级方法并不对应患儿对治疗的反应程度,也就是说分级偏重的患儿由于对药物有良好的反应,用低级别的治疗方案也能够获得良好的控制,反之亦然。因此为了更客观地反映患儿的病情程度,2016 年版的指南依据哮喘患儿对治疗的反应程度评估哮喘的病情。其表述为轻度持续哮喘:用第 1 级或第 2 级阶梯治疗方案治疗就能达到良好控制的哮喘;中度持续哮喘:使用第 3 级阶梯治疗方案治疗能达到良好控制的哮喘;重度持续哮喘:需要第 4 级或第 5 级阶梯治疗方案治疗的哮喘。这是回顾性的评估分级,需要在治疗数月后方可评估。

8. 关于儿童哮喘控制水平的评估 控制水平的评估 1~3 个月进行一次,目的是为了合理调整控制治疗方案,达到良好控制的目的。控制水平的依据是四项临床参数包括日间症状、夜间症状、应急药物使用次数及活动是否有限。这些参数适用于任何医院、医护人员及家长。控制水平仍然分为三级,2008 年版的“控制”在 2016 年版中改为“良好控制”。其三级为:良好控制、部分控制和未控制。

9. 关于儿童急性发作水平的评估 哮喘急性发作严重程度在≥6 岁分为轻度、中度、重度和危重度四级,而 <6 岁儿童哮喘仅分为轻度和重度哮喘,分级所依据的参数也有所减少。如气短、体位、辅助肌活动及三凹征、肺功能等不适合此年龄段评估的参数均剔除,提高了临床的可操作性。注意血氧饱和度以 <0.92 为重度,而且是指治疗前检测的结果。

10. 关于增加难治性哮喘一节 2016 年版指南增加了难治性哮喘一节。对难治性哮喘作做了明确的定义:“难治性哮喘是指采用包括吸入高剂量糖皮质激素和长效 β_2 肾上腺素能受体激动剂两种或更多种的控制药物规范治疗至少 3~6 个月仍不能达到良好控制的哮喘”。特别指出在诊断难治性哮喘前必须排除用药的依从性、技术的正确性、不利于哮喘控制的并发症及非哮喘因素导致的喘息性疾病。要指出的是真正的儿童难治性哮喘是非常少见的,提出难治性哮喘的问题更重要的是要注意是否存在诊断错误,强调对非哮喘喘息性疾病的鉴别诊断。

11. 关于初始长期控制药物的选择问题 慢性持续期和临床缓解期需要长期控制治疗。在指南 2008 版中对于初诊哮喘患儿的治疗方案选择是这样描述的“根据病情严重程度分级,选择第 2 级、第 3 级或第 4 级治疗方案”。其中提到病情的分级是选择长期治疗方案的依据,但并不是病情级别和药物治疗方案级别完全对应的选择,也就是说即使是轻度间歇的患儿也可以选择第 2 级、第 3 级或第 4 级的治疗方案。提示患儿对药物治疗的反应性或有效性并不完全对应于病情分级。因此在指南 2016 年版中改变了病情分级的方法,根据对不同级别治疗方案的反应来决定病情的程度,这需要在治疗数月后确定。那么,初始治疗方案的选择就无法根据病情程度了。指南 2016 年版简化了选择初始治疗方案的方法。提出对以往未经规范治疗的初诊哮喘患儿,参照哮喘控制水平选择第 2 级、第 3 级或第 4 级治疗方案。由于儿童哮喘的病情分级 80% 以上属于轻中度的哮喘[12]。因此对于 <6 岁大多数患儿推荐使用低剂量 ICS(第 2 级)作为初始控制治疗,≥6 岁患儿多选用 2 级和 3 级治疗就可以取得很好的疗效,对少数效果不佳的患儿在以后进行调整。在各级治疗中,每 1~3 个月审核 1 次治疗方案,根据病情控制情况适当调整治疗方案。如哮喘控制,并维持至少 3 个月,治疗方案可考虑降级,直至确定维持哮喘控制的最低剂量。如部分控制,可考虑升级或强化升级(越级)治疗,直至达到控制。但升级治疗之前首先要检查患儿吸药技术、遵循用药方案的情况、变应原回避和其他触发因素等情况。还应该考虑是否诊断有误,是否存在鼻窦炎、变应性鼻炎、阻塞性睡眠呼吸障碍、胃食管反流和肥胖等导致哮喘控制不佳的共存疾病。

12. 关于长期控制治疗的疗程问题 疗程的问题是一个尚未解决的问题。首先要明确哮喘是一个慢性气道炎症性疾病,抗感染治疗是核心理念,因此慢性炎症需要长期治疗。其次哮喘有一个自然病程,自然病程因人而异,抗感染治疗以控制为目标,不能够改变自然病程，因此对具体一个患儿而言难以获知准确的疗程。最后，目前提出的一些疗程概念是基于经验和一些研究的结果。如有专家认为儿童哮喘的疗程为3~5年，有研究提出哮喘的疗程为2年左右[13]，因为2年左右的治疗80%。指南提出如果使用二级治疗方案病人的哮喘能维持控制，并且6个月~1年内无症状反复，可考虑停药。特别指出相当比例的<6岁儿童哮喘病人的症状会自然缓解，每年至少要进行两次评估以决定是否需要继续治疗，经过3~6月的控制治疗后病情稳定，可以考虑停药观察，但是要重视停药后的管理和随访。

13. 关于哮喘急性发作缓解治疗问题 哮喘急性发作期的缓解治疗在指南2008年版中主要描述了医院的治疗流程，指南2016年版提出家庭应急治疗十分重要。病人/家长在出现哮喘发作征象时应及时使用吸入性速效β_2肾上腺素能受体激动剂。建议使用压力定量气雾剂经储雾罐（单剂给药，连用3剂）或雾化吸入方法给药。如治疗后喘息症状未能有效缓解或症状缓解维持时间短于4小时，就应到医院治疗。医院的治疗流程与指南2008年版相近。吸入速效β_2肾上腺素能受体激动剂，是治疗儿童哮喘急性发作的一线药物，早期应用足量ICS有助于哮喘急性发作的控制[6]；短效抗胆碱能药物（SAMA）也是儿童哮喘急性发作联合治疗的组成部分，尤其是对β_2肾上腺素能受体激动剂治疗反应不佳的中重度病人应尽早联合使用。所以上述三种药物作用的机制不同，在哮喘急性发作时应用的地位不同，但可以联合使用，协同发挥作用。指南2016年版特别指出：对于氨茶碱，由于疗效较弱和治疗窗窄，从有效性和安全性角度考虑，一般不推荐静脉使用茶碱用于儿童哮喘急性发作期的缓解治疗。对于硫酸镁，静脉途径应用硫酸镁有助于危重哮喘症状的缓解，安全性良好。雾化吸入硫酸镁治疗哮喘尚缺少循证依据。

14. 关于过敏原检测和变应原特异性免疫治疗（allergen specific immunotherapy，AIT）过敏原检测对于支气管哮喘的病因诊断、有针对性回避以及进行特异性免疫治疗至关重要。检测的过敏原有吸入性过敏原和食入性过敏原两大类。但是，哮喘病人的食物过敏发生率并不高，并且食物过敏作为哮喘的唯一原因引起哮喘急性发作是比较少见的，因此，对于哮喘的过敏原检测主要是针对吸入性过敏原，又称为气传性过敏原，如尘螨、花粉、霉菌、宠物皮屑等。

对于食物过敏原检测需要有正确认识，从方法学上可以采用新鲜食物过敏原点刺的方法（fresh food prick to prick test），特别是对过敏原性比较肯定的食物，如牛奶和鸡蛋、新鲜水果和蔬菜。但是考虑到新鲜食物点刺试验存在标准化、污染等问题，需要谨慎对待。同时，皮肤点刺试验为体内试验，可能出现严重过敏反应，必须在具备急救设施的医院内，并且在专科医生监测下操作。

皮肤点刺和血清特异性IgE相比，前者敏感性高，皮肤点刺阳性而血清中并未检测到相应的特异性IgE的情况还是非常常见的，此时也需要结合临床，有条件的情况下进行激发试验；后者特异性强，一般说来，血清中能监测到特异性IgE，皮肤点刺多数都是阳性，如果皮肤点刺为阴性要考虑病人近期是否服用了抗组胺药物、全身激素等抑制了皮肤反应。

皮肤点刺试验阴性可基本排除IgE介导的食物过敏；阳性尚不能确诊，可能是假阳性或者仅为致敏状态（sensitization），不能冒然建立食物过敏的诊断并且给予病人食物回避的建议，需要进一步检测血清特异性IgE，更为重要的是结合临床症状，判断点刺和临床症状是否具有相关性，回避后是否能改善临床症状，再暴露后临床症状是否重新出现或者加重。

AIT是一种对因的有可能改变哮喘自然病程的治疗方案[14]。指南2016年版将AIT放在临床缓解期处理章节中作为一项重要的治疗方案进行表述。虽然对AIT的适应证有不同的表述,但指南2016年版AIT主要的应用对象限定在症状持续、采取变应原避免措施和控制药物治疗不能完全消除症状的轻、中度哮喘或哮喘合并变应性鼻炎的病人。从安全的角度考虑,重症的哮喘患儿还是避免使用。

15. 关于病情的自笔者监测问题 在临床缓解期特别强调病情的自笔者监测。对病情的监测有很多方法,一些经过临床验证的哮喘控制评估工具,如儿童哮喘C-ACT和ACQ等具有临床实用价值,可用于评估哮喘控制水平。坚持每天测量PEF,记哮喘日记是一种非常有效的自笔者监测和管理方法。根据PEF占本人最佳值或预计值的百分比划分为绿区、黄区和红区。

(1)绿色区(本人最佳值或预计值的80%~100%),提示病情稳定,继续用原方案治疗;若长期用药,呼气峰流速持续稳定在此区域内,可考虑减量。

(2)黄色区(本人最佳值或预计值的50%~80%),提示病情随时可能恶化,必须警惕,这也提示哮喘病情控制不理想,应调整治疗方案。

(3)红色区(本人最佳值的50%以下),为警告信号,应立即吸入支气管舒张剂与皮质激素,必要时加服皮质激素,密切观察病情变化。PEF监测需要患儿的操作技术,因此适用于能够学会检测技术的儿童。

16. 关于儿童哮喘的转归问题 儿童哮喘80%在3岁内发病,新西兰队列研究显示有四分之一以上的喘息可以持续至成人期[15]。在GINA中,儿童哮喘的管理是一个封闭的环,即:评估病情-调整治疗-评价疗效-评估病情,似乎所有的哮喘病人始终处于此循环中。实际上儿童哮喘有相当比例的患儿可以在一定的阶段停止治疗。有鉴于此,指南2016年版改变了这一封闭的环形结构,描述为:"病情评估-规范治疗-调整治疗方案-获得良好控制,直至停药",体现出儿童哮喘治疗的临床可治愈性。

17. 关于儿童哮喘的研究方向问题 指南2016年版增加了未来研究方向的内容。在循证医学时代,强调多中心研究获得数据的重要性;在精准医学时代,强调研究基因与环境的共同作用机制的重要性;在互联网时代,强调通过大数据研究探讨临床问题的重要性。希望通过应用新的科学的方法,探讨中国儿童哮喘重要的临床相关问题,获得中国儿童哮喘的自己数据,进一步修订完善中国儿童哮喘诊断和治疗指南。但这些研究方向仅有参考意义。

18. 关于教育问题 指南2016年版仍然对于教育问题给予足够的重视,相比较于指南2008年版,在结构上做了一些调整,但内容基本一致。儿童哮喘的教育主要针对哮喘儿童的家长,通过教育提高家长的知、信、行[16],同时也针对医护人员,进行教育,提高医护人员的规范诊疗水平。在互联网时代,要充分利用网络的平台进行教育,提高教育效率。

19. 加强儿童哮喘的管理,提高儿童哮喘的控制水平 哮喘的管理包括多个方面。对儿童哮喘而言,首先要建立医生与家长的伙伴式关系,在此基础上要关注以下几个重要的方面:一是教育:医生教育和家长/患儿的教育均很重要,可以增加对哮喘防治的知识,提高依从性;二是病情的监测和评估:有利于对防治方案的及时调整,提高疗效;三是规范的诊疗:规范的治疗是控制哮喘的核心;四是环境的控制,避免哮喘的诱发因素。在这一管理模式中,各方面均需要提高,通过提高这一模式的管理效率,改善中国儿童哮喘的控制水平。

指南是具有普遍指导意义的文件,儿童哮喘指南也同样具备这一特性。指南2016版更具有可操作性。希望临床医生遵循指南,但不拘泥于指南,在指南的指导下,实现儿童哮喘的个体化治疗。

二、典型病例分享及解析

患儿，女性，6 岁，主诉“反复咳嗽、喘息 2 年，加重 4 天”就诊。患儿于就诊前 2 年开始出现反复咳嗽喘息，每年发作 4~5 次，发作时不伴有发热。每次发作初表现为咳嗽、流涕、喷嚏等“感冒”症状，2~3 天后咳嗽加重出现喘息，有时伴有呼吸困难、胸闷；夜间及晨起症状明显。症状多在季节变换出现或加重。外院多次诊断为“喘息性支气管炎”，予“抗生素、止咳平喘药物及糖皮质激素雾化吸入”等治疗，治疗后患儿咳喘等症状多能明显好转。4 天前患儿参加春游后频繁出现阵发性连声咳，夜间加剧伴喘息，同时有流涕、鼻塞、喷嚏，无发热、咳痰等伴随症状，为进一步诊治于 4 月 9 日笔者科室就诊。

个人史及家族史：足月顺产，生后无窒息史。新生儿期无机械通气史或吸氧史。否认药物过敏史，花粉过敏（+），湿疹史（+）。否认重症肺炎史、否认异物吸入史、否认结核等传染病接触史。否认反酸、恶心、胸骨后烧灼感、体重减轻等。患儿父亲为“过敏性鼻炎”病人。

体格检查：T 36.3℃，R 32 次 / 分，P 92 次 / 分，血压 90/62mmHg，体重 26kg，营养发育正常，神志清楚，精神反应可，喜坐位，呼吸稍促，鼻扇可见，讲话成句，无奇脉。口唇红润，无明显发绀，咽轻度充血，扁桃体无渗出，气管居中，三凹征（+），胸廓对称，双侧呼吸运动一致，双肺呼吸音粗，闻及弥漫的哮鸣音，呼气相延长。心界大小正常，心音有力，律齐，各瓣膜区未闻及杂音。腹部、四肢、神经系统查体未见异常，无杵状指（趾）。

辅助检查：血常规：白细胞 7.27×10^9/L，中性粒细胞 58%，淋巴细胞 31%，嗜酸性粒细胞 8%，红细胞、血色素、血小板值正常；呼吸道病毒抗原及痰培养阴性；PPD 试验阴性；血生化、血气均正常；过敏原检测提示花粉（+++），螨虫（++）；血 IgE 712 IU/ml。胸 X 线片提示两肺纹理增多，肺气肿；肺功能提示存在轻度阻塞性通气功能障碍，小气道阻塞（FEV_1 63.4%，FEV_1/VC MAX 77.1%，PEF 46%）；支气管舒张试验阳性（吸入沙丁胺醇 400μg 30 分钟后 FEV_1 上升大于 12%）。

治疗经过：急诊立即予布地耐德联合特布他林连续雾化 2 次，2 次间隔 20 分钟，患儿咳喘症状有明显缓解，哮鸣音明显减少。嘱予小剂量泼尼松（5mg）×3 天，白三烯受体拮抗剂及氯雷他定 1 周口服作为哮喘急性期回家序贯治疗。

1 周后（4 月 15 日）患儿复诊：咳喘等症状明显好转，双肺未及哮鸣音，急性期症状控制良好。选用低剂量 ICS 长期规范吸入，启动哮喘缓解期的长期控制治疗。

1 月后（5 月 14 日）患儿复诊：诉无咳喘发作，听诊双肺未及哮鸣音，吸药装置使用正确。

3 月后（8 月 17 日）患儿复诊：近 3 月偶有咳喘发作，6 月中旬曾有过夜间憋醒，复查肺功能较前好转（FEV_1% 为 77.1%，未达到预计值的 80%），评估为哮喘部分控制，治疗方案升级为低剂量 ICS+LABA 规范吸入。

1 月后（9 月 20 日）患儿复诊：诉无咳喘发作，听诊双肺未及哮鸣音，维持目前低剂量 ICS+LABA 规范吸入方案继续治疗。

3 月后（12 月 18 日）患儿复诊：近 3 月无咳喘发作，复查肺功能正常（FEV_1% 为 93.8%，FEV_1/VC MAX 106.9%，PEF 87.5%），评估为哮喘良好控制，治疗方案调整为每日一次 ICS+LABA 使用。

此后诊疗经过：1~3 月后继续评估控制水平，达到完全控制 3 月后，将其治疗方案减为单用低剂量ICS治疗。如果低剂量的ICS能够继续控制病情,无症状反复达到1年,予以停药。

解析:对哮喘明确诊断的患儿,需对其进行病情严重程度分级及急性发作严重程度分级。本病例中患儿发作时喜坐位,三凹征(+),听诊双肺闻及弥漫的哮鸣音,急性发作严重度为中度。依据达到哮喘控制所需的治疗级别对患儿哮喘病情严重程度进行回顾性评估分级,该患儿使用第3级阶梯治疗方案治疗能达到良好控制状态,病情严重程度评估为中度持续哮喘。规律使用低剂量ICS+LABA疗程1个月(9月份复诊)及4个月(12月份复诊)时控制水平均为完全控制。

对于急性发作期的哮喘病人,应根据其急性发作的严重程度及患儿对初始治疗措施的反应,在原基础上进行个体化治疗。吸入型速效β_2受体激动剂是任何年龄儿童哮喘急性发作的首选治疗药物,吸入糖皮质激素也可作为缓解药物在急性发作期应用,两者联合吸入效果更好。本例中患儿就诊时处于急性发作期,予布地耐德联合特布他林连续雾化两次(两次雾化之间间隔20分钟)后,患儿咳喘症状缓解,肺部呼气相哮鸣音明显减少。随后回家口服作为急性发作期序贯治疗。1周后患儿复诊,咳嗽明显减少,无喘息发作,启动哮喘临床缓解期的长期规范治疗。

对于哮喘规范化的长期控制治疗,本版指南依据患儿年龄将其诊疗方案分为6岁及以上方案和6岁以下方案。对以往未经规范治疗的初诊哮喘患儿,可参照哮喘控制水平选择第2级、第3级或第4级方案作为其初始治疗方案。随后嘱患儿每1~3个月随访1次审核治疗方案,根据病情控制情况适当调整治疗方案。对于达到哮喘控制并维持至少3个月者,可考虑治疗方案降级,直至确定维持哮喘控制的最小剂量。对于部分控制或未控制者,在排除误诊、吸药技术不当、依从性不佳、变应原或其他触发因素接触等情况后,可升级或越级治疗直达哮喘控制。对于缓解期的症状波动,在患儿出现咳嗽、流涕等"感冒症状"早期,及时加用白三烯受体拮抗剂、抗组胺药物等进行强化治疗,预防哮喘急性发作。本例患儿为中度持续,选用第2级方案(低剂量ICS)哮喘治疗仅部分控制,升级至第3级方案(低剂量ICS+LABA)后复诊结果反应,该患儿哮喘症状得到良好控制,肺功能也得到改善。在哮喘控制并维持3个月后,先减少50% ICS剂量,仍控制良好后停用LABA。患儿在连续使用低剂量ICS一年治疗后哮喘能维持控制,无症状反复,故予以停药。

(鲍一笑)

参考文献

[1] 全国儿科哮喘防治协作组.第三次中国城市儿童哮喘流行病学调查.中华儿科杂志,2013,51(10):729-735.

[2] Wong GW, Kwon N, Hong JG, et al. Pediatric asthma control in Asia: phase 2 of the Asthma Insights and Reality in Asia-Pacific (AIRIAP 2) survey. Allergy, 2013, 68(4): 524-530.

[3] 中华医学会儿科学会呼吸学组,《中华儿科杂志》编辑委员会.儿童支气管哮喘诊断与防治指南.中华儿科杂志,2008,46(10):745-753.

[4] Papadopoulos NG, Arakawa H, Carlsen K-H. International consensus on (ICON) pediatric asthma. Allergy, 2012, 67(8): 976-977.

[5] 申昆玲,邓力,李云珠,等.糖皮质激素雾化吸入在儿科应用的专家共识.临床儿科杂志,2011,29

(1):86-91.

[6] The Global Strategy for Asthma Management and Prevention. Global Initiative for Asthma(GINA) 2015. [EB/OL].[2016-01-03].

[7] Brand PL, Caudri D, Eber E, et al. Classification and pharmacological treatment of preschool wheezing: changes since 2008. Eur Respir J, 2014, 43(4): 1172-1177.

[8] 华云汉, 郭依华, 陈辉清, 等. 婴幼儿哮喘计分诊断法. 中华儿科杂志, 1992, 10(2): 112-113.

[9] Castro-Rodríguez JA, Holberg CJ, Wright AL, et al. A clinical Index to Define risk of asthma in young children with recurrent wheezing. Am J Respir Crit Care Med, 2000, 162: 1403-1406.

[10] Guilbert TW, Morgan WJ, Zeiger RS, et al. Atopic characteristics of children with recurrent wheezing at high risk for the development of childhood asthma. J Allergy Clin Immunol, 2004, 114(6): 1282-1287.

[11] Ducharme FM, Dell SD, Radhakrishnan D, et al. Diagnosis and management of asthma in preschoolers: A Canadian Thoracic Society and Canadian Paediatric Society position paper. Paediatr Child Health, 2015, 20(7): 353-371.

[12] Liard R, Leynaert B, Zureik M, et al. Using Global Initiative for Asthma guidelines to assess asthma severity in population. Eur Respir J, 2000, 16(4): 615-620.

[13] Stojković-Andjelković A, Obradović S, Vuletić B, et al. Change of bronchial hyperresponsiveness in asthmatic children. Srp Arh Celok Lek, 2011, 139(5-6): 316-321.

[14] Jutel M, Agache I, Bonini S, et al. International consensus on allergy immunotherapy. J Allergy Clin Immunol, 2015, 136(3): 556-568.

[15] Sears MR, Greene JM, Willan AR, et al. A longitudinal, population-based, cohort study of childhood asthma followed to adulthood. N Engl J Med, 2003, 349(15): 1414-1422.

[16] 中国哮喘儿童家长知信行调查项目组. 中国大陆 29 个城市哮喘患儿病情控制状况及影响因素. 中华儿科杂志, 2013, 51(2): 90-95.

《中国 0 至 5 岁儿童病因不明急性发热诊断和处理若干问题循证指南》(2016 年)解读

指南摘要:

《中国 0 至 5 岁儿童病因不明急性发热诊断和处理若干问题循证指南》(2016 年)是由该指南工作组全体人员经过近 3 年的工作完成的一部循证指南,这部指南基于对我国 0 至 5 岁儿童病因不明急性发热的若干问题的循证指南。循证指南的推荐意见和推荐强度都是基于临床研究按照指南评价的 GRADE 评级方法而确定的,但这些研究是相对普遍指导意义的证据,临床医生可不拘泥于指南的推荐意见和推荐强度,对急性发热的个体儿童进行诊断和处理。

适用范围:

各级儿科医生、研究者、专科护士。

原文出处:

中国循证儿科杂志,2016,11(2):81-98.

一、指南应用范围

该指南定义了应用范围为"病因不明的急性发热",是指 0~5 岁的儿童发热时间在 7 天,经医生详尽的病史询问和体格检查后,病因仍不明确的一类急性发热。发热儿童在初次就诊时的情况常分为两种,一种是患儿除发热以外还存在与疾病相关的典型症状或体征,医生可以通过询问病史和查体相对容易和快速地做出某种疾病的诊断,并及时给予针对性地治疗;另一种情况则是病因不明的发热,即完整的病史询问和详尽体格检查后仍不能对发热的原因做出诊断。后者是临床医生关注的焦点,由于很难判断其发热原因究竟是有自限性的普通病毒感染还是威胁生命的严重细菌感染或严重疾病早期,因此,对这部分儿童的诊断和处理是儿科医生所面临的一项挑战,该指南主要是针对后一种情况。

二、发热的定义和体温测量

健康人的体温相对恒定但并非一成不变,在生理情况下,人的体温可随昼夜、性别、年龄、情绪、进食等因素的影响而有所波动,在人体的不同部位测试也会有所差异,但正常人的体温波动范围一般不超过 1℃,因此使用一个固定的体温来定义发热过于绝对,该指南采用"体温升高超出 1 天中正常体温波动的上限"定义发热。同时,在文献复习的过程中笔者也注意到大多数医学研究采用肛温≥38℃定义发热,而临床工作中通常采用肛温≥38℃或腋温≥37.5℃定义发热。

儿童体温可以通过不同测量部位、应用不同类型的测量工具进行测量，但不同的测量部位（额部、耳道、口腔、腋下、直肠肛温）及不同的测量工具（如玻璃水银体温计、电子体温计、红外线电子耳道体温计）测出的结果有所差异。其中肛温更接近人的核心温度并稳定，儿童测量肛温时，采用电子体温计比水银体温计测量温度差异平均高 0.2℃（95% *CI*：0.07~0.33℃）；但测腋温方便易行，电子体温计测量儿童腋温时，与水银体温计测量温度差异约平均为 0.01℃（95% *CI*：-0.13~0.14℃），说明电子体温计与水银体温计测量儿童腋温时波动较大 0.27℃，但是在新生儿测量腋温时，电子体温计与水银体温计测量温度差异波动就很小 0.08℃（95% *CI*：-0.03~0.05℃）。由于我国幅员辽阔，地区经济水平差异大，人们的选择习惯也可能有所差异，故指南中列出了不同测量工具在不同部位测量体温的差异及波动范围，医护人员可根据情况选择应用。在各种测量工具的选择中，近年来，来自美国、英国、新西兰和爱尔兰的大样本流行病学调查数据显示玻璃水银体温计这个传统的体温测量工具，由于玻璃水银体温计使用中破碎造成儿童元素汞暴露的总发生率很高，达 77.4%，95%CI：77.0%~77.8%；此外，来自中国和美国的病例报道显示：玻璃水银体温计所致玻璃碎片损伤的汇总发生率为 33.3%，95% *CI*：18.3%~51.4%。综上，儿童元素汞暴露主要来自玻璃水银体温计使用中的破碎，同时还可导致玻璃碎片损伤。因此，如选择玻璃水银体温计应用于 0~5 岁儿童时，应特别注意防止破碎，避免造成元素汞的暴露和玻璃损伤。电子体温计是一种新型的体温测量工具，在新生儿、婴幼儿和≤17 岁的儿童的研究中，电子体温计与水银体温计测腋温的平均差异都不大，在 0.01℃ ~0.2℃，因此，电子体温计可以替代水银体温计进行各年龄阶段的儿童体温测定。结合前述的水银体温计所致元素汞暴露和玻璃碎片损伤，电子体温计是替代水银体温计测量体温的理想工具之一（1B）。而红外线电子耳道体温计测得的平均耳温与水银或电子体温计测得的平均肛温差值不大（0.2℃），但差值范围可达 1.8℃，所以红外线体温计测耳温更适用于发热的筛查，或多次测量取平均值来提高测量的准确性。

三、发热体温高低、持续的时间与严重疾病的相关性

对于病因不明急性发热儿童的体温高低是否与疾病的严重程度有相关性这一问题是广大医护人员和发热儿童家长十分关心的问题，但有回答这个问题的研究很少，在控制了年龄、发热持续时间、排尿异常、呕吐、呼吸急促、外周循环不良和实验室检查（白细胞计数、C 反应蛋白和尿试纸分析）有关因素的情况下，单纯只考虑发热这个因素时，有 1 个研究显示：1 月龄至 3 岁病因不明急性发热儿童，当体温 <36.7℃、36.7℃ ~40℃或≥40℃时，发生严重细菌感染（细菌性脑膜炎、脓毒症、隐匿性菌血症、细菌性肺炎、细菌性胃肠炎、泌尿系统感染）的风险差异无统计学意义（*OR*=1.7，95% *CI*：0.7~4.0）。

由于所获得证据来自单个研究的结果，且该研究结果精确性不高，证据质量为极低，据此，在指南中的建议为：1 月龄至 3 岁病因不明急性发热儿童不能完全凭体温高低预测疾病的严重程度，应该仔细询问、观察病因不明急性发热儿童其他的临床特征，综合判断。

在病因不明急性发热儿童中，发热持续时间也是医生和家长重点关注的问题，在 <3 岁病因不明急性发热儿童，发热时间≥2 天泌尿系统感染的风险较高，风险增加 2.3 倍（*OR*=2.3，95% *CI*：1.56~3.33）。但就病因不明急性发热儿童单纯从发热持续时间来看，并不增加发生严重细菌感染（细菌性脑膜炎、脓毒症、隐匿性菌血症、细菌性肺炎、细菌性胃肠炎、

泌尿系统感染)的风险。因此对于病因不明急性发热的婴幼儿,发热时间长短(限定在7天内)不能完全预测严重细菌感染的总体发生风险。

四、对解热镇痛药治疗的反应与严重疾病的相关性

很多临床医生想知道是否能依据发热儿童对解热镇痛药的治疗反应判断患儿发热的病因是严重细菌感染还是良性自限性疾病。但与此相关的研究少,且发表时间均为20年前,所选择的解热镇痛药为阿司匹林或对乙酰氨基酚。因阿司匹林可能增加Reye综合征的发生风险,现已不用于发热儿童药物退热治疗。这些研究均是针对所有发热儿童设计,绝大部分只调查了发热儿童对解热镇痛药治疗的退热反应是否与严重细菌感染相关,整体结论认为发热儿童对阿司匹林或对乙酰氨基酚的退热反应不能准确预测严重细菌感染的发生,只有1个研究使用Yale观察量表,综合分析发热儿童对解热镇痛药治疗退热后临床表现的改善如哭声、父母刺激、意识状态、皮肤颜色、脱水状况以及对外界反应等因素,分析这些临床症状的改善是否与严重细菌感染相关,其结果显示发热儿童服用对乙酰氨基酚退热后临床表现的改善不是排除隐匿性菌血症的可靠指标,但发热儿童服用对乙酰氨基酚退热后临床表现不改善可能是预测细菌性脑膜炎的一项指标。其他的相关研究,都存在高度风险偏倚,并且结果也存在着非常的不精确性,因此对于病因不明急性发热儿童应用解热镇痛药的反应,尚不能确定对严重细菌感染有预示作用。

五、常规检查对病因不明急性发热儿童诊断的价值

1. 血常规检查 对于病因不明急性发热儿童,由于完整的病史询问和详尽体格检查后仍不能对发热的原因做出初步诊断的,需要借助于实验室检查对严重疾病或严重的感染性疾病进行筛查,血常规是最常用的一种检查,选择恰当的时间进行实验室检查不仅可以提高临床诊断率,也避免盲目过度筛查。在一般情况良好的病因不明急性发热的新生儿,以外周血WBC≥临界值15×10^9/L或<临界值5×10^9/L时,发热12小时前检查血常规诊断严重感染的敏感度为28%(95% *CI*:14.3%~47.6%),特异度为87.7%(95% *CI*:78.2%~93.4%),而在发热12小时后检查血常规,其敏感度有明显的提高,可达80.0%(95%*CI*:37.6%~96.4%),特异度可提高到90.6%(95%*CI*:79.7%~95.9%);如取中性粒细胞绝对计数≥临界值10×10^9/L时,发热12小时前检查血常规诊断严重感染的敏感度为20.0%(95% *CI*:8.9%~39.1%),特异度为97.3%(95% *CI*:90.6%~99.3%),发热12小时后检查血常规,其敏感度为80.0%(95% *CI*:37.6%~94.6%),特异度达100%(95% *CI*:93.2%~100%)。因为所获证据来自于一项研究结果,且精确性低,证据质量极低,但选择恰当的时间进行实验室检查不仅可以提高临床诊断率,也避免盲目过度筛查,我们仍决定推荐:一般情况良好的病因不明急性发热新生儿发热12小时之后较12小时之前行血常规检查诊断严重细菌感染的敏感度和特异度更优。而在<3岁病因不明急性发热儿童以WBC<临界值15×10^9/L,诊断严重细菌感染的敏感度为56%(95% *CI*:52%~60%),特异度为72%(95% *CI*:70%~74%);或以中性粒细胞绝对计数<临界值10×10^9/L时,敏感度为32%(95% *CI*:25%~41%),特异度为84%(95% *CI*:82%~86%)。

2. 尿常规检查 相比脑膜炎、肺炎、隐匿性菌血症等严重细菌感染,人们在20世纪90年代才意识到泌尿系统感染在年龄小于5岁的发热儿童中发生率很高,尤其在病因不明的急性发热儿童,隐匿性的泌尿系统感染比其他严重细菌感染更为常见,且75%系急性肾盂

肾炎引起，包括没有先天泌尿系统发育异常的孩子，其中 27%~64% 会引起肾脏瘢痕。一项针对发达国家和地区儿童泌尿系统感染发生率调查的 meta 分析（n=21 005）结果显示，0~24 月龄发热儿童中，泌尿系统感染的汇总发生率为 7.0%（95%*CI*：5.5%~8.4%），其中女孩泌尿系统感染的汇总发生率（7.3%）略低于男孩（8.0%）。此外泌尿系统感染的发生率还存在人种差异，0~24 月龄发热儿童中，白色人种发生率为 8.0%，黑色人种为 4.7%，1 篇来自中国台湾的小样本（n=162）横断面调查结果显示，年龄 <8 周的发热儿童，泌尿系统感染的发生率为 13.6%（95%*CI*：8.7%~19.8%）。研究显示病因不明急性发热与有明确感染原因发热的儿童比较，泌尿系统感染的发生率高（OR=2.2，95%*CI*：1.20~4.16），与有可疑感染原因[1.6%（1/62）]的儿童比较，泌尿系统感染的发生率差异无统计学意义（OR=4.9，95%*CI*：0.7~36.7）；因此≤1 岁病因不明急性发热儿童推荐常规行尿常规检查。

近年来在国际上和我国香港地区除了应用尿常规检查，还广泛使用尿试纸筛查诊断泌尿系统感染，研究显示尿常规检查诊断泌尿系统感染的敏感度为 90.3%（95%*CI*：89.9%~90.7%），特异度为 91.3%（95%*CI*：90.9%~91.0%）；尿试纸筛查诊断泌尿系统感染的敏感度为 90.8%（95%*CI*：90.4%~91.2%），特异度为 93.8%（95%*CI*：93.5%~94.1%），两者敏感性和特异性均好。

3. C 反应蛋白（CRP） C 反应蛋白是肝脏针对炎症因子产生和分泌的急性期蛋白，在炎症出现后很快升高，随着炎症消除后 CRP 也会随之下降，因此 C 反应蛋白是对早期诊断炎症反应有帮助。在一般情况良好的病因不明急性发热的新生儿，发热 12 小时前与发热 12 小时之后，取 CRP 20mg/L 为临界值时，诊断严重细菌感染的敏感度分别为 48.0%（95%*CI*：30.3%~66.5%）和 100%（95%*CI*：56.6%~100%），特异度分别为 93.2%（95%*CI*：85.1%~97.1%）和 96.2%（95%*CI*：87.2%~99.0%）。虽然就该问题我们所获证据仅为一项研究的结果，且精确性低，证据质量极低，但在现有的临床研究证据中该结果可供临床医生参考。但对于 <3 岁病因不明急性发热儿童，取 CRP> 临界值 20mg/L 时，诊断严重细菌感染的敏感度为 69%（95%*CI*：65%~72%），特异度为 75%（95%*CI*：73%~76%）；取 CRP> 临界值 40mg/L 时，诊断严重细菌感染的敏感度为 60%（95%*CI*：56%~64%），但特异度提高到 84%（95%*CI*：83%~85%），；CRP> 临界值 80mg/L，诊断严重细菌感染敏感度进一步降低为 44%（95%*CI*：35%~54%），而特异度高达 95%（95%*CI*：93%~96%）。

4. 降钙素原（PCT） PCT 是诊断和监测细菌炎性疾病感染的一个参数，对于病因不明急性发热儿童在诊断严重细菌感染价值中的价值如何？有无选择应用的时间特点？这些问题是临床医生在选择或解释这些检查结果要考虑的问题，研究显示 1 月龄至 3 岁病因不明急性发热、没有感染中毒症状的儿童，发热 8 小时内行 PCT 检查较 CRP 和血常规诊断严重细菌感染价值更大，即在严重感染的早期（8 小时内）PCT 检查（临界值为 0.9ng/ml 时）的敏感度为 100%，特异度为 94%，可作为预测严重感染的指标之一，但应注意 PCT 不能作为常规筛查早期严重细菌感染的指标，要考虑 PCT 的费用，PCT 检测条件以及 CRP 和血常规检测优越性，故不推荐作为早期严重细菌感染的常规筛查。

PCT 检查对 <3 岁病因不明急性发热儿童诊断严重细菌感染的敏感度和特异度与临界值的选定有关，在 PCT 1ng/ml 为临界值时，敏感度为 69%（95% *CI*：61%~77%），特异度为 89%（95% *CI*：87%~90%）；当 PCT 2ng/ml 为临界值时，敏感度降低为 29%（95% *CI*：25%~34%），而特异度升高到 95%（95% *CI*：94%~96%）。

六、隐匿性菌血症的风险

儿童特别是 3 岁以下的婴幼儿发生隐匿性菌血症的风险较高，其中在 3 月龄到 3 岁的婴幼儿常见的病原是肺炎链球菌，但随着肺炎疫苗的普遍接种后，儿童中侵袭性肺炎链球菌感染率有显著的下降，隐匿性菌血症的病原菌也发生了改变：①未曾接种过肺炎链球菌疫苗的患儿，病原菌仍以肺炎链球菌为主；②接种过 7 价肺炎疫苗的患儿，病原菌可能为疫苗未覆盖的肺炎链球菌的血清型或其他致病菌；③接种过 13 价肺炎疫苗的患儿，病原菌多为其他致病菌。近年来我国也在推广应用肺炎链球菌疫苗，因此，临床医生在分析病因不明急性发热儿童的病因诊断时，应该考虑到患儿是否接种过肺炎链球菌疫苗的因素。新生儿感染局限能力差，菌血症病死率、致残率高，虽然各类研究，包括不同国家地区，低危新生儿菌血症的发病率并不很高(0.3%)，但基于新生儿利弊关系的分析，强烈推荐病因不明急性发热新生儿常规行血培养检查。而对于 1~3 月龄病因不明急性发热婴儿隐匿性菌血症的发生率各研究也有所差异，从 0.9% 到 4.2%，鉴于 1~3 月龄的小婴儿与新生儿在生长发育即有延续也有一定差别，发生严重细菌感染后果亦严重，病死率、致残率亦较高，故 1~3 月龄病因不明急性发热婴儿必要时行血培养检查。而鉴于 3 月龄至 3 岁病因不明急性发热儿童严重细菌感染的发生率与 <3 月龄相近，但 3 月龄至 3 岁儿童生理成熟度明显较新生儿和小婴儿好，基于抽血有创性检查，故不建议常规行血培养检查，医生可以根据当时的情况做出决策。

七、颅内感染的风险

病因不明急性发热新生儿细菌性脑膜炎发生率为 2.8%~6.4%，由于新生儿感染局限能力差，颅内感染病死率、致残率高，基于利弊关系病因不明急性发热新生儿常规行腰穿脑脊液检查。

1~3 月龄病因不明急性发热婴儿在一般情况良好、实验室指标(尿、血常规、CRP 或 PCT)阴性的婴儿脑膜炎发生率为 0.6%，而伴一般状态不佳或实验室指标(尿常规、血常规、CRP 或 PCT)阳性时小婴儿脑膜炎发生率为 16.1%，故推荐常规行腰穿脑脊液检查。

八、胸部 X 线检查的必要性

病因不明急性发热儿童不推荐常规行胸部 X 线检查，特别是无下呼吸道疾病症状和体征时(1D)急性发热的儿童呼吸道感染是常见的原因，胸部 X 线检查的目的主要是发现肺部病变，而小于 2 岁急性发热儿童，如果没有下呼吸道感染的症状(如咳嗽、喘息和呼吸困难)和体征(如鼻翼扇动、三凹征、肺部干啰音、湿啰音、哮鸣音、局部呼吸音降低等)，X 线胸片阳性率较低(0~2.7%，95% *CI*：0.1%~14.2%)，而存在下呼吸道感染的症状和体征时，X 线胸片阳性率可达 20.6%，虽然患儿从一次适宜的 X 线检查获取的协助疾病诊治的益处远大于一次 X 线照射的风险，但仍需努力减少患儿不必要的电离辐射暴露，尤其儿童相对成年人对电离辐射更为敏感，接受相同单位剂量的电离辐射后致癌风险更高，如使用成人的曝光设备检查儿童会导致电离辐射过量。基于利弊关系，不推荐病因不明急性发热儿童常规行胸部 X 线检查，特别是无下呼吸道疾病症状和体征时。

九、发热儿童处理

发热处理的目的是缓解因发热以及伴随的一系列不适的症状，如肌肉酸痛、咽喉痛、头痛、四肢乏力，烦躁等。但目前没有专门的工具评价“发热儿童的舒适度”，本指南工作组选择《新生儿疼痛和不适量表》(EDIN)作为儿童急性发热的舒适度评估，并对中文版《新生儿疼痛和不适量表》(EDIN)进行了信度和效度评价，可作为初步评估发热儿童舒适度的量表。

根据发热处理的目的来评价物理降温在发热儿童中的疗效，虽然在对乙酰氨基酚退热基础上联合温水擦浴短时间内退热效果更好些，但会明显增加患儿不适感，不推荐使用温水擦浴退热，更不推荐冰水或乙醇擦浴方法退热。在推荐药物退热治疗的指征时，当儿童发热肛温≥39.0℃(口温 38.5℃，腋温 38.2℃)，或因发热出现了不舒适和情绪低落的情况下，就可以应用退热剂，对乙酰氨基酚和布洛芬是多国指南及 WHO 推荐用于儿童退热治疗的解热镇痛药，推荐口服对乙酰氨基酚，剂量为每次 15mg/kg，2 次用药的最短间隔时间为 6 小时。≥6 月龄儿童，推荐使用对乙酰氨基酚或布洛芬，布洛芬的剂量为 10mg/kg，两次用药的最短间隔为 6~8 小时，布洛芬与对乙酰氨基酚的退热效果和安全性相似。对于联合用药和交替用药的问题，虽然 Cochrane 系统评价显示，对乙酰氨基酚联合布洛芬或与布洛芬交替使用，降低体温比单用其中任一药物效果要好，但因为研究结果中并不能改善舒适度，从另一方面从药物使用的安全性角度，目前尚不能推荐对乙酰氨基酚联合布洛芬或与布洛芬交替使用。

尽管有个别医生使用糖皮质激素用于儿童退热，但观察结果并不被认可，故没有获得激素作为退热剂治疗儿童发热的相关证据。

（万朝敏　罗双红　舒　敏）

《儿童咯血诊断与治疗专家共识》(2016年)解读

共识摘要:

咯血(hemoptysis)是儿童呼吸系统疾病较常见的症状之一。由于儿童咳嗽反射弱或不会将血液咯出,这一症状往往被忽视。很多儿童仅表现为贫血、咳嗽,只有在大量咯血或反复发作时才被发现。因此,在临床上,如何早期发现咯血相关症状、早期诊断至关重要。儿童咯血病因多样,明确咯血的病因是合理治疗的前提。大咯血是儿科危重症之一,可以引起窒息、失血性休克,如不及时救治会危及患儿生命。因此,为进一步提高对儿童咯血的认识,中华医学会儿科学分会呼吸学组疑难少见病协作组组织了相关方面的专家,制定了适合我国儿科临床使用的《儿童咯血诊断与治疗专家共识》,以规范对儿童咯血的诊断和治疗。

本共识分成定义及病因、发病机制、鉴别诊断、辅助检查、诊断和治疗。共识重点强调咯血的病因诊断及治疗。

适用范围:

本共识应用于各年龄期儿童。

原文出处:

中华实用儿科临床杂志,2016,31(20):1525-1530.

一、共识的知识要点

咯血(hemoptysis)是儿童呼吸系统疾病较常见的症状之一。由于儿童咳嗽反射弱或不会将血液咯出,这一症状往往被忽视。很多儿童仅表现为贫血、咳嗽,只有在大量咯血或反复发作时才被发现。因此在临床上,如何早期发现咯血相关症状、早期诊断至关重要。大咯血是儿科危重症之一,一般认为24h内咯血>8ml/kg或200ml为大咯血[1-2],可以引起窒息、失血性休克,如不及时救治会危及患儿生命。本共识对儿童咯血的病因及发病机制、诊断与鉴别诊断、治疗和大咯血抢救等方面作了较详尽而结合临床实践的剖析。

二、共识的解读内容

1. 发病机制 由于咯血是一个症状,其病因多样,理解其发病机制对于更好地诊断和治疗儿童咯血至关重要。首先是损伤机制:包括支气管黏膜、肺泡及毛细血管损伤和支气管动脉、肺动脉损伤。由于微生物及其代谢产物造成呼吸道黏膜、肺泡上皮细胞及毛细血管的充血、水肿、渗出、坏死,各种栓子、免疫复合物造成局部毛细血管通透性增加和肺泡毛细血管损伤,从而造成咯血[3-4];若是病变直接侵犯、腐蚀支气管动脉或肺动脉,可导致大咯血[5]。其次是血流动力学改变引起的肺淤血或是肺高压:肺淤血通常由左心充血性心力衰竭引起,左心室的收缩功能下降,左心腔内压力升高,阻碍肺静脉回流,造成肺部局部血管出现血液淤积,造成少量咯血,而长期肺淤血可以引起肺静脉压升高,破裂可导致大咯血;肺高压是肺毛细血管床前阻力加大,形成肺高压。当外界因素,如精神紧张、咳嗽及劳累等时,病变区压力迅速增高,而引起咯血[6]。另外,出凝血功能障碍、机械性损伤等亦可引起咯血。

2. 病因 咯血的病因多样,可从以下几个方面分析:①呼吸系统疾病:包括气管、支气管、肺部疾病,如感染性疾病,包括急、慢性支气管炎,肺炎,肺结核,肺侵袭性真菌感染等;支气管、肺结构发育异常,如肺隔离症等;支气管扩张、囊性纤维化;其他:如创伤、肿瘤、支气管异物、特发性肺含铁血黄素沉着症。②循环系统疾病:如先天性心脏病、肺动脉高压、肺栓塞、肺血管畸形等。③全身性疾病:如出凝血功能障碍、结缔组织病等。西方国家以囊性纤维化引起的支气管扩张多见[7],我国则以感染性疾病相对多见[8]。

呼吸系统疾病是引起儿童咯血最常见原因,包括:①气管、支气管疾病,如支气管炎,表现为少量咯血,痰中带血或血丝;气管、支气管内膜结核可表现为咳嗽、喘息、咯血,支气管镜下表现为气管、支气管黏膜充血水肿、糜烂,可见干酪样物质附着及肉芽组织增生,根据支气管镜下检查及组织活检、涂片、培养可明确诊断;支气管扩张症常表现为反复咳嗽、咯痰,反复肺炎,咯血[9];气管、支气管异物所致咯血常易误诊或漏诊,应详细询问异物吸入史,利用透视、胸部 X 线平片了解有无纵隔摆动、肺不张、局部透亮度增高等征象协助诊断,支气管镜检查可明确诊断并去除异物;气管、支气管肿瘤儿童较少见,主要依据肺部影像学、支气管镜及病理检查确诊[10-11];支气管结石为气管、支气管树内的钙化物质,此病少见。②肺部疾病:如肺炎、肺结核、肺脓肿、肺部寄生虫感染等均可以出现咯血症状;肺部非感染性疾病,如特发性肺含铁血黄素沉着症可表现为反复咳嗽、咯血及贫血,影像学表现为弥漫肺出血,痰或胃液或支气管肺泡灌洗液找到大量含铁血黄素细胞;变应性支气管肺曲霉病是人体对曲霉发生超敏反应所致的一种变应性肺疾病,好发于哮喘、囊性纤维化和支气管扩张症患儿。临床以咳嗽、咯痰、喘息、咯血为主要表现,咯血量一般不大。诊断包括有烟曲霉致敏的依据、临床表现、血清 IgE 和嗜酸性粒细胞明显增高等[12];③先天性呼吸道及肺发育异常,包括先天性囊性腺瘤样畸形、支气管源性肺囊肿、先天性大叶性肺气肿、肺隔离症等,患儿易出现反复肺部感染、气促、呼吸困难、咯血等;④肺泡蛋白沉积症部分患儿可有咯血,胸部高分辨率 CT(HRCT)显示双肺弥散分布的斑片状磨玻璃影,呈“地图”样分布,重叠有增厚小叶间隔,形成“铺路石”样改变,结合支气管肺泡灌洗液或肺活检病理显示过碘酸雪夫(PAS)染色阳性可诊断;⑤原发性肺部肿瘤,如胸膜肺母细胞瘤、炎性肌纤维母细胞瘤等,病初出现咳嗽、咯血等症状,抗感染无效,肺 CT 或磁共振成像(MRI)等、淋巴结或肺活检等有助于诊断[13]。⑥对于青春期女童,应注意肺内子宫内膜异位症,表现为月经期间咯血,肺内因出血而出现阴影,月经停止后可自行缓解。

循环系统疾病包括:①血管畸形及先天性心脏病:血管畸形,如肺动静脉瘘、肺动脉缺如、支气管动脉 - 肺动脉瘘、支气管动脉瘤等[14],可引起突发性大量咯血,一次咯血量可至上百毫升,部分患儿因大量咯血常可出现窒息、失血性休克等,属于临床急重症。在保持患儿病情稳定的情况下,可利用影像学检查协助诊断,包括胸部 X 线、多排螺旋 CT(MDCT)及 CTA[15]、血管造影、支气管镜等。先天性心脏病,如房间隔缺损、室间隔缺损、法洛四联症、大动脉转位、先天性肺静脉闭锁、二尖瓣狭窄等，通常以少量咯血为主要表现，病史较长。但也可因形成主动脉-肺动脉侧支循环，支气管动脉扩张，引发大咯血。另外先天性心脏病术后（如肺静脉异位引流术后）引起咯血也不少见。②特发性肺动脉高压：咯血可作为其首发症状[16]，起病隐匿，病程长，可出现大咯血，危及生命。主要依靠心脏彩超、右心导管测压明确诊断。③肺栓塞或肺静脉血栓[17-18]，在儿童属于少见病，临床中易被忽略，咯血是儿童肺栓塞的典型症状之一，常伴有胸痛。重症感染或炎症反应可以增加血栓形成倾向，所以重症感染后应注意。主要依靠凝血功能、D-二聚体检查、血脂、蛋白C、蛋白S、抗凝血酶Ⅲ、活化蛋白C抵抗、狼疮凝集物、心电图、超声心动图及胸部增强CT或血管造影协助诊断，明确病因。

全身性疾病包括：①出凝血功能障碍。需要关注重症感染引起的弥散性血管内凝血所致的肺出血，可以根据病史、查体、血小板计数、凝血酶原时间、凝血酶时间、纤维蛋白原水平、D-二聚体、凝血因子等协助诊断。②结缔组织病，如肺肾综合征、肉芽肿性血管炎、显微镜下多血管炎等抗中性粒细胞胞质抗体（ANCA）相关性小血管炎、系统性红斑狼疮等[19]，可因肺血管炎出血，或因肺组织空洞损害而出现咯血，可进行自身抗体、ANCA、抗肾小球基底膜抗体等检查协助诊断。③遗传性毛细血管扩张症为常染色体显性遗传病，由于ALKl和ENG基因表达异常造成血管的生长异常，临床表现为反复鼻出血、毛细血管扩张、脏器血管畸形，有40%以上的患儿发生肺动静脉畸形，可造成大咯血。主要依靠病史、查体、数字减影血管造影及基因检查协助诊断[20]。④药物或毒物相关性咯血，如他巴唑、丙硫氧嘧啶可引起ANCA相关血管炎表现，其中肺部受累可出现咯血症状[21]。

3. 辅助检查 在详细询问病史，了解咯血特点以及伴随症状后，需要进行相应的检查，按从简单到复杂，从无创到有创的顺序进行，以协助诊断和鉴别诊断。

（1）基本检查：包括全血细胞计数、尿常规、血清肌酐、血尿素氮、红细胞沉降率、C反应蛋白、出凝血功能、病原学检查等，其中病原学包括细菌、真菌、抗酸杆菌培养；病毒核酸检测和病毒抗原测定；PPD和T-SPOT试验有助于结核病的诊断；寄生虫抗体检测，有助于诊断包括肺吸虫、包虫在内的寄生虫感染；G试验、GM试验、乳胶凝集试验有助于侵袭性肺真菌病的诊断。

（2）细胞学检查：如痰液、胃液，必要时进行支气管肺泡灌洗液（BALF）找含铁血黄素细胞等。

（3）结缔组织病检查：如抗核抗体（ANA）、ANCA、抗肾小球基底膜抗体（抗GBM）、抗磷脂抗体、补体等。

（4）胸部影像学检查：首先应该进行胸部X线检查。虽然其在咯血病因诊断中的作用有限，但可以明确病变范围、严重程度，并能很好地对病情进行监测。MDCT及多排螺旋CT血管造影对于咯血的诊断和病因探寻非常重要，并可用于患儿的随访，治疗效果的评估[22]。但如果病变部位较隐蔽，或体动脉来源血管管径较细，就很难有阳性结果。其对亚段及以下节段的肺栓塞诊断价值有限。数字减影血管造影（digital subtraction angiography，DSA）是诊断血管病变的金标准，可同时进行栓塞治疗，达到止血的目的。但应该严格掌握其禁忌证，如严重出血倾向、未能控制的全身感染及重要脏器衰竭。

（5）放射性核素（通气-灌注）扫描：是诊断肺栓塞的一线检查方法，尤其对直径<2mm的小血管灌注异常敏感性高，表现为多发的节段性或楔形灌注缺损。此检查敏感性高，但特

异性低。如通气-灌注扫描正常可排除肺栓塞。

（6）心脏超声：可以发现心脏病变和大血管异常。如咯血患儿出现心脏杂音、发绀等表现，或胸部X线发现心影增大，肺血增多或稀少时，首先应当进行心脏超声检查。

（7）支气管镜检查：是诊断和治疗咯血的重要手段，不仅可以辅助明确咯血的病因，发现出血部位，而且可以进行病原学、细胞学、组织学和免疫学分析以协助诊断。支气管镜在大咯血抢救中起到至关重要的作用，可以准确、迅速地明确出血部位，清理凝血块，保持呼吸道通畅，对出血部位直接进行局部止血治疗，为进一步检查及治疗创造条件。但要注意咯血期间进行支气管镜检查具有一定的危险性，对检查者技术要求高，严重出血会阻碍探查呼吸道的视野，检查本身也会导致支气管黏膜刺激和出血。原则上有明显心力衰竭、严重心律失常和出凝血功能障碍未纠正者，为支气管镜检查的禁忌证。在施行支气镜检查时应作好必要的抢救准备，除必要的药物和急救设备外，还包括双腔气管插管及后续开胸手术所需准备。

（8）基因检测：对明确由基因缺陷所导致的疾病有重要价值，如检测ENG和ALK-1基因突变有助于诊断遗传性出血性毛细血管扩张症[23]。怀疑遗传性肺动脉高压可检测BMPR2、SMAD9和CAV1等基因。

4. 治疗 包括一般治疗、药物治疗和原发病治疗等。应该特别注意预防咯血引起的窒息、失血性休克。

（1）一般治疗：注意让病人保持安静，卧床休息，避免活动，有呼吸困难者吸氧。可适当给予镇静镇咳治疗，及时清理呼吸道分泌物，保持呼吸道通畅。一侧肺疾患致大出血时体位应向患侧侧卧，以保持健侧呼吸道通畅。

（2）药物止血治疗：儿童可以选择的止血药物较少，目前常用的有血凝酶、垂体后叶素。血凝酶静注、肌注或皮下注射，儿童0.3~0.5单位，紧急出血时可立即静注；咯血时每12小时皮下注射一次。垂体后叶素常用于大咯血的抢救，目前尚缺少儿童用量用法，推荐使用剂量如下：① 0.1~0.2U/kg，加5%葡萄糖注射液20ml，20min钟静脉滴注，之后0.1~0.2U/kg，加5%葡萄糖注射液200ml持续静脉滴注。② 5~10U溶于20~40ml生理盐水或葡萄糖液后缓慢静脉注射，之后10~20U加5%葡萄糖500ml静脉滴注维持治疗，必要时6~8h重复一次[24]。用药过程中需注意监测心率、血压等。若推注过程中出现头痛、苍白、心悸、恶心、出汗、胸闷、腹痛、排便感、血压升高应减慢输注速度或立即停药。

（3）原发病治疗需要遵循相应疾病的治疗原则，如特发性肺含铁血黄素沉着症、自身免疫性疾病，可给予激素或其他免疫抑制剂治疗等。

（4）介入治疗包括支气管镜和选择性支气管动脉栓塞术。前者在大咯血抢救中起至关重要的作用，吸引分泌物或血凝块，解除呼吸道阻塞，可局部应用止血药物，也可应用球囊压迫止血。对于黏膜出血可直接应用激光和冷冻止血等[25]。后者具有微创、止血快、疗效好、并发症少等优点，对咯血治疗立竿见影，但应该注意其适应证和禁忌证。

（5）外科手术治疗适用于动脉栓塞治疗失败或大咯血、出血部位明确、病变局限肺叶内、无手术禁忌证者，可行肺叶切除。

（6）大咯血的处理：窒息和失血性休克是大咯血的严重并发症，也是致死的重要原因。发生大咯血时，应严密监测患儿生命体征，患侧卧位，保持呼吸道通畅。对出现休克者需要迅速给予扩容、输血等抗休克治疗，同时注意抗感染、纠正酸中毒等支持疗法。对于病因未明的咯血患儿,病情稳定期仍需警惕再次大咯血。

三、共识中诊断思路解析

(1)明确是否为咯血:首先需明确是咯血还是呕血,见表1。临床有时也误把鼻咽部的上呼吸道出血当成咯血。因此,咯血时要仔细检查有无鼻腔或口咽部的出血,必要时请耳鼻喉科或口腔科医师会诊以明确诊断。

表1 咯血与呕血的鉴别[9]

鉴别要点	呕血	咯血
病因	消化性溃疡、急性糜烂出血性胃炎、肝硬化、胆道出血等	支气管炎、肺炎、肺结核、支气管扩张症、特发性肺含铁血黄素沉着症、心血管疾病等
出血前驱症状	上腹不适、恶心、呕吐	喉部痒感、咳嗽、胸闷等
出血方式	呕出,可为喷射状	咯出
血色	棕黑、暗红、有时鲜红	鲜红,淡红色
血中混有物	食物残渣、胃液	痰、泡沫
pH反应	酸性	碱性
黑便	有,可为柏油样便,呕血停止后仍持续数日	除非咽下,否则没有
出血后痰性状	无血痰	常有血痰数日
胸部X线和体征	肺部常无病变和阳性体征	肺部病变,常有肺部体征

(2)判断咯血量:根据咯血量,结合其他相关表现,可以初步判断咯血的原因,及是否可能出现大咯血等危及生命的情况,从而制定相应检查和治疗策略。但需要注意的是婴幼儿通常会将痰液或出血咽下,因此,对于这部分儿童咯血量还要结合贫血的程度及影像学表现综合判断。

(3)根据咯血的临床特点寻找可能的病因,咯血的诊断流程见图1。

四、常见临床问题解析

(1)咯血的临床特点与对应病因见表2。

表2 咯血的临床特点及可能病因

临床特点	可能的疾病
发热、咳嗽	支气管炎、肺炎
反复下呼吸道感染,咯脓痰	支气管扩张,肺脓肿
反复咳嗽、贫血,肺部弥漫病变	特发性肺含铁血黄素沉着症
胸痛、呼吸困难	肺栓塞
劳力性呼吸困难,乏力,夜间呼吸困难,咳粉红色泡沫痰	充血性心力衰竭,左心室功能不全,二尖瓣狭窄

续表

临床特点	可能的疾病
抗凝剂的使用	药物引起的凝血功能异常
旅行史,传染病接触史	结核病,寄生虫病
与月经关系密切	子宫内膜异位

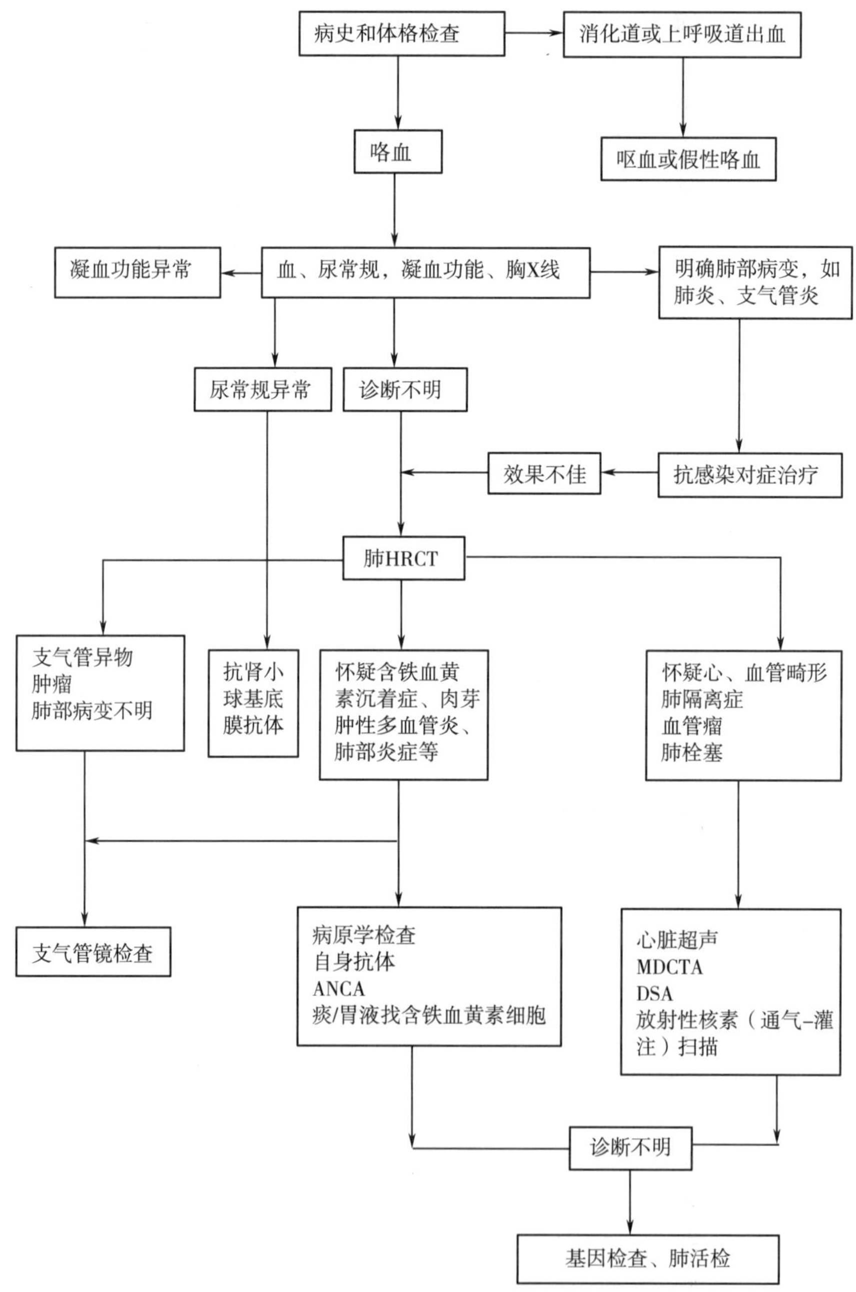

图 1　咯血的诊断流程

(2)大咯血的诊治流程见图 2。

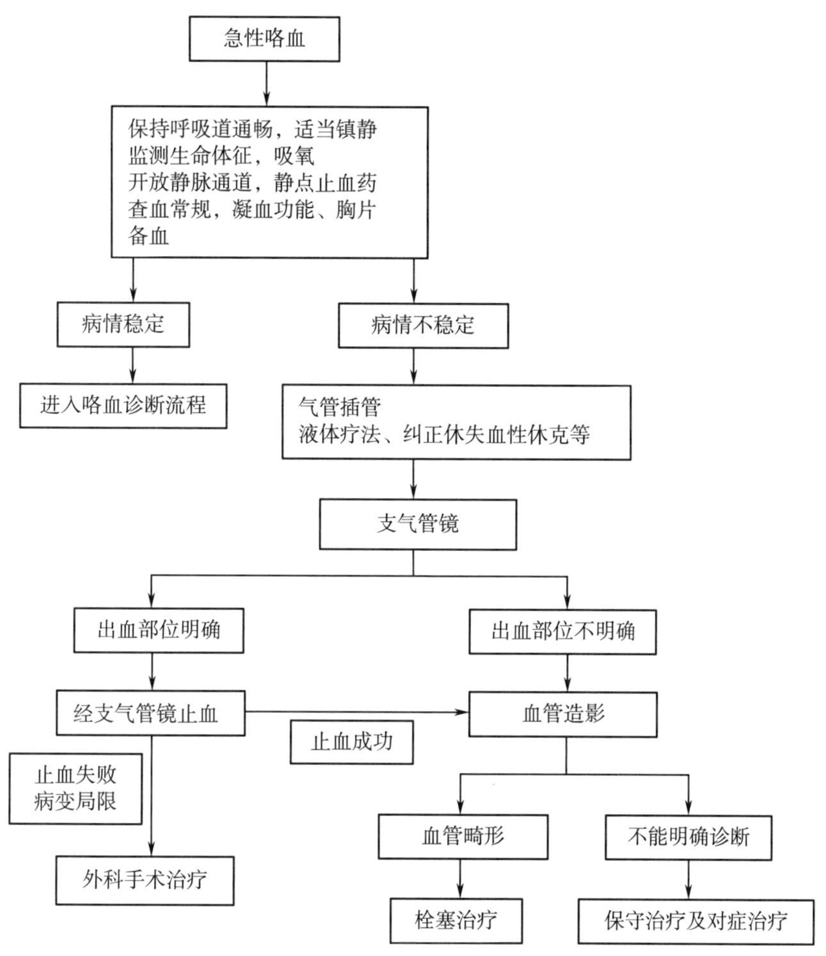

图 2　大咯血的诊治流程

五、典型病例分享及解析

【病例摘要】

患儿,男,13 岁,主因“突然咳嗽,咯鲜血 4 小时”来我院急诊就诊,行胸部 X 线提示右下肺少许渗出性病变(图 3),血常规提示血色素 100g/L,血小板计数正常,凝血功能正常,静脉注射血凝酶 0.5U。2 小时后再次阵发咳嗽,从口鼻喷出鲜血约 30ml,之后患儿持续咯血,为血块、伴有痰液,经皮氧饱和度 <90%,急诊检查鼻咽部无活动性出血,即收入我院 ICU。

既往史和家族史:自起病皮肤未见出血点,无发热、盗汗、腹泻及腹痛,无黑便及便血史,尿量减少。否认关节肿痛及皮疹等。无咯血病史。家族史无特殊。否认结核接触史。

入院查体:发育正常,营养良好,精神反应稍弱。T 36.3℃,R 58 次 / 分,P142 次 / 分,血压 80/40mmHg,体重 33kg,经皮血氧饱和度(SpO_2)86%~88%。卡疤(+),全身未见皮疹、出血点及瘀点,黏膜未见瘀点,全身浅表淋巴结未触及肿大,口和鼻腔处有鲜血附着,呼吸困难,三凹征(+),以腹式呼吸为主。左肺闻及广泛湿啰音,右肺呼吸音低,右肺底可闻及湿啰

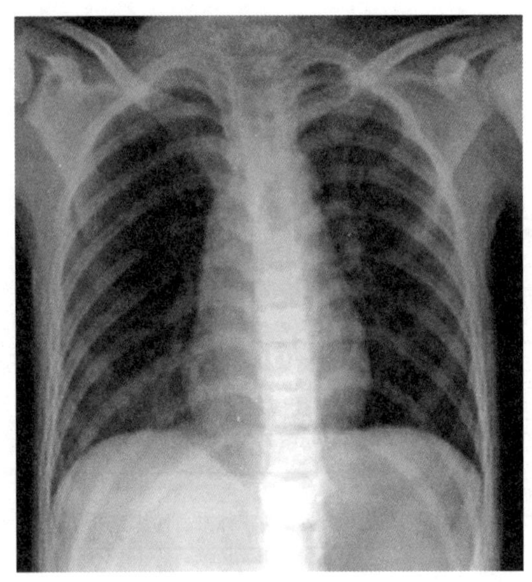

图 3　胸 X 线:右下肺少许渗出性病变

音。心音有力,各瓣膜处未闻及杂音。腹平软,肝脾肋下未触及。四肢关节无畸形,指趾端无青紫,温暖,脉搏尚有力,无杵状指。神经系统检查未见异常。

辅助检查:血常规:白细胞 7.27 × 10^9/L,中性粒细胞 58%,淋巴细胞 31%,血色素 70g/L,血小板计数正常。尿常规,血生化及凝血功能检查结果均正常。T-SPOT 阴性,床边心脏超声未见异常。影像学检查:入院当日复查胸部 X 线提示右下肺实变(图 4)。

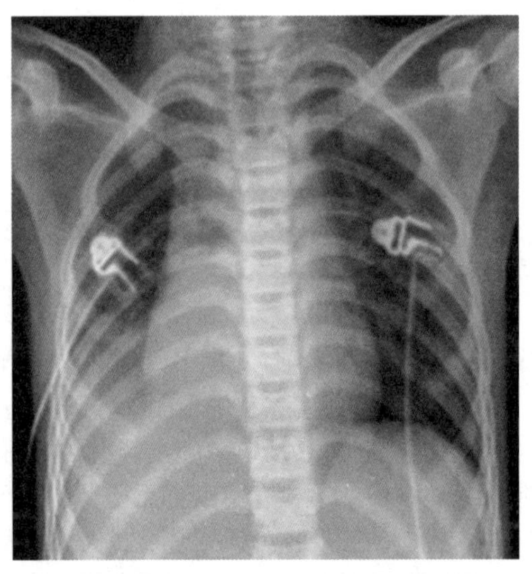

图 4　胸 X 线:右下肺实变

治疗经过:入院后立即备血,给予经鼻持续气道正压通气(NCPAP)、止血、扩容补液等对症治疗。患儿仍间断咯血,24 小时咯血量约 300ml,伴胸痛。在生命体征相对平稳情况下,床边进行支气管镜检查,发现气道内大量鲜血块。肺部增强 CT 未见异常。入院第 3 天行

DSA 检查,可见右侧支气管动脉增粗,与肺动脉交通(图 5),诊断为支气管动脉 - 肺动脉瘘。即行栓塞治疗(图 6)。术后 1 周,复查胸部 X 线提示肺内阴影较前吸收。术后 2 年电话随访患儿未再出现咯血。

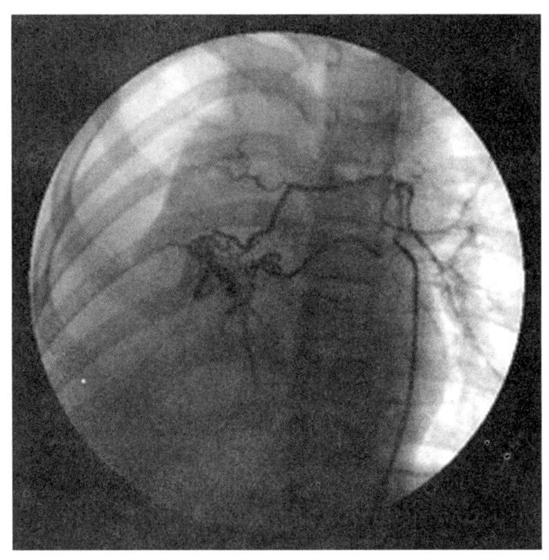

图 5 DSA 右侧支气管动脉增粗,与肺动脉交通

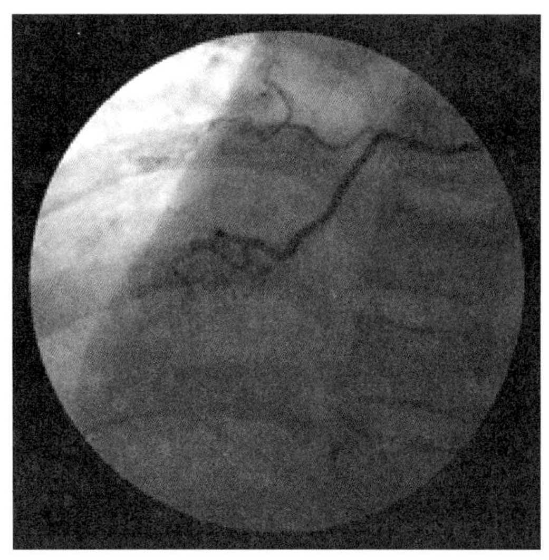

图 6 DSA 支气管动脉栓塞后

【解析】

本患儿 13 岁,急性起病,表现为突然咳嗽、咯鲜血,单次咯血量约 30ml,24 小时咯血量 > 200ml,伴血色素进行性下降。既往无咯血病史。查体呼吸、心率增快,血压、经皮氧饱和度下降,呼吸困难明显,肺内广泛湿啰音伴一侧呼吸音减低,无其他系统阳性体征。根据患儿临床表现,符合大咯血诊断标准。对于大咯血的患儿,应该给予高度重视,同时本患儿出现血压下降和心率增快,血色素在短期内进行性下降,应该注意大咯血的并发症—休克。由于患儿单次咯血量大,伴有一侧呼吸音减低,也应该注意大咯血引起的气道阻塞。本患儿在初步完成基本检查的同时,需要紧急备血,开放静脉通路,及时扩容补液、保持呼吸道通畅。同时要积极寻找咯血病因。见图 10 大咯血的诊治流程。

由于患儿第一次咯血,病史仅 4 小时,既往无类似病史,不伴有呼吸系统其他表现,无感染征象,第一张胸片肺内未见异常,呼吸系统疾病引起的咯血基本可以排除;无多系统损害临床表现,血小板、凝血功能正常,全身性疾病引起的咯血可能性不大。患儿出血量大,应该特别注意血管畸形引起的咯血。对于血管畸形引起的咯血,部分可以通过 CTA 明确诊断,但是本患儿此项检查未发现异常,最终通过 DSA 检查确诊为支气管动脉 - 肺动脉瘘,并进行了栓塞治疗。

咯血属于儿科急症,需要对病情尽快做出判断,并积极明确病因。对于以“咯血”就诊的患儿,首先要排除呕血和鼻咽部出血。对于咯血的患儿,需要了解咯血量、性状及伴随症状、体征,以评估病情严重程度、决定首先进行的辅助检查、确定治疗方案。在临床中,遇到大咯血患儿,应严密监测患儿生命体征,患侧卧位,保持呼吸道通畅。对出现休克者需要迅速扩容、输血等抗休克治疗,需要边治疗、边评估、边诊断。

咯血会对儿童的生长健康造成严重影响,尤其是急性大咯血,可危及患儿生命。导致儿童咯血原因复杂，临床医师需详细询问病史，全面体格检查，选择合理的辅助检查，积极寻找病因，并能够做到正确评估病情，采取综合治疗。

（徐保平　姚　瑶）

● 参考文献

[1] Batra PS, Holinger LD. Etiology and management of pediatric hemoptysis. Arch Otolaryngol Head Neck Surg, 2001, 127(4): 377-382.

[2] Gaude GS. Hemoptysis in children. Indian Pediatr, 2010, 47(3): 245-254.

[3] Bidwell JL, Pachner RW. Hemoptysis: diagnosis and management. AmFam Physician, 2005, 72(7): 1253-1260.

[4] 中华医学会呼吸病学分会. 肺血栓栓塞症的诊断与治疗指南（草案）. 中华结核和呼吸杂志, 2001, 24(5): 259-264.

[5] Keeling AN, Costello R, Lee MJ. Rasmussen's aneurysm: a forgotten entity? . Cardiovasc Intervent Radiol, 2008, 31(1): 196-200.

[6] Cao DB, Yang SR, Pan RD, et al. Bronchial artery aneurysms and bronchial artery-pulmonary artery fistula. Eur J CardiothoracSurg, 2012, 42(1): e21.

[7] Coss-Bu JA, Sachdeva RC, Bricker JT, et al. Hemoptysis: a 10-year retrospective study. Pediatrics, 1997, 100(3): E7.

[8] 马渝燕, 焦安夏, 饶小春, 等. 咯血患儿 104 例临床回顾分析. 中国实用儿科杂志, 2012, 27(7): 530-532.

[9] Pasteur MC, Bilton D, Hill AT, et al. British thoracic society guideline for non-CF bronchiectasiss. Thorax, 2010, 65(7): 577.

[10] Jayaprakash K, Kishanprasad H, Ismail M, et al. Mucoepidermoid lung carcinoma in child. Ann Med Health Sci Res, 2014, 4(2): 276-278.

[11] Roby BB, Drehner D, Sidman JD. Pediatric tracheal and endobronchial tumors: an institutional experience. Arch Otolaryngol Head Neck Surg, 2011, 137(9): 925-929.

[12] 陈兰勤, 殷菊, 徐保平, 等. 儿童变应性支气管肺曲霉菌病 8 例. 中华实用儿科临床杂志, 2015, 30(4): 278-281.

[13] 王红美, 戴云鹏, 陈力军, 等. 小儿原发性肺部肿瘤 1 例. 中国小儿血液与肿瘤杂志, 2012, 17(1): 32-34.

[14] Patel R, Uchida D, Feola GP, et al. Bronchial artery pseudoaneurysm as an unsuspected cause of hemoptysis in a pediatric patient. Ann OtolRhinolLaryngol, 2014, 123(8): 591-595.

[15] Gupta M, Srivastava DN, SeithA, et al. Clinical impact of multidetector row computed tomography before bronchial artery embolization in patients with hemoptysis: a prospective study. Can Assoc Radiol J, 2013, 64(1): 61-73.

[16] Runo JR, Loyd JE. Primary pulmonary hypertension. Lancet, 2003, 361(9368): 1533-1544.

[17] Van Ommen CH, Heijboer H, BüllerHR, et al. Venous thromboembolism in childhood: a prospective two-year registry in The Netherlands. J Pediatr, 2001, 139(5): 676-681.

[18] Stein PD, Kayali F, Olson RE. Incidence of venous thromboembolism in infants and children: data from

the National Hospital Discharge Survey. J Pediatr, 2004, 145(4):563-565.

[19] Godfrey S. Pulmonary hemorrhage/hemoptysis in children. Pediatr Pulmonol, 2004, 37(6):476-684.

[20] Abdalla SA, Letarte M. Hereditary haemorrhagic telangiectasia: current views on genetics and mechanisms of disease. J Med Genet, 2006, 43(2):97-110.

[21] Tsai MH, Chang YL, Wu VC, et al. Methimazole-induced pulmonary hemorrhage associated with antimyeloperoxidase-antineutrophil cytoplasmic antibody: a case report. J Formos Med Assoc, 2001, 100(11):772-775.

[22] 姚瑶,申昆玲.咯血与支气管动脉-肺动脉畸形.中华实用儿科临床杂志,2014,29(16):1203-1206.

[23] Letteboer TG, Zewald RA, Kamping EJ, et al. Hereditary hemorrhagic telangiectasia: ENG and ALK-1 mutations in Dutch patients. Hum Genet, 2005, 116(1/2):8-16.

[24] 魏珉,王丹华,董梅.儿科诊疗常规.北京:人民卫生出版社,2004,211.

[25] Sakr L, Dutau H. Massive hemoptysis: an update on the role of bronchoscopy in diagnosis and management. Respiration, 2010, 80(1):38-58.

《无创正压通气治疗儿童阻塞性睡眠呼吸暂停综合征专家共识(草案)》(2016年)解读

共识摘要:

无创正压通气(non-invasive positive pressure ventilation,NPPV)是一种重要的无创呼吸支持技术,这种通气方式是通过鼻罩、口鼻面罩或鼻枕,在患者的每一个呼吸周期中给予正压支持。与气管插管和气管切开不同,应用NPPV患者的呼吸道不受损伤。儿童阻塞性睡眠呼吸暂停低通气综合征(obstructive sleep apnea hypopnea syndrome,OSAHS)中的一些特殊人群需要NPPV支持,从而避免儿童OSAHS的并发症,提高生活质量。但NPPV在国内儿科界还没有得到足够的认识和广泛的应用。因此,中华医学会儿科分会呼吸学组睡眠协作组及相关领域专家共同发表了无创正压通气治疗儿童OSAHS专家共识,以提高广大儿科医生对该治疗技术的认识,并藉此推广其在儿童中的应用。NPPV适用于中重度OSAHS患儿(如果OSAHS单纯由腺样体、扁桃体肥大引起,腺样体、扁桃体切除术仍是一线治疗方法)、经过其他治疗后仍存在OSAHS的患儿、有凝血功能异常、血小板减少等不适合外科手术的OSAHS患儿、围手术期治疗(尤其是OSAHS患儿伴高危因素时)。相对禁忌症包括:昏迷、自主呼吸微弱、意识障碍,甚至心跳呼吸停止、呼吸道分泌物清除困难、血流动力学指标不稳定、血压明显降低甚至休克、脑脊液漏、颅脑外伤、急性中耳炎、鼻-鼻窦炎感染未控制以及患儿及其家长不能合作者。通过NPPV治疗,可以达到消除阻塞性呼吸事件、恢复正常呼吸模式、改善睡眠结构、提高睡眠质量的目标。应在多导睡眠监测下,根据患儿情况,调整压力。NPPV的疗效评价包括患儿的临床症状、体格发育、行为认知能力、呼吸暂停低通气指数、血氧饱和度、需要NPPV的时间、NPPV的压力等。患儿在家中开始NPPV治疗后,需要在有儿童NPPV治疗经验的专业医疗中心进行长期的监测和随诊。

适用范围:

各级儿科医生、研究者、专科护士。

原文出处:

中华实用儿科临床杂志,2016,31(19):11-15.

一、共识的知识要点

阻塞性睡眠呼吸暂停综合征(obstructive sleep apnea/hypopnea syndrome,OSAHS)是一种睡眠呼吸障碍性疾病,在儿童并不少见。其主要特点是患者在睡眠过程中反复出现上气道全部或部分萎陷,导致夜间反复发生低氧血症、高碳酸血症和睡眠结构紊乱。OSAHS临床表现为睡眠时打鼾并伴有呼吸暂停,白天出现嗜睡或多动等表现。在长期未经治疗的OSAHS患儿可以出现生长发育迟缓、神经认知功能障碍、肺动脉高压、右心功能不全等严重并发症[1]。OSAHS是一种严重威胁人类健康的常见多发病。

各种原因引起的解剖结构异常、神经肌肉调控异常因而导致的上气道梗阻均可导致OSAHS。

造成上气道的梗阻主要危险因素如下:上气道解剖结构的狭窄、咽部扩张肌和气道壁的神经调控异常、局部肌肉无力以及呼吸中枢对低氧和高碳酸血症的调控异常。儿童OSAHS病因包括解剖因素、神经肌肉调控异常、各种综合征及遗传代谢病及其他原因。

解剖因素主要包括:腺样体肥大、扁桃体肥大、喉软骨软化、鼻息肉、小下颌、鼻中隔偏曲等;神经肌肉调控异常主要包括:神经肌肉疾病、各种肌病、脊肌萎缩症、脑瘫、脊髓脊膜膨出等;还包括各种综合征及遗传代谢病、其他如肥胖、过敏性鼻炎等均可引起OSAHS[1]。

NPPV是一种无需建立人工气道(即气管切开或气管插管)而进行通气的方式。在睡眠医学界常用的NPPV主要包括持续正压通气(continuous positive airway pressure,CPAP)和双水平正压通气(bi-level airway pressure,BPAP)两种模式。CPAP是1981年由澳大利亚的Sullivan教授最早用于治疗OSAHS成人患者的,自此以后,CPAP成为治疗成人OSAHS的主要治疗方法。随着医学界对OSAHS及其严重并发症的认识,CPAP已经得到越来越多的应用[2]。

NPPV呼吸机配有一根单管管路,以及呼气时可以排出CO_2的一个排气装置,这一排气装置安放在面罩上或者在管路上。NPPV治疗OSAHS的原理包括即时作用和远期作用。在使用CPAP当时,合适的气道正压可维持气道开放,保证气体进入呼吸道内,同时,CPAP可刺激上气道的机械感受器,增加上气道的肌张力,保持上气道开放,减少低通气次数,此外,CPAP通过扩张肺泡、增加功能残气量,进而提高肺顺应性,增加氧合。最终使$PaCO_2$降低、PaO_2升高。但物理性的压力支撑是主要因素。CPAP对OSAHS的长期作用主要包括以下几点,①对OSAHS患者口咽部气道组织结构的改善,OSAHS患者软腭经常过长、肿胀、红斑和明显水肿,为打鼾所致机械性创伤而引起,经CPAP治疗后得到改善;曾有研究报道,经CPAP治疗的OSAHS患者咽部MRI显示,上气道水肿消退后其容积增大。②CPAP可增强上气道肌肉的驱动力。③长期治疗后OSAHS患者呼吸控制也发生了改变[3]。

二、共识的解读内容

1. 儿童NPPV的适应证 虽然多数OSAHS儿童是由于腺样体、扁桃体肥大引起的,但并不是所有的OSAHS伴腺样体、扁桃体肥大的患儿都能够通过手术解决问题。当患儿伴有颅面部的畸形(如Pierre-Robin综合征、狭颅症、致密性成骨不全症、下颌面骨发育不全症、软骨发育不全症、黏多糖病等),以及上呼吸道的畸形(先天或继发的喉、气管狭窄、喉软化、气管软化)等情况时,扁桃体、腺样体切除术只能部分解决呼吸道梗阻的问题。而在某些病例,如血液系统疾病,外科手术可能是禁忌的。在上述情况下,NPPV发挥了重要的治疗作用。还有些儿童存在神经、肌肉调控障碍导致的上气道梗阻,也不是手术能够解决的。在上述患儿,往往需要使用NPPV治疗[4-6]。因此,美国儿科学会在《儿童OSAHS诊断治疗指南》中指出,NPPV可应用于扁桃体、腺样体手术无效或禁忌的OSAHS患儿[1]。

2. 儿童的 NPPV 压力的滴定 儿童 NPPV 压力的滴定一定要在儿科医护人员的指导下进行。这是因为不同年龄阶段睡眠呼吸生理特点有所不同,接受 NPPV 治疗的 OSAHS 患儿往往伴有基础疾病,且儿童不同于成人,自动 CPAP 很难在儿童中使用。因此,对于所有需要 NPPV 治疗的患儿,都需要在睡眠中心进行人工压力滴定。根据患儿上气道梗阻的情况、肥胖的严重程度和伴随的基础疾病情况等,选择合适的模式和压力[7-9]。需要提出的是,压力设置与年龄不成线性关系,即压力高低的设置不是依据患儿的年龄,而是要根据患儿病情的实际需要设置最合适的压力。由于 CPAP 可以增加肺动脉压力,增加胸内压,减少回心血量,在 12 岁以下儿童,CPAP 压力应 $<15cmH_2O$。

3. NPPV 的常见问题处理 选择合适的面罩、避免呼吸机相关并发症影响治疗依从性以及防止呼吸机过多的漏气,是保证治疗效果的关键[10-11]。

有些患儿在使用呼吸机治疗一段时间后,会出现鼻堵症状。其原因有以下几种可能:CPAP 可激发黏膜的压力感受器,使血管扩张和黏液分泌,造成鼻堵;在某些患儿,经鼻呼吸的恢复可使过敏性鼻炎复发,导致鼻堵症状的出现;在其他患者,鼻息肉、鼻中隔偏曲可能是长期鼻腔阻塞的原因。为此,在睡眠前可尝试使用鼻腔血管收缩剂,有特应性体质的患儿睡眠前可应用鼻喷激素;在没有上述问题的患儿,因为 CPAP 所引起的上气道干燥和温度下降是导致鼻腔阻塞最常见的原因,所以,根据呼吸机治疗时环境中的湿度情况采用适当的加温和湿化,可减少鼻堵症状。

在小婴儿 NPPV 治疗时,主要技术局限性在于面罩。虽然很多鼻面罩和口鼻面罩可以用于大年龄儿童,但适用于婴儿和小年龄儿童的面罩却非常少。目前,很少有令人满意的适用于体重小于 10 公斤的婴儿的面罩。因此,在有些专业治疗中心会为这些病人专门制作面罩。目前,适合小年龄儿童常规 NPPV 治疗且方便使用的面罩正在研发中[6]。

4. NPPV 的依从性评价 NPPV 治疗的依从性评价主要包括呼吸机使用天数、每日呼吸机使用时间等。依从性评价不能依据家长的口述,这是非常不可靠的;目前依从性的管理可以通过呼吸机记忆卡下载数据来管理,在随访时要求家长带呼吸机记忆卡来复诊,通过下载的数据可以获得患儿的实际使用情况[12-13]。

NPPV 治疗的依从性与家长对治疗的认识程度有关,医务人员应在患儿出院前对家长进行教育,事先定好随诊计划,并定期通过打电话等形式了解患儿呼吸机使用情况,将有助于提高依从性。NPPV 治疗的相关副作用也是我们在临床中需要面对的一个问题,最常见的是面罩局部压迫会造成局部皮肤的损伤,其次长期使用会影响颅面部骨骼的发育,会影响患儿的依从性,需要颅面外科的定期随访[13-15]。

5. 儿童 NPPV 的长期管理 由于 OSAHS 儿童上气道梗阻的状况短期之内不会改变,NPPV 治疗可能是一个较为长期的过程,需要家长和患儿长期的使用和配合。随着年龄的增长和病情的变化,儿童 NPPV 治疗模式和参数可能发生相应变化,因此,一定要在有儿童 NPPV 治疗专业经验的医疗中心进行长期的监测和随诊,方能保证治疗的效果和依从性[16-18]。

三、NPPV 实施中常见问题解析

1. NPPV 实施前准备 开始 NPPV 治疗的前提是:患儿有足够好的意识状况来保护气道和配合治疗,无严重酸碱失衡,血流动力学稳定,能较好地保持面罩的密闭性。NPPV 治疗在家中即可进行,机器本身不大、也没有很多的参数需要每天改动。但实际上,NPPV 和有创呼吸机一样，在治疗开始时，都要进行模式选择、参数设置。只不过由于 OSAHS 患儿心肺状况一般都很稳定，因此不需频繁改变参数设置。

2. NPPV 实施过程中需注意的事项 NPPV 治疗一般在白天，最好在白天午睡时开始，然后再在晚上进行。在小年龄儿童，可将孩子放在父母怀中开始 NPPV 治疗。关于面罩的选择，应首选鼻面罩，因为鼻面罩比口鼻面罩小、允许在小婴儿使用安慰奶嘴。安慰奶嘴不仅起到安慰作用，还避免从口部漏气[6]。

NPPV 调节包括选择最合适的机器、正确的呼吸机设置、并使患儿和家长熟悉呼吸机装置，通常需要 2 天到 2 周，一般平均 3~5 天的时间进行调试，时间的长短要看孩子的年龄和接受能力。患儿至少需要连续使用和观察 6 小时以上，才能回家。呼吸机调试阶段应在多导睡眠监测下进行，观察呼吸睡眠相关参数的变化，包括 AHI、OAHI、基线氧饱和度、最低氧饱和度、最高二氧化碳水平等，以评价效果、调整模式和压力[6-8]。

NPPV 治疗的效果要通过多导睡眠监测来评估，但需要提出的是，我们治疗的目的并不是必须使各项参数均能够达到正常水平，而是以各项参数的改善情况作为评估的指标。对于有一些严重基础疾病的患儿，通过 NPPV 治疗使其各项生理参数在短期内很难达到正常，随着呼吸机的使用，患儿的气道条件逐步改善、对缺氧及二氧化碳敏感性的反应提高，治疗的效果往往会越来越好。

3. CPAP 与 BPAP 的异同 CPAP 及 BPAP 均为无创正压呼吸支持的一种通气方式。CPAP 是在呼吸过程中给予患者一个持续的气道正压，以保证气道的被动扩张，增加肺泡通气，适用于气道畸形、肥胖、遗传性疾病（如 21- 三体综合征）及腺样体扁桃体肥大所致的气道梗阻性疾病；BPAP 是在吸气时和呼气时给予不同的压力，吸气压力主要用于增加肺泡通气、降低呼吸肌做功和促进二氧化碳排出，呼气压力主要用于降低功能残气量、改善氧合，使得患儿更容易耐受，因此，BPAP 更适用于伴有中枢性睡眠呼吸障碍性疾病的患儿，在不耐受 CPAP 的儿童或者 CPAP 压力已经很高但仍不能达到满意治疗效果时，也可以尝试 BPAP 治疗[2]。

4. 在家中 NPPV 的管理 当患儿回到家中，家长对呼吸机治疗同样需要密切的看护，特别是要避免面罩漏气。在有创呼吸机，通气是通过气管切开、气管插管后完成的，只要保证气管插管位置固定良好、设定好呼吸机参数即可。而 NPPV 呼吸支持方式不需要建立人工气道，全靠呼吸机通过面罩给予一定压力，一旦面罩漏气，即可造成患者接受的治疗压力不能达到呼吸机设定的压力，从而不能达到有效的治疗效果；而在 BPAP 的自动模式，呼吸机吸气和呼气压力转换是通过患儿自主呼吸触发机器给予吸气压力和呼吸压力的，如果面罩漏气、或者患儿潮气量太小，将不能触发呼吸机在吸气、呼吸压力之间的转换，也不能达到治疗效果。因此，在家中实施 NPPV 时，应注意呼吸机治疗时保证面罩在合适的位置、避免面罩过多漏气[2,19]。

5. OSAHS 患儿的远期预后 不同疾病导致的 OSAHS 患儿，其远期预后有所不同。随着生长发育，OSAHS 儿童腺样体、扁桃体可能萎缩，上气道的狭窄可能随着年龄的生长而缓解，减肥成功使体重得到控制，都有可能使儿童不再使用呼吸机治疗[16-18]。

6. NPPV 的停机 与成人需要长期使用 NPPV 不同，儿童 OSAHS 病情有可能缓解而停止 NPPV 治疗。应定期对阻塞症状进行评估，在可能的情况下停止 NPPV 治疗。NPPV 治疗必须逐步停止，首先在小年龄儿童午睡时停用 NPPV，之后隔夜或每夜在一半时间停用呼吸机治疗,试停机期间应在临床观察和PSG监测下进行。如果病人不使用呼吸机治疗情况下临床观察和睡眠监测均正常,可以停止NPPV治疗。但对病人观察仍需继续,因为NPPV存在遗留效应,上气道梗阻症状可能在几周或数月后再次出现,从而需要再次使用NPPV[6]。

四、典型病例分享及解析

【病例摘要】

主诉:尿少,水肿,呼吸困难12天。

现病史:入院前12天患儿出现呼吸困难,嗓子呼噜,口周发青,颜面及双下肢浮肿,尿量减少,并出现嗜睡,可唤醒,可以对答简单问题,就诊于北京儿童医院急诊。

既往史:入院前9年(患儿2岁左右)于北京儿童医院确诊黏多糖病,间断在门诊就诊。

体格检查:体温正常,发育落后,营养中等,神志清楚,精神反应弱,轻度三凹征。体重:25kg。头颅前后径突出,呈舟状。双眼睑轻度浮肿,眼球突出,结膜充血,球结膜水肿,鼻梁低凹扁平而宽,口唇厚大,唇稍发绀,牙齿稀疏而小,牙龈肥厚,咽充血,下颌小。颈短,胸廓畸形,右肺呼吸运动减低,右下肺叩诊呈浊音,右肺呼吸音减低,双肺呼吸音粗,可闻及痰鸣音及鼾鸣音。心音低钝,律齐,心率138次/分。腹膨隆,肝脾大,质硬边钝。阴囊水肿,四肢关节不能伸直,双下肢轻度水肿。

辅助检查:

血气+微量生化:K:4.1mmol/L,Na:141mmol/L,pH 7.08,PCO_2:112mmHg,PO_2:66.8mmHg,HCO_3:31.6mmol/L,BE:2.1mmol/L,SaO_2:89.3%。胸部X线平片:两下肺片影,肋骨胸骨端增宽,心影增大,肝脾大。

初步诊断:肺炎,多脏器功能障碍或衰竭,黏多糖病。

入院后诊治:予N-CPAP呼吸支持,抗感染、利尿、扩血管、保心肌、雾化等治疗,患儿神志好转,浮肿稍缓解,仍有呼吸困难,血气示低氧血症、CO_2潴留,Ⅱ型呼吸衰竭。住院期间尝试停N-CPAP治疗,病情反复。

复查血气+微量生化:K:3.9mmol/L,Na:141mmol/L,pH:7.419,PCO_2:68.7mmHg,PO_2:72.4mmHg,HCO_3:47.5mmol/L,BE:2.2mmol/L,SO_2:98.1%。

入院后观察患儿夜间打鼾响亮、伴呼吸暂停、呼吸费力,考虑阻塞性睡眠呼吸暂停综合征(obstructive sleep apnea/hypopnea syndrome,OSAHS),故予多导睡眠监测,结果显示:患儿睡眠中出现持续通气不足表现,血氧持续减低,阻塞性呼吸暂停低通气指数(OAHI):22.6/h,睡眠中平均经皮血氧饱和度(SpO_2)72%,结合睡眠中血气、睡眠监测特征及原发病,补充诊断:OSAHS、睡眠低通气综合征。因此,在前述治疗的基础上,给予BPAP呼吸支持,经治疗,患儿血氧基本正常,CO_2潴留改善,心率、呼吸稳定,血气正常,带机出院。

【解析】

黏多糖病(MPS)为一种以黏多糖代谢障碍为特点的遗传性疾患,是某个或某些黏多糖降解所必需的溶酶体酶活化发生突变而引起的酶缺乏所致。在病理情况下,异常的黏多糖可沉积于体内各组织、器官,如软骨、血管、心瓣膜、肌肉、骨细胞、软骨细胞、网状内皮系统及皮下组织等。此外,肝、肾、神经节细胞也有类似的改变。

本患儿夜间打鼾、呼吸暂停,加之肺部感染,造成低氧血症和高碳酸血症,进而出现呼吸、循环衰竭。首先需要考虑OSAHS,但是,该患儿的睡眠呼吸障碍不是一个单纯的上气道梗阻。由于其原发病的特征，如中面部发育不良、小下颌、颈短、上气道神经调控异常，同时患儿伴有腺样体肥大，上述因素均可导致患儿的上气道梗阻，与此同时，由于原发病造成患儿的呼吸系统、骨骼、肌肉、心脏黏多糖的累积，导致了脏器功能异常、肺顺应性下降、呼吸肌群力量下降，且由于肝脾大影响膈肌运动，胸廓存在畸形、肥胖和呼吸中枢调控功能钝化，上述因素进而导致患儿出现中枢性睡眠低通气综合征。因此，患儿需要无创呼吸支持治疗。在治疗时，该患儿需要双水平正压通气治疗纠正低氧血症和高碳酸血症，通过 BPAP 治疗，可以减轻呼吸肌负荷、减低呼吸频率、提高通气量、替代衰竭的呼吸泵。

（许志飞　申昆玲）

参考文献

[1] Marcus CL, Brooks LJ, Draper KA, et al. Diagnosis and management of childhood obstructive sleep apnea syndrome. Pediatrics, 2012, 130(3): 714-755.

[2] Kureshi SA, Gallagher PR, McDonough JM, et al. Pilot study of nasal expiratory positive airway pressure devices for the treatment of childhood obstructive sleep apnea syndrome. J Clin Sleep Med, 2014, 10(6): 663-669.

[3] Hull J. The value of non-invasive ventilation. Arch Dis Child, 2014, 99(11): 1050-1054.

[4] Wormald R, Naude A, Rowley H. Non-invasive ventilation in children with upper airway obstruction. Int J Pediatr Otorhinolaryngol, 2009, 73(4): 551-554.

[5] 许志飞，申昆玲．无创正压通气治疗儿童上呼吸道梗阻性疾病研究进展．中华实用儿科临床杂志，2014, 29(16): 1258-1260.

[6] Leboulanger N, Fauroux B. Non-invasive positive-pressure ventilation in children in otolaryngology. Eur Ann Otorhinolaryngol Head Neck Dis, 2013, 130(2): 73-77.

[7] Kushida CA, Chediak A, Berry RB, et al. Clinical guidelines for the manual titration of positive airway pressure in patients with obstructive sleep apnea. J Clin Sleep Med, 2008, 4(2): 157-171.

[8] Guilleminault C, Shen KL, Huang YS, et al. Non-invasive ventilation treatment of obstructive sleep opnea syndrome in children. Chin J Evid Based Pediatr, 2013, 8(6): 401-403.

[9] Guilleminault C，申昆玲，黄玉书，等．儿童阻塞性睡眠呼吸暂停综合征无创通气治疗．中国循证儿科杂志，2013, 8(6): 401-403.

[10] Ramirez A, Khirani S, Aloui S, et al. Continuous positive airway pressure and noninvasive ventilation adherence in children. Sleep Med, 2013, 14(12): 1290-1294.

[11] 中华医学会呼吸病学分会睡眠呼吸障碍学组．阻塞性睡眠呼吸暂停低通气综合征患者持续气道正压通气临床应用专家共识（草案）．中华结核和呼吸杂志，2012, 35(1): 13-18.

[12] Weaver TE, Sawyer AM. Adherence to continuous positive airway pressure treatment for obstructive sleep apnoea: implications for future interventions. Indian J Med Res, 2010, 131: 245-258.

[13] Marcus CL, Beck SE, Traylor J, et al. Randomized, double-blind clinical trial of two different modes of positive airway pressure therapy on adherence and efficacy in children. J Clin Sleep Med, 2012, 8(1): 37-42.

[14] 刘大波，周婧，黄振云，等．阻塞性睡眠呼吸暂停低通气综合征患儿远程监测正压通气治疗中断原因分析．中华耳鼻咽喉头颈外科杂志，2013, 48(8): 677-679.

[15] Difeo N, Meltzer LJ, Beck SE, et al. Predictors of positive airway pressure therapy adherence in children: a prospective study. J Clin Sleep Med, 2012, 8(3): 279-286.

[16] Mcdougall CM, Adderley RJ, Wensley DF, et al. Long-term ventilation in children: longitudinal trends and outcomes. Arch Dis Child, 2013, 98(9): 660-665.

[17] Wallis C, Paton JY, Beaton S, et al. Children on long-term ventilatory support: 10 years of progress. Arch Dis Child, 2011, 96(11): 998-1002.

[18] 许志飞, 李蓓, 张亚梅, 等. 无创通气治疗儿童阻塞性睡眠呼吸障碍. 中华实用儿科临床杂志, 2015, 30(4): 250-253.

[19] Miyoshi E, Fujino Y, Uchiyama A, et al. Effects of gas leak on triggering function, humidification, and inspiratory Oxygen fraction during noninvasive positive airway pressure ventilation. Chest, 2005, 128(5): 3691-3698.

《白三烯受体拮抗剂在儿童常见呼吸系统疾病中的临床应用专家共识》(2016年)解读

共识摘要：

白三烯受体拮抗剂(LTRA)是一类非激素类抗炎药，主要通过竞争性结合半胱氨酰白三烯(CysLTs)受体、阻断CysLTs活性从而发挥作用。白三烯(LT)是一种重要的炎性介质，在呼吸道炎症中起重要作用。近10余年来，大量临床试验表明，LTRA对于哮喘等呼吸道炎症性疾病的疗效良好，且安全性及依从性好，但在临床实际工作中，LTRA的应用仍面临一些尚待解决的问题和挑战，如LTRA在不同呼吸系统疾病的治疗疗程以及联合用药方面需要进一步规范。鉴于此，中华医学会儿科学分会呼吸学组在收集全球LTRA相关研究进展及数据基础上，遵循询证医学原则进行证据等级分级，并结合专家临床经验，制定了《白三烯受体拮抗剂在儿童常见呼吸系统疾病中的临床应用专家共识》(2016年)，旨在指导儿科临床合理用药。

本共识共分为三大部分，共识制定背景和基本流程、CysLTs的基本生物学作用及白三烯调节剂作用机制、孟鲁司特作为临床广泛应用的LTRA在儿童常见呼吸系统疾病中的临床应用规范。包括在支气管哮喘、咳嗽变异性哮喘、毛细支气管炎、变应性鼻炎及阻塞性睡眠呼吸暂停综合征(OSAS)中的应用，其中以支气管哮喘在不同的分期、分度、临床表型、预干预和季节性预防作为详细阐述。最后就用药安全性问题进行归纳。

适用范围：

各级儿科医师、研究者。

原文出处：

中华实用儿科临床杂志，2016，31(13)：973-977.

一、共识的制定背景

儿童哮喘和变应性鼻炎的疾病负担　哮喘是儿童最常见的慢性呼吸道炎症性疾病。近年来，我国儿童哮喘的患病率呈明显上升趋势。2010年全国城市14岁以下儿童哮喘的累积患病率达3.02%，按此年龄段2.22亿人口计算，全国儿童哮喘患儿达600万以上[1]。2012~2013年在我国42家三级医院开展的观察性研究显示，16岁以下哮喘患儿的未控制率在19.9%[2]。国内外大量流行病学调查显示，近年来变应性鼻炎的发病率亦明显上升，在我国儿童的患病率约为10%，且呈逐年上升趋势[3]。二者相互影响，为“同一气道，同一疾病”。

儿童哮喘的患病率高而控制水平相对较低，寻其原因，除了哮喘患者及其家庭成员对哮喘诊治的依从性降低之外，哮喘的规范化管理水平较低、未采取合理的治疗方案也是重要的原因之一。因此，应加强对医患双方的共同教育，加大对各级医生的培训力度，使其依照指南进行规范化疾病诊疗。

1. 白三烯在儿童支气管哮喘治疗应用 本共识关于LTRA在支气管哮喘、咳嗽变异性哮喘的诊治规范均遵循GINA（全球哮喘防治创议）以及中国儿童支气管哮喘防治指南的诊治规范。在急性发作期哮喘治疗的原则应遵循使用吸入性速效β_2受体激动剂作为所有严重度的急性发作一线用药，全身使用糖皮质激素作为严重发作一线用药的指导原则。在基础速效支气管舒张剂以及抗哮喘急性发作期炎症治疗时，联合应用LTRA，达到快速改善急性加重期症状的目的。而对于初诊的慢性持续期哮喘的病例，应依据其年龄、严重程度、以诱发因素表型作为参考因素、是否并发变应性鼻炎、结合患者的年龄、治疗的依从性、曾用药物治疗的反应性、可能既往出现过的可以不良反应等，在哮喘防治指南的指导原则基础上，选择启用LTRA或者吸入性糖皮质激素（ICS）作为单一或联合治疗方案开始控制治疗，也就是中国儿童哮喘防治指南所推荐的适级治疗。通常在LTRA治疗适宜性的病例临床特征包括：病毒感染诱发的间歇发作类型、运动诱发、伴变应性鼻炎尤其是以鼻塞或伴发鼾症为显著临床特征者。

启动初始控制治疗后，应强调个体化的复诊，个体化复诊不仅是指复诊间期的选择因人而异，也包括复诊评估疗效的个体化。急性加重期病例的复诊间期短程1周内完成复诊，随年龄减小复诊的间期也应缩短，检查和评估除了对初始控制治疗的疗效之外，并且尤其应注意个体化方案时针对患者的运动诱发症状的敏感性以及运动耐量、变应性鼻炎、感染诱发哮喘相关症状的病程及其严重度、用药依从性和方法的准确性、以及可能的药物相关不良反应性。复诊时对于肺功能的评估应与初诊进行对比，了解气流受限改善的程度。对于气流受限持续改善不良且严重的病例需通过分析诊断准确性、再评价支气管舒张试验、胸部影像学变化、或选择支气管镜进行辅助检查。对于控制良好采用降级方案继续控制治疗者，LTRA可以在晚于ICS递减剂量后予以调整。由于哮喘的慢性气道炎症每一次降级治疗后，了解持续控制水平、并发疾病（例如变应性鼻炎、阻塞性睡眠通气功能障碍等）相应上气道症状的改善情况，并评估肺功能水平是否持续稳定在降级治疗前的水平。

2. 白三烯在儿童OSAS中的作用证据 儿童期OSAS是指睡眠过程中频繁发生部分或全部上呼吸道阻塞，扰乱儿童正常通气和睡眠[4]。腺样体和/或扁桃体肥大是其主要病因[5,6]。已有的实验室研究发现，OSAS患儿的扁桃体组织中LT水平和LT受体表达均明显增高[7]，OSAS症状的严重程度与LT水平相关[8]，LT可以促进离体的腺样体和/或扁桃体肥大细胞增生复制[9]。同时，国外已有临床研究证实了抗炎药物治疗儿童轻-中度OSAS的有效性[10]。2012年美国儿科学会《阻塞性睡眠呼吸暂停低通气综合征诊断治疗指南》指出，对于OSAS患儿应早诊断早治疗，以避免严重并发症的发生。我国对于儿童OSAS的诊治指南亦提出，手术切除肥大的腺样体和/或扁桃体是治疗儿童OSAS的主要方法[11]。但轻症OSAS是否应该手术治疗仍未达成共识，且腺样体、扁桃体切除术术后OSAS残存的比例仍高达13%~29%[12]。因此，许多临床医师正在探索非手术治疗儿童OSAS的方法。

3. 毛细支气管炎治疗方案的局限 毛细支气管炎见于2岁以下婴幼儿，目前尚无特效治疗方法，主要措施包括对症处理、支持治疗、维护内环境稳定和防治并发症。而有研究支持LT在毛细支气管炎发病中起到重要作用[13]。由此,LTRA是防治毛细支气管炎后反复喘息的方法之一。

二、共识制定的流程和标准化

本共识的制定经历搜集了全球范围相关证据,共检索到771篇文献,进行数据整理及证据质量评价,相应证据等级采用全球哮喘防治创议(GINA)标准[14],由强到弱分为A至D四级。并应用制定指南和共识类文章撰写发表推荐规范,采用证据等级级别的强度,在本共识推广中给广大临床医师提供科学性参考。

三、应用疾病类型

孟鲁司特在儿童常见呼吸系统疾病的适用范围及治疗方案建议归纳于表3。

四、白三烯炎症介质的发现及LTRA的研是转化医学的成功范例

1980年代,在人的肺部发现了白三烯,初步研究结果表明,这些慢反应物质可能在哮喘中有重要作用[15]。1982年,诺贝尔生理学/医学奖被授予Sune K.Bergström、Bengt I.Samuelsson和John R.Vane,以表彰包括白三烯在内的"前列腺素和有关的生物活性物质"的发现。白三烯是变态反应中重要的炎性介质之一,主要由肥大细胞、嗜酸性粒细胞、嗜碱性粒细胞和巨噬细胞合成并释放[16],通过与呼吸道炎性细胞、血管内皮细胞等靶细胞膜表面的白三烯受体结合发挥生物效应[16],可促进炎性细胞,如嗜酸性粒细胞的迁徙、存活和活化[17,18],与其他炎性介质,如IL-13等相互作用放大炎性反应[16,19],引起血管内皮通透性增高[20]、黏液分泌亢进[20]、支气管平滑肌收缩[21],并与呼吸道组织纤维化和重塑有关[22]。在此基础上,默沙东福斯特研究所经过18年的努力,成功研发出LTRA,自第三代LTRA孟鲁司特上市以来,荣获了众多奖项,包括有"医药界的诺贝尔奖"之称的Prix Galien最佳药物奖(盖伦奖)和美国化学学会"化学英雄"奖。LTRA在2000年正式进入我国。

五、安全性

大量研究显示儿童对孟鲁司特耐受性良好,少数报道显示服用孟鲁司特后出现精神神经事件,如噩梦、非特定性焦虑等[23]。但近年研究发现哮喘患儿中,孟鲁司特应用与上述神经精神事件的发生并无正相关性[24,25]。鉴于此,临床医生在制定治疗方案之前,可预先询问了解患儿有无相关精神神经疾患,在治疗过程中注意监测不良反应并予以关注(表3)。

表3 孟鲁司特适用疾病类型及治疗方案

疾病类型	治疗方案	证据等级
哮喘急性期	轻至中度哮喘急性发作,在短效β_2受体激动剂基础上口服孟鲁司特,可更迅速明显缓解症状	B
	急性期家庭初始治疗,孟鲁司特可有效减少哮喘加重风险及改善后续可能发生的急性发作症状	A
	哮喘急性发作期症状控制后继续维持至少5~7d或作为控制药物长期维持	

续表

疾病类型	治疗方案	证据等级
哮喘慢性持续及临床缓解期		
轻度持续哮喘	孟鲁司特 1 次 / 天	A
中至重度持续性哮喘	孟鲁司特 1 次 / 天与吸入性糖皮质激素（ICS）联用，一般不少于 1 个月	B，疗程 D
	孟鲁司特与中 / 高剂量 ICS 联用患儿，降级时减低 ICS 剂量直至最低剂量	B
	孟鲁司特与低剂量 ICS 联用，控制 3 个月后考虑停 ICS 或孟鲁司特，维持单药	A
哮喘预干预	短程服用孟鲁司特 7~20 天，可有效减少哮喘加重风险并改善后续可能发生的急性发作症状	A
哮喘季节性预防	病毒诱发哮喘发作频繁的季节前，孟鲁司特预防性治疗 6 周，可显著降低哮喘症状加重总天数，减少非计划就医次数	B
咳嗽变异性哮喘	按哮喘长期规范治疗，选择 LTRA 或 ICS 或两者联合，疗程至少 8 周	D
毛细支气管炎	发作期在综合治疗基础上短程服用孟鲁司特 2~4 周，可改善症状降低气道高反应性，减少住院天数	A
	恢复期仍咳喘迁延或反复发作患儿，持续孟鲁司特治疗 4~12 周，可减少毛细支气管炎后喘息次数	A
	虽根据说明书孟鲁司特适用于 1 岁以上儿童，但研究显示其对于 3~12 月龄婴儿耐受良好	A
	对鼻塞为主要症状患儿，可单用孟鲁司特或与鼻用激素联合，疗程 2~4 周	D
	中重度 AR 患儿，孟鲁司特常与鼻用激素联合，治疗 2~4 周后评估，症状缓解维持治疗 1 个月，无缓解再次确认诊断	B
	AR 合并哮喘患儿，孟鲁司特尤其适用，可同时改善上、下呼吸道症状	A
	季节性发作的 AR 患儿，在相应流行季节前 2~3 周预防用药	D
OSAS	对于腺样体和 / 或扁桃体肥大的 OSAS 患儿，可选孟鲁司特[1]和 / 或鼻用激素治疗[2]，疗程不少于 12 周	[1]B，[2]C
	腺样体和 / 或扁桃体切除术术后 OSAS 残存患儿，可选孟鲁司特和鼻用激素治疗 12 周	C

【病例】

患儿女，13 岁 3 个月，主因“反复咳嗽 4 个月”来门诊就诊。4 个月前无明显诱因出现咳嗽，干咳，少痰，日夜间均咳，伴鼻塞，于内科门诊予阿奇霉素口服和静点治疗，咳嗽症状持续。2 月前始予“布地奈德、异丙托溴铵”雾化，“孟鲁司特钠”口服和“氯雷他定”口服（2 周）等治疗，咳嗽缓解不明显，1 月前外院就诊予沙美特罗替卡松吸入剂 50/100μg，每日 2 次，每次1吸治疗,咳嗽减轻,夜间症状明显减轻,21天前就诊调整沙美特罗替卡松50/100μg,每日1次,每次1吸治疗2天后,咳嗽反复,较前频繁,1天前咳嗽加重,晨起和睡前明显,睡眠中及跳绳运动后有咳嗽。仰卧位有胸闷感。

既往史:有变应性鼻炎史;慢性胃炎史。

家族史:外祖母有反复咳喘史,无结核病家族史。

诊疗经过

【初诊经过】

门诊就诊时体格检查:生命体征平稳,精神反应好,咽无红肿,鼻腔和咽后壁未见分泌物,双肺呼吸音粗,未闻及干湿啰音及喘鸣音。心腹及神经系统查体(-)。

辅助检查:过敏原血清sIgE:m6(链格孢) 3级14.3KU_A/L;mx2(霉菌组合)3级9.63KU_A/L;T-IgE 120KU_A/L;电子胃镜:慢性胃炎HP(-);肺功能:正常(后附肺功能报告);支气管舒张试验:阴性;血常规:正常范围。

诊断:咳嗽变异性哮喘(CVA);变应性鼻炎。

治疗经过:沙美特罗替卡松吸入剂50/100μg,每日2次,每次1吸;孟鲁司特钠5mg,每晚1次;氯雷他定片10mg,每日1次;痰喘宁合剂;鼻喷过敏原阻隔剂物理防护。

【复诊经过】

随访1(治疗2周):随访期间外院就诊调整用药,停沙美特罗替卡松,予布地奈德粉吸入剂吸入治疗4天,症状无缓解,再次换为沙美特罗替卡松治疗。平素咳嗽、气促伴胸闷、鼻塞。夜咳为著,爬楼后有气促、胸闷。调整治疗:沙美特罗替卡松每日2次,每次1吸;孟鲁司特钠5mg,每晚1次;糠酸莫米松喷鼻100μg,联合生理海水鼻冲洗、鼻喷过敏原阻隔剂;欧龙马5ml每日3次。

随访2(治疗1月):随访期间遵医嘱用药,1周前"呼吸道感染"咳嗽、发热伴打喷嚏、鼻塞、鼻痒,口服阿奇霉素治疗后热退,仍咳嗽,症状较前缓解,查体:心肺(-),肺功能正常范围,肺CT:肺支气管血管束增多,肺内未见实质浸润。评估:咳嗽变异性哮喘未控制;变应性鼻炎。调整治疗:沙美特罗替卡松减量为每日1次,每次1吸;继续糠酸莫米松喷鼻(联合生理海水鼻冲洗,鼻喷过敏原阻隔剂)和欧龙马;加用盐酸西替利嗪10mg每日1次。

随访3(治疗2月):随访期间呼吸道感染2次,均伴发热,呼感后咳嗽加重,予阿奇霉素及抗组胺药治疗有效,余时仍有咳嗽、不喘,夜咳症状减轻,未行剧烈运动。鼻炎症状缓解后自停控制鼻炎药后,症状反复。查体(-),FENO:17ppb,肺功能正常。评估:咳嗽变异性哮喘(未控制);变应性鼻炎(持续中重度)。治疗:沙美特罗替卡松每日1次,每次1吸;盐酸西替利嗪10mg每日1次连续1周;加用孟鲁司特钠5mg每晚1次2周,继续糠酸莫米松喷鼻,欧龙马口服。

随访4(治疗3月):呼吸道感染1次,伴发热,中药对症治疗好转。期间停用西替利嗪治疗后,夜间咳嗽明显,继予西替利嗪治疗1天后咳嗽缓解。余时仍有咳嗽、胸闷,夜间咳嗽症状较前缓解,仍鼻塞、鼻痒。查体(-)。评估:咳嗽变异性哮喘(未控制);变应性鼻炎(持续轻度)。调整治疗:布地奈德1ml,异丙托溴铵1ml,生理盐水2ml,每日2次经鼻腔雾化1周后,改为生理盐水4ml经鼻腔雾化每日2次;继予孟鲁司特钠5mg每晚1次,沙美特罗替卡松每日1次,每次1吸;盐酸西替利嗪10mg每日1次;加用细菌溶解产物口服3个月。

随访5(治疗4.5月):呼感1次,中药对症治疗好转。自行停孟鲁司特钠1周,沙美特罗替卡松2周,试停盐酸西替利嗪3天后,流涕加重后坚持服用西替利嗪。余时仍每日轻咳,较前好转,无胸闷、气促,睡眠好,骑行2公里后出现咳嗽,胸闷及憋气,休息1小时后自行缓解。查体(-)。评估:咳嗽变异性哮喘(部分控制);变应性鼻炎(缓解)。调整治疗:沙美特罗替卡松100μg每日1次,每次1吸;孟鲁司特,盐酸西替利嗪治疗。

随访6(治疗6个月):无呼吸道感染,未遵医嘱应用沙美特罗替卡松,每日轻咳,近3日咳嗽加重,夜间咳醒,无法入睡,活动不受限,2天前晨起打喷嚏、流涕、鼻痒,和出现眼痒症状。查体(-),FENO 42ppb,肺功能正常。舒张试验阴性。评估:咳嗽变异性哮喘(部分控制);变应性鼻炎(缓解)。治疗:沙美特罗替卡松每日1次,每次1吸;盐酸西替利嗪10mg每日1次;生理盐水鼻冲洗。

随访7(治疗9个月):呼吸道感染2次,无发热,中药对症好转,遵医嘱用药,每日仍干咳,较前好转,"雾霾"期间咳嗽加重,偶有夜间咳醒,活动不受限,未剧烈运动。仍有轻度鼻痒、眼痒症状。查体(-)。FENO 24ppb,肺功能正常。评估:咳嗽变异性哮喘(部分控制);鼻炎(轻度持续)。调整治疗:停孟鲁司特钠;维持沙美特罗替卡松100μg每日1次,每次1吸;盐酸西替利嗪10mg每日1次;每日生理盐水洗鼻雾化。

随访8(治疗10个月):无呼吸道感染,偶发轻咳,不喘,夜间无症状,活动不受限,偶发喷嚏、流涕、鼻痒。查体(-)。评估:咳嗽变异性哮喘(控制),变应性鼻炎(轻度间歇)。治疗:维持沙美特罗替卡松100μg,每日1次,每次1吸;盐酸西替利嗪10mg每日1次;生理盐水洗鼻。

【病例解析】

咳嗽是儿童呼吸系统疾病最常见的症状之一,如持续咳嗽超过4周为慢性咳嗽。我国儿童慢性咳嗽的病因以CVA最为常见,约占41.9%。学龄期儿童慢性咳嗽的病因常为CVA、上气道咳嗽综合征和心因性咳嗽,而学龄前期慢性咳嗽的最常见原因为呼吸道感染和感染后咳嗽。本例患儿为13岁青春期女孩,咳嗽病程已超过4周,故从慢性咳嗽思路进行诊断分析。

CVA的诊断依据如下:①咳嗽持续>4周,常在运动、夜间和(或)清晨发或加重,以干咳为主,不伴有喘息;②临床上无感染征象或经过较长时间抗生素治疗无效;③抗哮喘药物诊断性治疗有效;④排除其他原因引起的慢性咳嗽;⑤支气管激发试验阳性和(或)最高呼气流量(PEF)每日变异率(连续监测2周)≥13%;⑥个人或一、二级亲属有特应性疾病史,或变应原检测阳性。其中①~④条为CVA诊断基本条件。

本例患儿特点:13岁青春期女性患儿,以反复咳嗽为主要表现,符合慢性咳嗽特点,性质为干咳,少痰,不伴发热等呼吸道感染征象,有鼻塞,阿奇霉素治疗症状持续,1月前予沙美特罗替卡松吸入剂治疗,咳嗽减轻,夜间症状明显减轻。过敏原血清sIgE:m6(链格孢) 3级14.3KU_A/L;mx2(霉菌组合)3级9.63KU_A/L;T-IgE 120KU_A/L。肺功能正常。可初步诊断为咳嗽变异性哮喘。

一旦明确诊断为CVA,则按哮喘行长期规范治疗,选择吸入糖皮质激素或口服白三烯受体拮抗剂(leukotriene receptor antagonist,LTRA)或两者联合治疗,疗程至少8周。

吸入性糖皮质激素(ICS)和长效β2受体激动剂(LABA)联合制剂的疗效优于单一LABA,但有研究提示在治疗12周后停药并持续随访24周发现,随着复诊时间的延长,两组的CVA复发率均逐渐增加,单一沙美特罗治疗组的累积复发率显著高于沙美特罗替卡松治疗组,且肺功能指标 PEF、FEV1 亦降至治疗前基线水平。提示沙美特罗替卡松联合治疗才具有对 CVA 的长期炎症控制作用(≥12 周)。

另有研究探索 ICS+LABA 联合 LTRA 的疗效,发现沙美特罗替卡松联合孟鲁司特连续用药 3 个月时的有效率显著高于对照组(95.35% 对 79.07%),而停药后随访 1 年时的复发率显著降低(6.97% 对 23.26%)。

对于本例患儿,初始评估为咳嗽变异性哮喘未控制状态,从第 4 级治疗级别开始哮喘控制治疗,可选择中高剂量 ICS/LABA 或中高剂量 ICS/LABA+LTRA,考虑本患儿合并变应性鼻炎,故选用 ICS/LABA+LTRA 治疗,之后遵循哮喘的阶梯治疗进行药物调整。

基于哮喘(包括 CVA)和变应性鼻炎为"同一气道同一疾病",所以哮喘(包括 CVA)患儿并发 AR 时,需要进行协同管理治疗。就本例患儿而言,患儿明确诊断变应性鼻炎,鼻症包括鼻塞、喷嚏和鼻痒,故在应用孟鲁司特外予抗组胺药治疗。值得注意的是,因为哮喘患儿常并发变应性鼻炎,因此在哮喘的长期复诊过程中除了关注该病的控制水平外,亦应考虑到鼻炎症状的有无及严重程度。

本例患儿在治疗进程中,多次有鼻炎症状严重程度起伏波动,并且常有自行停用控制药物的经历。经详细了解病史和用药史,该青春期女孩,对长期应用 ICS 的担忧顾虑是主要因素。因此在多次复诊经历中,经调整应用抗组胺类药物、间歇应用经鼻雾化局部激素,加强鼻腔局部物理治疗和阻隔过敏原的综合治疗,并对患者及其父母教育吸入类激素的安全性以增进持续治疗依从性。

目前,对于慢性咳嗽,常需要根据病史和辅助检查并结合患儿的年龄进行诊断和鉴别诊断,而 CVA 占慢性咳嗽病因构成的 40% 以上。CVA 诊断要素的关键点即是对哮喘控制治疗的有效反应。在临床实践中,应遵循哮喘管理方案,全面考虑 CVA 患儿的特应性、肺功能及合并其他过敏性疾病等情况,做好疾病的教育和管理工作,选择最佳、全面的治疗方案规范治疗以降低发展为典型哮喘的风险。

(向　莉)

参考文献

[1] 全国儿科哮喘协作组,中国疾病预防控制中心环境与健康相关产品安全所.第三次中国城市儿童哮喘流行病学调查.中华儿科杂志,2013,51(10):729-35.

[2] Xiang L,Zhao J,Zheng Y,et al. Uncontrolled asthma and its risk factors in Chinese children:A cross-sectional observational study. The Journal of asthma:official journal of the Association for the Care of Asthma,2016,53(7):699-706.

[3]《中华耳鼻咽喉头颈外科杂志》编辑委员会鼻科组,中华医学会耳鼻咽喉头颈外科学分会鼻科学组、小儿学组,《中华儿科杂志》编辑委员会.儿童变应性鼻炎诊断和治疗的专家共识(2010年,重庆).中华儿科杂志,2011,49(2):116-117.

[4] Marcus CL,Brooks LJ,Draper KA,et al. Diagnosis and management of childhood obstructive sleep apnea syndrome. Pediatrics,2012,130(3):e714-755.

[5] 张亚梅,徐洁.儿童阻塞性睡眠呼吸暂停低通气综合征.中国医学文摘-耳鼻咽喉科学,2013,28(1):5-8.

[6] Brooks LJ,Stephens BM,Bacevice AM. Adenoid size is related to severity but not the number of episodes

of obstructive apnea in children. The Journal of pediatrics, 1998, 132(4): 682-686.

[7] Shen Y, Xu Z, Huang Z, Xu J, Qin Q, Shen K. Increased cysteinyl leukotriene concentration and receptor expression in tonsillar tissues of Chinese children with sleep-disordered breathing. International immunopharmacology, 2012, 13(4): 371-376.

[8] Goldbart AD, Krishna J, Li RC, Serpero LD, Gozal D. Inflammatory mediators in exhaled breath condensate of children with obstructive sleep apnea syndrome. Chest, 2006, 130(1): 143-148.

[9] Dayyat E, Serpero LD, Kheirandish-Gozal L, et al. Leukotriene pathways and in vitro adenotonsillar cell proliferation in children with obstructive sleep apnea. Chest, 2009, 135(5): 1142-1149.

[10] Goldbart AD, Greenberg-Dotan S, Tal A. Montelukast for children with obstructive sleep apnea: a double-blind, placebo-controlled study. Pediatrics, 2012, 130(3): e575-580.

[11] 中华耳鼻咽喉头颈外科杂志编委会，中华医学会耳鼻咽喉科学分会．儿童阻塞性睡眠呼吸暂停低通气综合征诊疗指南草案（乌鲁木齐）．中华耳鼻咽喉头颈外科杂志，2007，42(2)：83-84.

[12] Marcus CL, Brooks LJ, Draper KA, et al. Diagnosis and management of childhood obstructive sleep apnea syndrome. Pediatrics, 2012, 130(3): 576-584.

[13] Kim CK, Koh JY, Han TH, Kim DK, Kim BI, Koh YY. Increased levels of BAL cysteinyl leukotrienesinacute[corrected]RSV bronchiolitis. Acta paediatrica, 2006, 95(4): 479-485.

[14] Global Initiative for Asthma Executive Committee. Global Strategy for Asthma Management and Prevention, updated 2015.

[15] Lewis RA, Austen KF, Drazen JM, Clark DA, Marfat A, Corey EJ. Slow reacting substances of anaphylaxis: identification of leukotrienes C-1 and D from human and rat sources. Proceedings of the National Academy of Sciences of the United States of America. 1980, 77(6): 3710-3714.

[16] Peters-Golden M, Henderson WR, Jr. Leukotrienes. The New England journal of medicine, 2007, 357(18): 1841-1854.

[17] Fregonese L, Silvestri M, Sabatini F, Rossi GA. Cysteinyl leukotrienes induce human eosinophil locomotion and adhesion molecule expression via a CysLT1 receptor-mediated mechanism. Clinical and experimental allergy: journal of the British Society for Allergy and Clinical Immunology, 2002, 32(5): 745-750.

[18] Lee E, Robertson T, Smith J, Kilfeather S. Leukotriene receptor antagonists and synthesis inhibitors reverse survival in eosinophils of asthmatic individuals. American journal of respiratory and critical care medicine, 2000, 161(6): 1881-1886.

[19] Peters-Golden M. Expanding roles for leukotrienes in airway inflammation. Current allergy and asthma reports, 2008, 8(4): 367-373.

[20] Busse W, Kraft M. Cysteinyl leukotrienes in allergic inflammation: strategic target for therapy. Chest, 2005, 127(4): 1312-1326.

[21] Hay DW, Torphy TJ, Undem BJ. Cysteinyl leukotrienes in asthma: old mediators up to new tricks. Trends in pharmacological sciences, 1995, 16(9): 304-309.

[22] Henderson WR, Jr., Chiang GK, Tien YT, Chi EY. Reversal of allergen-induced airway remodeling by CysLT1 receptor blockade. American journal of respiratory and critical care medicine, 2006, 173(7): 718-728.

[23] Wallerstedt SM, Brunlof G, Sundstrom A, Eriksson AL. Montelukast and psychiatric disorders in children. Pharmacoepidemiology and drug safety, 2009, 18(9): 858-864.

[24] Ali MM, O'Brien CE, Cleves MA, Martin BC. Exploring the possible association between montelukast and neuropsychiatric events among children with asthma: a matched nested case-control study. Pharmacoepidemiology and drug safety, 2015, 24(4): 435-445.

[25] Zhou EH, Kaplan S, Mosholder A, et al. Antidepressant medication dispensing among montelukast initiators. The Journal of asthma: official journal of the Association for the Care of Asthma, 2013, 50(9): 990-995.

《儿童流感诊断与治疗专家共识(2015年版)》解读

共识摘要：

流感是人类面临的主要公共健康问题之一，目前流感的发病也在日益增加，而儿童是流感的高发人群以及重症病例的高危人群。指南对儿童流感的病原学及发病机制、流行病学、临床表现及诊断、并发症、治疗及儿童流感的预防等做了详尽的介绍。从事儿科工作的医务人员，应全面了解、正确掌握儿童流感的诊断与治疗。

适用范围：

从事儿科工作的医务人员。

原文出处：

中华实用儿科临床杂志，2015，30(17)：1296-1303[1].

一、共识知识要点

流感是人类面临的主要公共健康问题之一，目前流感的发病也在日益增加，而儿童是流感的高发人群以及重症病例的高危人群，因此，为进一步提高儿童流感的诊断及治疗水平，中华医学会儿科学分会呼吸学组组织我国流感防治研究领域的病原学、流行病学、实验室诊断、临床、疾病预防控制等方面的专家，在总结既往流感诊疗方案和临床实践的基础上，参考国内外最新研究成果，制定了适合我国儿科临床使用的《儿童流感诊断与治疗专家共识(2015年版)》，以提高儿童流感的诊断防治水平，减轻流感对儿童健康及社会造成的危害。该指南提供了最新的、较为详实的中儿童流感的有关发病机制、流行病学、临床表现及诊断、并发症、治疗及儿童流感的预防的指导，它将使我国儿科医师对儿童流感的认识有新的提升，对儿童流感的诊治水平有进一步的提高。

本解读，将对儿童流感的有关发病机制、流行病学、临床表现及诊断、并发症、预防等内容进行介绍，以指导临床对儿童流感病原学及发病机制了解，进行正确的诊断和及时正确的治疗以及对指导家长对儿童流感的预防。

二、共识解读内容

(一)共识学习要点及针对性解决问题

1. 病原学及发病机制

(1)流感病毒病原学：流感病毒属正黏病毒科(orthomyxoviridae)，为有包膜病毒。根据病毒核蛋白(nucleocapside protein，NP)和基质蛋白(matrix protein，MP)抗原性的不同分为A(甲)、B(乙)、C(丙)3型[2]。A型流感属于正黏病毒科，它与B型和C型流感病毒不同，主要根据核蛋白NP和M1蛋白抗原性不同。乙型和丙型流感病毒是人类病毒并且不会在鸟类中找到,尽管丙型流感病毒可以从猪和狗身上分离出来;这也表示了猪是流感病毒乙型和丙型的变异宿主。对比甲型流感病毒,B型和C型流感病毒变异得比较慢(特别是丙型流感病毒)。C型流感病毒只导致罕见的轻微的呼吸道疾病的暴发,一开始一般出现在少年儿童时期。同样的,B型流感病毒对比A型流感病毒也只出现轻微的呼吸道疾病和最初感染幼年儿童。尽管A型流感病毒可以感染儿童和老人,但它不同于B型流感病毒和C型流感病毒的是它会不断重配,然后再次感染成年人。3种类型的病毒的变异方式不一样,A型流感病毒只在人中变异,这表明对于同一亚型,它没有重复的病毒株,而且可引起人流感大流行。B型和C型流感病毒的变异和流行模式表明它们只是接近一个平行人类宿主的进化,与B型和C型流感病毒不同,A型流感病毒的进化是为防止人类感染的禽流感病毒的复制干扰。[3]1年内发生的3次大范围流感全球大暴发,出现得很快,而每次间隔非常短。对于严重的每年反复暴发的病例,是由于病毒抗原的漂移,而且突变的病毒抗原变为主导,大概要2~3年。如果没有漂移,当人类的免疫一旦达到一定程度,病毒在人体内循环大概会消失,然而病毒的蔓延会受到限制。流感流行的时间和空间在大流行的几十年内都可以得到预测。

目前已知A型流感病毒表面的血凝素蛋白(hemagglutinin,HA)有18种亚型(H_{11}~H_{18}),神经氨酸酶蛋白(neuraminidase,NA)有11种亚型(N_1~N_{11}),除$H_{17}N_{10}$和$H_{18}N_{11}$两种亚型仅在蝙蝠中发现,其余亚型均能在鸟类中检测到。A型流感病毒的分型根据表面的血凝素蛋白(HA)和神经氨酸酶蛋白(NA)进行分类。2005年Ron A.M.Fouchier等提到世界上A型流感病毒在野生鸟类和家禽中可以表达15种HA亚型和9中NA亚型。病毒在水生鸟类中漂移,也有假说提出水生鸟类为其他物种中流感病毒的主要源泉[2,4,5]。2015年吴颖等认为A型流感病毒表面主要有3个蛋白在病毒表面:血凝素蛋白(HA),神经氨酸酶蛋白(NA)和基质蛋白2(M_2)。HA负责让病毒粘附细胞,可以与宿主细胞表面的唾液酸受体结合,使得病毒进入细胞。目前有16个HA亚型和9个NA亚型被识别,不同的重配用于病毒命名,例如常见的季节性流感H_1N_1,H_2N_2,H3N2和分散感染人群的H_5N_1和目前的H_7N_9。2012年,Proc.Natl.Acad.Sci.USA上有一个惊人的发现,一个新的流感病毒基因($H_{17}N_{10}$)从蝙蝠身上分离,为一条新的基因序列(next-generation sequencing,NGS)。新的基因不能作为一个"真正的"流感病毒,并且它应该重命名为流感类病毒。一个流感病毒的基因片段是否重配应该要积极地去检测。目前,一个相似的病毒基因,$H_{18}N_{11}$被再次识别NGS,并且HA和NA没有原本的结构和功能[5]。

鸟类和人类的HA糖蛋白可以分别很好识别α-2,3或α-2,6半乳糖唾液酸受体,像1918年、1957年和1968年流感全国大流行时从鸟类分离出来的病毒株的HA片段,所有的病毒株都有一个共同特点:获得的氨基酸在HA糖蛋白受体的结合位点的改变,改变了病毒从α-2,3到α-2,6半乳糖唾液酸受体的特异性结合。1918年全国大流行流感是因为α-2,6半乳糖唾液酸受体特异性促进病毒传播,1957年和1968年也是相似的机制。M_2离子通道拮抗剂(金刚烷胺和金刚烷乙胺)和NA拮抗剂(奥司他韦和扎那米韦)是两类主要用于治疗季节性流感的药物。金刚烷胺和金刚烷乙胺是金刚烷衍生物。它们可以阻止A型流感病毒M_2蛋白的复制,防止M_1蛋白核糖核蛋白脱壳和早期HA结构改变,已达到早起抗病毒效果。NA拮抗剂主要在结构基础上设计针对流感病毒神经氨酸酶。他们可以感染病毒循环复制以防止病毒从感染细胞的释放和聚集[6]。

一般来讲，流感病毒对热是敏感的，通常 56℃ 30 分钟被灭活，但有些毒株 56℃ 90 分钟才被灭活，被温度灭活的顺序为：病毒毒粒的感染性，神经氨酸酶活性，红细胞凝集活性。(–40–40) ℃ ~(–10–4) ℃条件下不稳定，只能短期保存，否则感染性丢失。在 –40℃ ~–10℃条件下，两个月以上保存后，常常连红细胞凝集活性也丢失。然而 –70℃以下至少可保存数年，冰冻干燥后置 4℃可长期保存。流感病毒最适 pH 为 7.8~8.0，在 pH 3.0 以下或 10.0 以上感染力很快被破坏。在 pH 5.0 左右能使流感病毒血凝素蛋白构型发生改变，其轻链（HA_2）区溶血序列裸露，使红细胞发生溶解。当 pH 在 9.6 左右时，绝大多数人 H_3N_2 亚型毒株凝集红细胞的能力丢失。流感病毒为一种带囊膜的病毒，故对乙醚、氯仿、丙酮等有机溶剂均敏感。20% 的乙醚 4℃处理过夜，病毒的感染力被破坏，用等容量乙醚在 4℃条件下处理病毒 2 小时，可使病毒裂解。对氧化剂、卤素化合物、重金属、去污剂、乙醇和甲醛也均敏感。1% 高锰酸钾、1% 升汞处理 3 分钟，75% 乙醇分钟、1% 碘酒和 1% 盐酸 3 分钟、1% 甲醛 30 分钟，流感病毒均被灭活。乳酸、乙酸、三乙烯甘醇均可使病毒灭活。故可用化学试剂浸泡、擦抹用具及蒸熏消毒空气[7]。

（2）发病机制：流感病毒感染的主要靶细胞是呼吸道黏膜上皮细胞，病毒 HA 能与宿主细胞表面特异性的受体结合，通过吸附、穿膜、脱壳、转录、复制、组装、成熟与释放，大约 8 小时即能完成 1 个复制周期，产生大量子代病毒颗粒。人流感病毒只感染呼吸道表面黏膜上皮细胞，并在这些细胞中繁殖。如果把流感病毒注入易感者皮下或肌肉内，病毒并不能繁殖，但注入者常伴有高热头痛、浑身酸痛、白细胞减少等症状。病毒 HA 能识别靶细胞受体并与受体结合，目前已知唾液酸（SA，N- 乙酰神经氨酸）是甲、乙型流感病毒细胞表面受体必须的基本成分。与受体结合后，流感病毒借其 HA 球部的 RBS 与宿主细胞表面受体结合后发生吞噬，形成吞噬体，而吞噬体内的 pH 为 5.0，在此 pH 条件下，HA 结构发生改变，三聚体的结合力下降，带有融合序列的 HA2N 端裸露出来并与细胞质膜发生融合，病毒基因组释放到细胞质内，使病毒复制开始。HA 裂解是病毒成熟的最后一步，在胞外完成。

新产生的子代病毒颗粒通过上呼吸道黏膜扩散并感染其他细胞，导致宿主细胞变性、坏死乃至脱落，造成黏膜充血、水肿和分泌物增加，从而产生鼻塞、流涕、咽喉疼痛、干咳以及其他上呼吸道感染症状。当病毒蔓延至下呼吸道，则可引起毛细支气管炎和间质性肺炎。由于上皮细胞的破坏降低了宿主对细菌的抵抗力，常常继发细菌感染，严重者可以引起死亡。流感病毒全身症状是由于部分病毒和其代谢产物进入血液，造成病毒血症所致。血凝素清除病毒与细胞膜之间及呼吸道的唾液酸，以便于病毒颗粒能到达其他的上皮细胞。最后，宿主的蛋白酶血凝素将清除病毒与细胞膜之间及呼吸道黏液中的唾液酸，以便于病毒颗粒能到达其他的上皮细胞。最后，宿主的蛋白酶将血凝素水解为血凝素 1 和血凝素 2，使病毒颗粒获得感染性。流感病毒成功感染少数细胞后，复制出大量新的自带病毒颗粒，这些病毒颗粒通过呼吸道黏膜扩散并感染其他细胞。病理变化主要表现为呼吸道纤毛上皮细胞呈簇状脱落，上皮细胞化生，固有层黏膜细胞充血、水肿伴单核细胞浸润等。致命性中毒流感病毒性肺炎病例的病理改变以出血、严重气管支气管和肺炎为主，其特点是支气管和细支气管广泛坏死、纤毛上皮细胞脱落、纤维蛋白渗出、炎性细胞浸润、透明膜形成、肺泡和支气管上皮细胞充血、间质性水肿及单核细胞浸润等病例改变。后期改变包括弥漫性肺泡损害、淋巴性肺泡炎、上皮细胞化生,甚至出现广泛组织纤维化。严重者可以因为激发细菌感染引起肺炎,多为弥漫性肺炎,也为局限性肺炎[8]。

流感病毒感染诱导炎症因子表达增加,造成全身炎症反应,出现包括高热、头痛、腓肠肌及全身肌肉疼痛等症状。在重症和死亡病例中,可发现血液中白细胞介素(IL)、IL-8、IL-10、IL-15、IL-1α、粒细胞集落刺激因子及肿瘤坏死因子α升高。流感临床症状可能与促炎症细胞因子和趋化因子有关。流感病毒体外感染人呼吸道上皮细胞,可导致白介素IL-6、IL-8、IL-11、肿瘤坏死因子(TNF)-α、受激活调节正常T细胞表达和分泌因子及其他介质的产生。临床人体感染试验中,鼻腔灌洗液中的一系列细胞因子均升高,包括干扰素-α(IFN-α)、IFN-γ、TNF-α、IL-6、IL-8、IL-1β、IL-10、单核细胞趋化因子-1(MCP-1)和巨噬细胞炎性蛋白(MIP)-1α/MIP-1β,血液中的IL-6和TNF-α也会升高。H_5N_1人禽流感死亡病例中MCP-1、趋化因子及IFN-γ诱导的单核因子等细胞因子过度表达,这可能是造成人禽流感病人重症肺炎和多器官损伤的部分原因[8]。

2. 流行病学

(1) 流感流行的病史:1889年以来有详细记载的流感大流行共有6次,分别为1889年俄罗斯流感[A(H_2N_2)或A(H_3N_2)亚型]、1918-1919年西班牙流感[A(H_1N_1)],1957-1958年亚洲流感[A(H_2N_2)],1968-1969年中国香港流感[A(H_3N_2)],1977年俄罗斯流感[A(H_1N_1)]和2009年甲型H1N1流感[A(H_1N_1)][9]。2009年6月11日,持续的A(H_1N_1)全球流感流行达到了“大流行”标准,同时,国际卫生组织也将它定义为第6次流感大流行。流行病两次暴发之间间隔范围从8年(1781-1789年)到42年(1847-1889年)。最长的间隔42年之间的时间中,最后一次大流行为20世纪(1968年)和21世纪的第一大流行(2009年)。多数研究关注1918年的大流行,20世纪另外两次大流行(1957年和1968年)很少被研究。19世纪最后一次大流行为1889-1890年,为俄罗斯流感。1889年俄罗斯流感可能由H_3N_8导致[9]。

在温带地区,季节转换的时候,流感在冬天会达到一个高峰。相反,在热带地区,很少呈一个季节性的改变:流感在一年的活动中,高发季节出现在北半球和南半球温带国家的流感季节的中间月份[10]。南非热带国家研究数据显示流感病毒呈全年循环。在巴西,对比温带国家,季节性的趋势似乎不那么明显地接近赤道。2016年,Eduardo Azziz Baumgartner研究表明尽管每年流感流行在多数国家发生,但对比热带国家,温带和亚热带国家更可能发生流感流行。多数温带国家(85%)和全部6个纳入研究的亚热带国家每年有1次流行。温带的北京和热带的九龙数据显示中国的城市每年有2次流行。只有白俄罗斯和吉尔吉斯斯坦没有呈一个季节性的流感变化。相反,热带国家只有少量国家(56%)会出现每年1次流感,28%每年2次,13%每年3次和3%没有季节性规律[11]。Kimberly Bloom-Feshbach于2013年研究得出流感在北半球温带地区最高峰出现在冬天月份,2月份最为典型(n=46地区)。7个地区在北半球温带典型高峰出现在12月到3月份。其中5个国家在亚洲,1个在沙特阿拉伯、1个在加拿大。10~11月流感高峰被报道在加拿大埃德蒙顿(53.5°N)、印度新德里(28.6°N)和沙特阿拉伯利亚德(24.6°N)。4月流感峰被报道在韩国汉城。大量在尼泊尔巴克他普尔(27.7°N),日本冲绳(26.3°)和中国台湾台北(26.3°)研究显示,流感为半年一次循环,高峰出现在每年1~2月和7~8月。这些报道显示,在温带东亚和东南亚的夏季流感高峰存在不同类型的温带北半球流感季节。在北半球和南半球的热带地区(n=52),流感高峰更加多样。在不同月份流感发生的时间没有明显的差异。热带流感高峰时间一般为半年度流感活动，主要是东亚和东南亚，包括菲律宾马尼拉；新加坡；泰国那空拍侬和沙缴府；越南河内和中国香港，这些地区主要高峰出现在冬天，次要高峰出现在夏天。南半球温带地区（n=20）流感流行主要从7月初到7月中旬。没有报道表示流感高峰出现在7月到9月[12]。对中国大陆流感作了相关调查[13]：南方省会：广东、广西、福建和江西分为S_1；湖南、湖北、上海和浙江分为S_2，安徽和江苏分为S_3；云南和四川分为S_4，海南、重庆和贵州分别为S_5、S_6、S_7。北方省会：黑龙江、吉林和辽宁分为N_1，北京、河北、河南、山东、山西、天津、宁夏和新疆分为N_2，内蒙古自治区、青海和甘肃分别为N_3、N_4、N_5。南方前3组省会为一致性的年度周期性，高峰出现在夏季和冬季。S_1夏季高峰出现在7~9月，冬季高峰出现在3~4月；S_2夏季高峰出现于7~8月，冬季高峰为2~3月；S_3夏季高峰为8月，冬季高峰为1~2月。同时，海南数据有一些轻微的波动，云南、四川和重庆年度周期不明显。北方前两组的病毒周期是12月～次年1月，然而，N_1周期峰值比N_2要稍微下降一点。内蒙和青海周期性较弱，甘肃在2006~2007年和2007~2008年出现了双峰。

B型流感在我国大部分地区呈单一冬季高发。B型流感对比起A型流感，随地理改变季节性时间分布没有明显趋势，B型流感高峰出现在冬季月份（12月～次年4月），除了3个南方的省会高峰出现在5月份。接近赤道的省会，B型流感发病高峰会逐渐延迟[14]。

（2）传染源、传播途径：感染流感病毒的健康成年人在流感传播后24~48小时，症状发生前可以被检测到，但是在发生症状周期，病毒滴度会逐渐下降。在疾病发生24~72小时，病毒滴度达到高峰（10^3~10^5/ml鼻咽部灌洗液），然后在之后数天会下降，通常滴度到第5天会变得很低或者无法检测。动物研究和大多数人类流感暴发表明，当病人咳嗽或打喷嚏时，会产生大量病毒小分子作为主要传播途径。然而，也有证据证明飞沫传播是有意义的（特别在不通风的环境）。流感病毒通过手、其他表面接触或者污染物并未广泛报道，但相信是存在的。一个在夏威夷私人疗养院流感暴发的调查总结，没有戴手套的职工给病人分发口服药使其传播可以很好地解释流感的暴发。一个环境生存研究表明，A型流感病毒可以定植在固体上，无孔的物质表面（钢铁和塑料）培养从24~48小时滴度可以递减，而在衣服、纸上于35%~40%湿度和28℃温度下，从<8~12小时滴度会递减。流感病毒潜伏期平均为2天（1~4天），而且连续时间间隔为2~4天[15]。病毒在鼻咽部增加定植的病人可以通过咳嗽和打喷嚏把流感病毒释放到空气中。发出者（包括急诊病人和住院病人）对比起非传染源很少出现寒战和更严重的病情。19%发出者平均可以释放32倍的病毒进入房子空气中[16]。患A型流感（H_3N_2）的儿童与患A型流感（H_1N_1）的儿童相比，排毒量更加多。与成人相比，儿童发病时与成人排毒量相似，但排毒时间长，并且量下降速度较慢。严重免疫缺陷的病人排毒可以持续数周或数月。对比起成年人，儿童在疾病早期可更早排出病毒，一旦疾病发生，可以持续更长周期。一项研究表明，当临床症状发生前6天开始排毒[15,17]。然而，这些数据是回顾性收集，并且这一部分，没有把在临床症状出现前排毒这一部分病毒阳性儿童包括在内。另一个研究表明，63位住院儿童持续分离出阳性A型流感病毒6.8天，B型流感病毒6.2天。之前我们没有在老人中发现这类数据。细胞毒素T淋巴细胞的活动用于病毒的清除和感染的恢复。细胞毒T淋巴细胞随着年龄下降，而且我们可以认为免疫功能低下的老年人排毒的时间会延长。细胞免疫反应缺陷会减少细胞因子的产生而且会增加并发症的风险。根据RT-PCR和临床诊断，继发感染在接触15岁或以下病人的家庭会比接触老年人

的家庭的几率要高[18]。关于儿童和成人从社区获得感染的研究表示,儿童比成人更有可能获得 H_1N_1 的感染(0.18 *vs.*0.06)和容易受到继发感染(0.15 *vs.*0.07)。在儿童中,对比起社区感染 H_1N_1,从社区感染(0.09 *vs.*0.18)或继发感染(0.07 *vs.*0.15)H_3N_2 的几率较低。然而,只有当基础抗体水平较低(≤1∶160和≤1∶40)时可能感染。只有很少研究证实儿童或成人继发感染流行性流感和季节性感染的区别[19]。

(3)高危人群:感染流感高危人群包括长期暴露于流感病毒人群而且容易发生严重疾病,导致住院或死亡。长期暴露人群包括医疗卫生工作者,然而易得重症流感的人群包括孕妇、<5岁的儿童、老人和潜在健康问题的人群,例如HIV/AIDS,哮喘和慢性心脏病或慢性肺病。孕妇患有流感可以增加重症和死亡的风险,感染会导致多种并发症例如死产、新生儿死亡、早产或低出生体重儿。2009年 H_1N_1A型流感,纽约孕妇比非孕妇住院率高7.2倍和因重症流感住院比非孕妇高4.3倍。怀孕期间如果有哮喘、糖尿病或肥胖等合并症还会使重症流感恶化。<5岁儿童,特别是<2岁儿童,流感对他们是一种很高的负担。一个系统研究表明在2008年90 000 000例新发季节性感染,20 000 000例因流感引起急性呼吸道感染病人中,8 000 000例为<5岁儿童,而且1 000 000~2 000 000例为重症急性呼吸道感染,包括28 000~111 500死亡病例。对于流感导致死亡病例,老人是一个主要因素。在中国城市,2003~2008年因为流感死亡的人群有86%≥65岁。1976~2007年,在美国因流感死亡人群接近90%≥65岁。在英国,1999~2010年期间,统计2.5%~8.1%≥75岁死亡人群是因为流感死亡。在新加坡,对比其他人群,≥65岁因流感死亡的人数是其他人群的11.3倍[20]。流感可以导致各年龄组人群患病。风险最高的为儿童,但并发症、住院和死亡一般在≥65岁老人、<5岁儿童特别<2岁儿童发生。1990~1999年,流感相关性肺炎和循环疾病死亡的人群每100 000人有0.4~0.6人为0~49岁,7.5人为50~64岁和98.3人≥65岁[21]。48位 H_1N_1 死亡的<18岁的儿童中,33位(69%)有基础疾病,被报道最多的是神经系统疾病,主要的神经系统疾病包括神经发育疾病,例如大脑麻痹、发育延迟或者唐氏综合征(96%)。26位儿童 H_1N_1 相关死亡中3位(12%)有潜在的神经肌肉疾病,包括2位有肌肉萎缩和1位重症肌无力和12(46%)个儿童有癫痫。儿童 H_1N_1 死亡在有基础神经系统疾病患儿中常见:67%儿童有2~3个潜在神经系统疾病,每一个被报道癫痫的儿童至少有一个其他神经系统疾病。另外,对于多数有神经系统疾病的儿童,78%死亡儿童同时会有其他系统基础疾病,例如慢性肺疾病(60%)[22]。2004~2012年美国研究显示:794例流感死亡儿童有453例(57%)有1个以上基础疾病。神经系统疾病被报道为最常见的高危疾病,占33%。26%有肺部疾病,包括16%有哮喘,12%有染色体或基因异常;11%有先天性心脏病或者其他心脏疾病。接近1/3或更多死亡儿童有其他未知的高危基础疾病,2006~2007年,62%没有高危基础疾病[23]。美国从CDC获得2010年9月1日至2011年8月31日,115例流感死亡儿童的相关资料并进行统计,几乎一半流感死亡儿童(49%)有未知高危基础疾病,50%儿童有增加并发症风险基础疾病,并且2%儿童疾病史未知。57例儿童至少有一种高危基础疾病,31例(54%)有神经系统疾病,17例(30%)有肺部疾病,14例(25%)有染色体或基因异常,11例(19%)有先天性心脏病或其他心脏疾病,11例(19%)有哮喘或气道高反应疾病。57例儿童中有2例被报道肥胖症。目前有神经系统疾病患儿易受流感攻击机制依然未清楚,但可能与肺功能下降和清除分泌物能力下降有关[24]。

(4)儿童流感疾病负担:人对流感病毒普遍易感,但流行季节儿童的感染率和发病率通常最高，随年龄的增长而略有下降。2000~2004 年，美国幼年儿童因流感住院的占大多数部分，几乎一半 <6 月龄，80%<2 岁。平均 1000 个有 0.9 个 0~59 月龄儿童因为实验室诊断为流感而住院（95%*CI*：0.8~1.1/1000），根据不同年龄，数字会有所变动。平均每年因为流感而住院 0~5 月龄儿童为 4.5/1000（95%*CI*：3.4~5.5/1000）.6~23 月龄儿童为 0.9/1000（95%*CI*：0.7~1.2/1000），24~59 月龄儿童为 0.3/1000（95%*CI*：0.2~0.5/1000）。在 2002~2003 年流感季节，实验室诊断为流感儿童平均占每周因急性呼吸道感染或发热就诊儿童的 10.2%。2003~2004 年占 19.4%。在急诊，2002~2003 年实验室诊断为流感的儿童平均占因急性呼吸道感染儿童的 5.9%，2003~2004 年占 28.8%。国际数据因急性呼吸道感染或发热就诊 <5 岁儿童为 489/1000 人，急诊 94/1000 人。而患有流感 <5 岁儿童 2002~2003 年和 2003~2004 年分别为门诊 50/1000、95/1000 和急诊 6/1000、27/1000[25]。在中国，2008 年 3~8 月流感高峰，占 3.27% 门诊病人。<5 岁儿童占所有流感病例 58.5%，5~15 岁占 19.1%。2009 年，总共 74 242 例流感病人，占 4.25% 门诊病人。<5 岁儿童占所有流感病例 40.4%，5~15 岁占 24.4%。在定点医院资料统计（该医院门诊病人包含了 80% 当地居民），2008 年，4455 个门诊病人（4.1/1000）诊断为流感。<5 岁儿童占最高比例（34.3%）。2009 年，21 020 个门诊病人（19.2/1000）诊断为流感。<5 岁儿童占比例最高（95.3/1000），5~14 岁儿童为 40.9/1000，15~24 岁儿童为 29.2/1000，>60 岁病人为 1.6/1000[26]。2011 年 3 月到 2012 年 4 月，苏州调查了 6901 位 <5 岁儿童，该人群在门诊和急诊被诊断为呼吸道疾病。该人群 1726 名儿童（25.0%）诊断为流感样感染。其中 1537 名（89.0%）儿童纳入研究。在这 1537 纳入研究儿童中进行流感监测，其中 23.7%（365）位流感阳性[27]。2011~2013 惠州对于流感样感染的病人进行病毒学研究，总共 1046 个样本纳入研究，用实时 RT-PCR 监测病毒阳性，其中流感病毒和轮状病毒占最大比例，分别是 19.98%（209/1046）和 7.46%（78/1046）[28]。珠海人民医院 2010 年门诊病人有 337 272 人，其中 3747 人（1.11%）为流感样疾病，24.66%（924/3747）被纳入研究。其中 411 名（44.8%）病人至少一种呼吸道病毒阳性。单独一种病毒感染病人有 369 人（39.94%），2 种病毒感染为 42 人（4.55%）。最常见监测出的病毒为 B 型流感病毒（n=90），其次为 RSV（n=66），ADV（n=55），A 型流感病毒（H_3N_2）（n=45）和 HMPV（n=43）。5 岁儿童，最常见病原为 RSV（13.6%），其次为 A 型流感病毒（H_3N_2）（8.95%），HMPV（6.72%），ADV（6.72%）。5~14 岁儿童主要感染 B 型流感病毒（21.43%）和 ADV（11.04%）[29]。2006~2008 年上海南星医院对儿科 <9 岁以下呼吸道感染儿童进行病原调查，其中 618 位儿童进行呼吸道病原监测，RSV（n=120，19.4），HBoV 为 119 名（19.3%），IV 为 108 名（17.5%）[30]。研究表明流感病毒会是医疗系统一个持续的负担特别像中国这样的大国。10 387 名急性呼吸道感染病人中，监测出流感的（包括成人和儿童）有 1869 名病人[31]。深圳对 2007 年 7 月到 2010 年 6 月 4 家医院患急性呼吸道感染儿童进行分析，所有住院儿童 84% 为下呼吸道感染，16% 为上呼吸道感染。其中 IAV，RSV，HRV 和 PIV 检出率分别为 35.8%、30.5%、21.5% 和 17.4%。单一感染病原的为 68.9%，多重感染的为 31.1%。结果显示，单一感染主要病原为 RSV，IAV 和 HRV。对于 971 个阳性标本分析，一共 1335 个病原被检测。被检出最多的为 A 型流感病毒（26.1%，348/1335），其次为呼吸道合胞病毒（22.2%，296/1335），轮状病毒（157%，209/1335），副流感病毒 1 和副流感病毒 3（12.7，%，169/1335）。对于 348 个 A 型流感病毒阳性病人，200 个（57.7%）是 2009 年从 3~8 月住院病人[32]。苏州大学附属儿童医院对 2001 年 14 岁以下因急性呼吸道感染住院儿童进行回顾，总共有 42 104 个咽拭子标本进行检测。至少一

个病原的有11 785例,其中12 603例病毒用直接荧光定量分析。呼吸道合胞病毒为最多检出病毒(19.9%),其次为3型副流感病毒(3.7%),A型流感病毒(3.3%),腺病毒(1.4%),1型副流感病毒(0.9%),B型流感病毒(0.6%)和2型副流感病毒(0.2%)[33]。武汉大学人民医院于2010年5月至2012年4月对10 435名急诊诊断为急性呼吸道感染儿童分析,至少有一种病原的标本有7046个,占了总数67.5%。最多的为肺炎支原体,占56.9%,其次为B型流感病毒(35.4%)。呼吸道合胞病毒、副流感病毒、腺病毒、A型流感病毒分别为18.9%、7.5%、4.9%和2.0%[34]。苏州儿童医院对2007~2008年因为呼吸道疾病而住院患儿的常规病原学(鼻咽分泌物)检测资料进行回顾性分析,共统计7789份标本,其中A型流感阳性95例,B型流感25例,总的阳性率1.54%,有282例副流感病毒和呼吸道合胞病毒1392例。流感在一年四季均有病例报道,其中高峰期集中在冬季和每年八九月份。总体估计实验室确诊住院流感年发病率大概在0~4岁儿童为23~27/100 000,0~6个月婴儿为60/100 000,平均住院日大约9天[35]。中国五个城市八家医院(2009年3月至2011年5月)对各个年龄段流感样病例进行流行调查分析发现,26.78%(1645/6143)阳性的流感病例,其中A型流感发病率最高年龄段在10~14岁,sH_1N_1在5~9岁年龄段发病率12.30%(61/496)[36]。哈尔滨医科大学对16岁以内412例急性下呼吸道感染住院患儿的病原学进行鼻咽拭子检测发现,总病毒阳性率63.1%(260/412),其中流感A/B 19.4%,副流感1~3 14.6%,感染高峰在春冬季早期,病毒感染高发年龄集中在5岁以前。这些病毒感染患儿年龄集中在5岁以前,6个月以前是病毒感染发病率最高峰,接着2~4岁是第二高峰,流感病毒A/B以及副流感病毒1~3是2~4岁患儿最常见的病原。中国香港两家公立医院对2003年10月至2006年9月期间年龄小于18岁的急性呼吸道感染患儿鼻咽拭子病原检测进行统计发现,2004~2005年期间年龄<1岁婴儿流感病毒A住院率最高(103.8/10 000),但1岁左右患儿住院率在2003~2004年以及2005~2006年最高(95.5/10 000和54.6/10 000)。在2003~2004年期间由于感染流感病毒A亚型H_3N_2病毒甚至反复感染而住院的<1岁的患儿,母孕期间抗体对其有25%的保护性。流感病毒A在2岁以前儿童住院率最高,而流感病毒B住院率在2~4岁儿童最高。对香港特别行政区内1997-1999年年龄15岁以内住院患儿进行回顾性分析,在1998年和1999年,因流感引起急性呼吸系统感染而住院的患儿中,1岁以内婴幼儿调整后住院率分别为278.5/10 000和288.2/10 000,相对的在1~2岁儿童中其住院率为218.4/10 000和209.3/10 000;而在2~5岁的儿童中为125.6/10 000和77.3/10 000,在5~10岁儿童中57.3/10 000和20.9/10 000,在10~15岁儿童中为16.4/10 000和8.1/10 000,2岁以内住院率最高[39]。流感相关的住院治疗率可造成相当大的经济负担和社会负担。中国严重急性呼吸道感染(SARI)监测网络对3家参与医院自2009年12月至2011年期间实验室检查明确流感病毒感染而住院患儿进行研究。研究共统计了106例实验检查明确是因感染流感住院病例,其中60%是儿童(15岁以下),所有病人中直接医疗消费平均为$1797($80~$27 545),在儿童、成人、老龄人群中其平均直接医疗费用依次是$231,$854,$2263,其中治疗与诊断占最大比例,大约为57%和23%,而内科医生诊疗费最低少于1%[40]。有研究者对苏州儿童医院2005~2009年明确流感感染住院患儿进行回顾性研究。发现在这期间有480例流感阳性患儿,流感住院高峰集中在每年8~12月,最常见在冬季以及夏季晚高峰(8~12月)。这些流感患儿中有394(82.1%)例患儿并发肺炎,胸部影像学提示肺部浸润有70.3%患儿,120例(23.3%)患儿病程中需要氧疗以及由13例(2.7%)患儿需要进行ICU治疗。

流感相关住院患儿平均费用 $624(ICU 患儿 $1323 用于患儿治疗,$617 用于照顾患儿的其他人),同时高危患儿较低危患儿消费高[41]。有研究者对西雅图幼儿园至八年级学龄期儿童(216 个家庭 313 名儿童)进行前瞻性调查研究,研究发现在流感季节总的病情发作,发热发作,解热镇痛药的使用,儿童学校缺课,父母亲工作缺勤,以及造成家庭成员继发发病次数明显高于非流感季节。在流感季节对每 100 名儿童进行随访观察,发现这些儿童在 100 天中,37 天发作超过 28 次疾病,缺席 63 天。相对的,每 100 名随访流感儿童中,其父母工作缺勤大约 20 天,引起家庭其他成员发病达 22 人。流感季对学龄期儿童以及其家庭具有重要的影响[42]。

3. 临床表现 儿童流感发病症状多样,以发热、咳嗽、流涕、鼻塞及咽痛、头痛为主要临床症状,临床医生遇到高热、咳嗽的患儿就诊时,应做详细的问诊,早期治疗,以免只单纯诊断为上呼吸道感染,耽误病情。

4. 诊断 儿童流感诊断可根据临床症状体征及相关实验室检查进行诊断,下文有详细介绍。

5. 并发症 流感可引起呼吸道系统、心血管系统、消化系统、泌尿系统及免疫系统等多个系统的并发症,所以当主诊医生诊断患儿为流感时,应同时关注是否有并发症的发生。

6. 预防 可用疫苗和药物预防,具体方法下文详细介绍。

(二)共识针对疾病的诊疗进展 / 药物治疗进展

1. 临床表现 2011 年提出流感以临床表现及体征分三型:①单纯型流感最常见,可以突然起病,高热,体温可达 39℃ ~40℃,可有畏寒、寒战,多伴头痛、全身肌肉关节酸痛、极度乏力、食欲减退等全身症状,常有咽喉痛、干咳,可有鼻塞、流涕、胸骨后不适等。颜面潮红,眼结膜外眦轻度充血。如无并发症呈自限性过程,多于发病 3~4 天后体温逐渐消退,全身症状好转,但咳嗽、体力恢复常需 1~2 周。轻症者如普通感冒,症状轻,2~3 天可恢复。②中毒型流感极少见,表现为高热、休克及弥漫性血管内凝血(DIC)等严重症状,病死率高。③胃肠型流感除发热外,以呕吐、腹泻为显著特点,儿童多于成人,2~3 天即可恢复。另外特别指出特殊人群儿童、老年人、妊娠妇女、免疫缺陷人群的临床表现。其中对于儿童,在流感流行季节,有超过 40% 的学龄前儿童及 30% 的学龄儿童罹患流感。一般健康儿童感染流感病毒可能表现为轻型流感,主要症状为发热、咳嗽、流涕、鼻塞及咽痛、头痛,少部分出现肌痛、呕吐、腹泻。婴幼儿流感的临床症状往往不典型,可出现高热惊厥。新生儿流感少见,但易合并肺炎,常有败血症表现,如嗜睡、拒奶、呼吸暂停等。在小儿,流感病毒引起的喉炎、气管炎、支气管炎、毛细支气管炎、肺炎及胃肠道症状较成人常见[8]。通过检索 PubMed、EMBASE 数据库和 Cochrane 图书馆(1970~2011 年 4 月),从 50 例报道(13 例实验室检查明确流感感染,37 例流感样病例报道)提取流感对儿童(年龄≤18 岁)造成的影响数据进行分析,发现儿童流感可导致病儿在日托、学校缺席,同时影响他们的兄弟姐妹和父母的工作,明确流感感染患儿从日托或学校缺席平均时间为 2.8~12 天,病儿兄弟姐妹缺席 1.3~6 天,父母亲工作缺勤 1.3~6.3 天。其中关于流感的并发症,文献报道最多的是急性中耳炎、肺炎、支气管炎以及喘息,而最常见发生的并发症是咽炎(31%~58%),急性中耳炎(0~40.9%),高热惊厥或抽搐(0~45%);高热惊厥,呼吸窘迫,哮吼仅在急诊或住院患儿见报道,而喘息和肺炎在社区或初级保健部门的研究报道明显少于急诊或住院;3 岁前儿童呼吸窘迫较 15 岁前较常见[43]。美国 CDC 预防接种咨询委员会对 2008 年流感进行评估,提示流感潜伏期一般 1~4 天(平均

2 天),对于儿童可能在疾病发作前就可以检出病毒,并且在出现典型症状 10 天仍具有传染性,尽管流感后咳嗽和不适可能持续 2 个星期以上,不合并其他并发症的流感患儿一般 3~7 天后自行缓解。年龄越小,患儿流感症状越不典型[44]。

重症患儿病情发展迅速,多在 5~7 天出现肺炎,体温经常持续在 39℃以上,呼吸困难,伴顽固性低氧血症,可快速进展为急性呼吸窘迫综合征(ARDS)、脓毒症、感染性休克、心力衰竭、心脏停搏、肾衰竭,甚至多器官功能障碍。其首要死亡原因是呼吸系统并发症。合并细菌感染增加流感病死率。常见细菌为金黄色葡萄球菌、肺炎链球菌及其他链球菌属细菌。2009 年 4~7 月美国回顾分析显示,345 例 H_1N_1 死亡病例中,多于 3 个原因死亡报道有 145 例(45%),1 个原因死亡的有 38 例(26%)。主要导致死亡原因为肺部疾病(62%),包括肺炎,急性呼吸窘迫综合征,低氧血症、呼吸衰竭和 COPD 恶化或哮喘。其他原因有脓毒血症、合并细菌感染和多器官衰竭,占了 15%。死于心血管疾病,例如心脏骤停和心脏衰竭占有 12%,肾衰竭占 5%,少数为血液疾病(1.8%)、胃肠道疾病(1.8%)和神经系统疾病(1.8%)[22]。也有研究表明,大于 1/3 儿童在入院前会死亡,包括 18% 在急诊死亡和 16% 在院外死亡。病情平均持续时间为 5 天(3~12 天)。对于儿童的细菌培养结果得出,40% 有多于一种细菌继发感染,有一半以上为金黄色葡萄球菌,14% 为肺炎链球菌。其他的继发感染细菌包括化脓性葡萄球菌、大肠埃希菌、革兰阴性菌(例如铜绿假单胞菌和肺炎克雷伯杆菌)。对于有并发症的患儿,最常见的并发症为肺炎(51%),其他并发症包括癫痫(11%)、脑炎(9%)和合并其他病毒感染(5%)[23]。美国于 2010 年 9 月至 2011 年 8 月 CDC 数据显示当地有 114 例儿童因流感死亡,20 例(18%)于医院外死亡,74 例(65%)于急诊死亡。病程持续时间为 0~57 天。33 例(31%)儿童在发生临床症状 3 天内死亡,69 例(65%)于 7 天内死亡。对于没有危险因素的儿童,更有可能于家中或急诊死亡。有 1 个以上危险因素儿童病程常为 7 天,而没有危险因素的儿童病程一般为 4 天。64 名儿童进行细菌培养,24 例(39%)为阳性。金黄色葡萄球菌 9 例(36%),肺炎链球菌 6 例。最多被报道的并发症为肺炎(62%),还有休克或脓毒血症(40%)、ARDS(34%)脑炎(14%)[24]。

2. 实验室检查

(1)血常规检查:白细胞总数正常或减少、淋巴细胞计数及比率增高。C- 反应蛋白(CRP)可正常或轻度增高。合并细菌感染时,白细胞和中性粒细胞总数增多。有研究统计 2013 年 10 月实验室确诊 H_7N_9 感染病人,111 例流感患儿中有 98 例(88.3%)出现淋巴细胞减少,81 例(73.0%)出现血小板减少,大部分病人白细胞计数表现为正常或轻度下降[45]。一项多中心病例回顾性研究,发现在 265 例 H_1N_1 感染患儿(<16 岁)中,能在到达急诊 4 小时内进行实验室以及胸片检查,其肺叶肺炎和血小板计数低于 150 000/μl 与疾病严重程度相关,如果没有肺叶肺炎,则血红蛋白浓度小于 10g/dL,淋巴细胞大于 15 000/μl,中性粒细胞计数大于 10 000/μl,血尿素氮大于 20mg/dl,血糖大于 200mg/dl 与疾病严重程度则不具有相关性[46]。

(2)病原学和血清学检查:流感的实验室诊断方法主要包括病毒抗原检测、核酸检测、血清抗体检测和病毒分离与鉴定。病毒抗原和核酸检测用于病例的早期、快速诊断,是临床上主要的流感实验室诊断方法;血清抗体检测主要用于回顾性诊断,当患儿恢复期血清较急性期血清特异性抗体滴度有 4 倍或 4 倍以上升高时具有诊断价值;病毒分离是流感病例确诊的金标准。

1）病毒抗原检测（快速诊断试剂检测）：①直接免疫荧光法：是目前临床上最为常用的快速诊断方法之一。该方法使用荧光素标记的抗流感病毒单克隆抗体检测呼吸道上皮细胞中的病毒抗原，大约2小时就能判断结果。但该方法的检测结果受样本的质量和处理过程影响较大，要求标本中有一定量的呼吸道上皮细胞，否则会造成假阴性的结果。鼻咽吸出物标本优于鼻咽拭子。②胶体金免疫层析法：该方法利用免疫层析的原理，通过抗原抗体结合，以胶体金为示踪物呈现颜色反应，从而判断样本中是否存在检测的抗原或抗体。该检测方法具有特异性强、操作简单、重复性好、方便快捷（一般能在10~30分钟获得结果）且不需要特殊设备和仪器等优点，因而非常适合临床早期诊断和出入境等机构的现场筛查，但是其敏感性低于实时荧光定量聚合酶链反应（Real time RT-PCR），该检测方法的结果仅能作为初步参考。田棣等研究者对胶体金试剂盒在甲型 H_1N_1 流感病毒（2009）抗原快速检测的敏感性进行探索，检测过程中利用荧光定量聚合酶链反应（FQ-PCR）核酸检测的结果为参考，比较胶体金免疫层析试剂盒对不同病程以及不同病毒核酸载量标本检测的敏感性，两种试剂盒的阳性检出率与标本病程以及核酸病毒载量均呈正相关（$P<0.01$），发病1~2天分别为66.7%和62.5%，胶体金免疫层析法作为一种快速抗原检测技术，操作简便，可在15分钟左右得到结果，适合现场检测。由于不需要特殊仪器设备、处理大量标本更为快速方便等诸多优点，在流感病毒大范围流行时，医院发热门诊、海关、学校等现场用于早期诊断，有效帮助快速筛查发病早期的病人和疑似病人，但鉴于胶体金免疫层析法自身的局限性，其结果只能作为初步参考，最终结果确认应以PCR结果为准[47]。③病毒抗原检测结果判定：阳性结果具有诊断价值，阴性结果不能完全除外流感，可能与标本采集时间较晚（病程 >1 周）和标本质量有关。

2）病毒核酸检测：① Real time RT-PCR：该方法是在聚合酶链反应（PCR）体系中加入带有荧光基团的染料或者探针，利用荧光信号积累实时监测整个PCR扩增进程，对未知模板进行定性或定量分析的方法。可以快速检测呼吸道标本（咽拭子、鼻拭子、鼻咽或气管抽取物、支气管肺泡灌洗液等）中的流感病毒核酸。该检测方法灵敏度和特异性均高于其他检测方法，2~3小时即可快速鉴定流感病毒型别和亚型。研究者在2009年对254例疑似流感病毒A/H1N1感染病人鼻咽拭子进行多种方法快速诊断，发现多重PCR和快速抗原检测试剂盒的敏感性均低于Real time RT-PCR，当快速抗原检测提示流感病毒阴性时也不能排除流感感染，这时需要更为敏感的检测手段进行检测，此外，并且还可以快速鉴别流感病毒的亚别和亚型[48]。②环介导反转录等温扩增技术（reverse transcription loop-mediated isothermal amplification，RT-LAMP）：该检测方法是基于等温扩增原理，能快速检测病毒及其他病原体。具有特异性强、灵敏度高（检出限可达10个核酸拷贝）、操作简单快速（整个反应过程只需1.5~2.5小时）、结果易观察、无需特殊仪器等特点，目前主要用于流感的现场快速检测。王翔等研究者通过在线软件Primer Explorer V4设计 H_1N_1 HA基因的RT-LAMP引物，建立RT-LAMP检测方法，发现与传统的RT-PCR方法相比，RT-LAMP检测方法具备更高的灵敏度，达到10个拷贝，并且具有良好的特异性，在76份呼吸道感染儿童咽拭子标本中检测2份阳性，与RT-PCR方法检测结果相同。LAMP反应在进行中会产生焦磷酸镁白色沉淀，实验结果可肉眼观察，不需要仪器设备，大大方便了结果的判定，从而可以广泛用于现场检测[49]。③病毒核酸检测结果判定：阳性结果具有诊断价值，阴性结果不能完全除外流感，但要注意是否存在标本采集时间较晚（病程 >1 周）和标本质量有关。

(3) 病毒分离:有鸡胚和传代细胞培养两种流感病毒分离方法。该方法是流感病毒鉴定的金标准,但灵敏度相对其他检测方法低,而且受患儿病程影响较大,对实验室条件和实验人员的技术要求高,培养需要较长的时间,因此临床上很少用于流感快速诊断[7]。鸡胚为最常用的一种动物宿主,它来源丰富,操作简便,易获得大量的流感病毒。由于用鸡胚分离出的流感病毒或流感病毒通过鸡胚传代后易引起抗原性变异,所以组织培养细胞越来越引起人们普遍重视,甲乙型流感病毒能在原代人胚肾、猴肾、牛肾、地鼠肾、鸡胚肾等组织培养细胞中生长,可用原代人胚肾和猴肾细胞进行流感病毒分离[7]。

结果判定:阳性结果具有诊断价值,阴性结果不能除外流感。

(4) 血清学诊断血清免疫学方法:用于检测血清中的抗流感病毒抗体,其中最常用的方法为红细胞凝集抑制实验(hemagglutination inhibition,HI),该方法简便、易行、结果可信,但需要用受体破坏酶(receptor destroying enzyme,RDE)对血清进行 16~18 小时处理。微量中和法(microneutralization,MN)是目前 WHO 流感监测中推荐使用的标准方法之一,尤其经过优化的 MN 方法,可以在 24 小时内对病例血清中抗体进行检测。

结果判定:血清学检测需要恢复期较急性期血清 IgG 抗体效价 4 倍或 4 倍以上增高才有诊断意义,单份血清 IgM 阳性一般不能用做实验室确诊标准。

3. 诊断标准

(1) 2012 年卫生部出示的《流感样病例暴发疫情处置指南》里指出:发热(腋下体温≥38℃)伴咳嗽或咽痛,缺乏实验室确定诊断为某种疾病的依据,就初步诊断为流感样病例[50]。

(2) 疑似流感病例:在流感流行季节,符合下列情况之一者,考虑疑似流感病例。①发热伴急性呼吸道症状和(或)体征(婴幼儿和儿童可只出现发热,不伴其他症状和体征。②发热伴基础肺疾病加重。③住院患儿在疾病恢复期间又出现发热,伴或不伴呼吸道症状。在全年任何时候,出现发热伴呼吸道症状,并且发病前 7 天与流感确诊病例有密切接触者,应高度怀疑为流感患儿,需及时安排流感病原学检查。

2011 年版流行性感冒诊断与治疗指南里指出需要考虑流感的临床情况有以下几点:①在流感流行时期,出现下列情况之一,需要考虑是否为流感:a. 发热伴咳嗽和(或)咽痛等急性呼吸道症状;b. 发热伴原有慢性肺部疾病急性加重;c. 婴幼儿和儿童发热,未伴其他症状和体征;d. 重症病人出现发热或低体温。②在任何时期,出现发热伴咳嗽和(或)咽痛等急性呼吸道症状,并且可以追踪到与流感相关的流行病学史(如病人发病前 7 天内曾到有流感暴发的单位或社区;与流感可疑病例共同生活或有密切接触;从有流感流行的国家或地区旅行归来等[8])。

(3) 确诊流感病例:2011 年版流行性感冒诊断与治疗指南里指出确诊标准:具有临床表现,以下 1 种或 1 种以上的病原学检测结果呈阳性者,可以确诊为流感:

1) 流感病毒核酸检测阳性(可采用 Real-time RT-PCR 和 RT-PCR 方法)。

2) 流感病毒快速抗原检测阳性(可采用免疫荧光法和胶体金法),需结合流行病学史做综合判断。

3) 流感病毒分离培养阳性。

4) 急性期和恢复期双份血清的流感病毒特异性 IgG 抗体水平呈 4 倍或 4 倍以上升高[8]。

(4) 重症流感病例:2011 年版流行性感冒诊断与治疗指南里指出重症流感判断标准:流

感病例出现下列 1 项或 1 项以上情况者为重症流感病例。①神志改变：反应迟钝、嗜睡、躁动、惊厥等。②呼吸困难和（或）呼吸频率加快：5 岁以上儿童 >30 次 / 分；1~5 岁 >40 次 / 分；2~12 月龄 >50 次 / 分；新生儿 ~2 月龄 >60 次 / 分。③严重呕吐、腹泻，出现脱水表现。④少尿：小儿尿量 <0.8ml/（kg·h），或每日尿量婴幼儿 <200ml/m^2，学龄前儿童 <300ml/m^2，学龄儿童 <400ml/m^2，14 岁以上儿童 <17ml/h；或出现急性肾功能衰竭。⑤动脉血压 <90/60mmHg。⑥动脉血氧分压（PaO_2）<60mmHg（1mmHg=0.133kPa）或氧合指数（PaO_2/FiO_2）<300。⑦胸片显示双侧或多肺叶浸润影，或入院 48 小时内肺部浸润影扩大≥50%。⑧肌酸激酶（CK）、肌酸激酶同工酶（CK-MB）等酶水平迅速增高。⑨原有基础疾病明显加重，出现脏器功能不全或衰竭[8]。

一项多中心病例回顾性研究发现，儿科急诊 H_1N_1 感染儿童如果合并慢性肺部疾病（OR=10.3）、脑瘫或发育迟缓病史（OR=10.2）、肺部浸润体征（OR=9.6）、脱水体征（OR=8.8）、氧疗或者需要呼吸支持（OR=8.8）、出现心动过速（超出各年龄段正常水平），这些独立的风险因素可能提醒临床医生，在出现流感样病例大流行时，这些孩子可能并发严重的并发症，导致重症发生[46]。

4. 并发症 流感患儿发生并发症的高危因素包括：年龄 <2 岁、长期接受阿司匹林治疗、病态肥胖（即体质量指数≥40）以及患慢性呼吸、心脏、肾脏、肝脏、血液、内分泌、神经系统疾病和免疫缺陷病患儿。Hao Yuan Lee 等研究者从儿科方面对 2009 年 H1N1 大流行进行回顾阐述：认为在 5 岁以下的儿童，特别指出在年龄 <2 岁健康儿童人群中，其因流感住院风险要大于其他年龄段人群，另外那些有慢性基础疾病，如呼吸系统疾病（肺炎或慢性呼吸系统疾病）、神经系统疾病、免疫抑制，长期接受阿司匹林治疗，肥胖（体重指数≥40 危险度高，体重指数 30~39 可能是危险因素）或合并细菌感染，其他疾病，如心血管、肾脏、肝脏、血液病学的或代谢紊乱等，在 H_1N_1 大流行时其流感感染相关的并发症风险明显增加[51]。Li hui DENG 等研究者对中国成都（四川大学华西医院与成都传染病医院）2009 年 H_1N_1 感染病例（主要是成人病例，26 例）进行回顾分析发现，慢性阻塞性肺部疾病（COPD）和糖尿病在调查病人中占 26.9% 和 23.1%，另外较常见的基础疾病有高血压、哮喘、怀孕、支气管扩张、慢性乙型肝炎伴肝硬化、HIV 感染、慢性肾病、风湿性心脏病以及系统性红斑狼疮（SLE）等[52]。胡凤华等研究者对 20 例儿童甲型 H_1N_1 流感危重症的临床特点进行总结分析发现，甲型 H_1N_1 流感危重症不仅见于婴幼儿和有原发基础疾病的儿童（50%），也可见于体健的年长儿，常合并细菌、真菌、支原体或其他病毒的感染[53]。儿童流感的并发症有急性支气管炎、肺炎、心肌炎、脑病、脑炎和肌炎等，韩国 Soonhak Kwon 等研究者对 1389 例 RT-PCR 检查明确是甲型流感 H_1N_1 感染的儿童进行统计，发现有 23 例（1.7%）患儿出现神经系统受累，高热惊厥（n=19），无热的痉挛（n=1），无菌性脑膜炎（n=1），脑病（n=1）和急性坏死性脑病（n=1），并且这些患儿神经系统并发症（热性或非热性惊厥、脑病或精神状态改变，脑膜炎和其他神经系统并发症）均较轻[54]。一例既往有高热惊厥病史的 6 岁男性患儿，在 H_1N_1 感染后出现明显的神经系统并发症脑炎。有研究者对 2009 年甲型流感 H_1N_1 大流行进行文献综述指出：流感常见临床表现是发热、咳嗽、咽痛、乏力、头痛、鼻塞、流涕、恶心、呕吐、喘息等，主要并发症包括病毒性肺炎、周围神经病变、脑炎、心肌炎、肌炎等[55]。流感危重和死亡病例多发生于有慢性基础疾病人群，特别是 <5 岁的儿童，尤其是 <1 岁的婴儿。重症患儿可出现多脏器衰竭、弥散性血管内凝血，甚至死亡。流感感染并发脑病病

人大多是年纪较小的儿童，高峰年龄是1~3岁，部分发生在学龄期儿童也有相关文献报道，婴儿（小于1岁）情况下却比较少见。突发高热、严重抽搐、速发性昏迷与流感脑病相关，并且导致患儿2~3天内发生死亡，早期昏迷（出现发热症状24小时以内）和高死亡率是流感脑部的标志[56]。

（1）肺炎：甲型 H_1N_1 流感重症病例中，约有2/3的重症病例出现肺炎，可双肺同时受累，且多为间质浸润及大叶实变同时存在，个别可发展为ARDS。研究者对西班牙148个ICU中心的流感病人进行前瞻性、观察队列研究，在本次研究中对收治ICU的重症明确 H_1N_1 感染的997例病人进行分析，发现451例（69.6%）在流感大流行季节（2009年），237例（67.9%）在流感大流行后期（2010年8月10日以后）出现病毒性肺炎，原发性病毒性肺炎定义为在病人出现急性呼吸窘迫时，2个或3个肺叶出现肺间质肺泡浸润，同时在急性流感感染期呼吸道和血液细菌培养阴性[57]。研究者对流感大流行后期 H_1N_1 流行情况进行回顾，认为流感监测应该注意检测几个方面，其中包括家庭、工作场所或者社会公共场所出现聚集性呼吸道疾病或肺炎病人，以及该种少见的呼吸疾病或肺炎死亡率明显升高，严重的流感与年龄改变有关，或者流感相关疾病临床表现出现改变都可能是流感监测注意的方面[58]。研究者回顾分析加拿大2009年4月18日至2010年4月3日流感 H_1N_1 大流行情况，共收治8678例流感病人住院，其中1473例需收治ICU，428例（4.9%）发生死亡[59]。在 H_1N_1 病毒感染的死亡病例中，组织病理学检查结果表现为坏死性支气管炎、弥漫性肺泡损伤、肺泡出血和透明膜形成，Ping Li等研究者对106例明确 H_1N_1 感染病人胸部高分辨CT（HRCT）进行统计分析，发现主要的CT表现是单侧或双侧多发性非对称性磨玻璃影改变（n=29，27.4%），单侧或双侧出现实变（n=50，47.2%），实变部分主要分布在支气管血管周围和胸膜下，发生实变区域主要在肺前叶、中叶、下叶。其中有6例在疾病早期CT检查提示网状影。在需要进行机械通气的病人中，有19/30（63.3%）发生弥漫性改变，而普通病例中仅有15/76（19.7%）。106例病人中有20例（19%）出现单侧或双侧胸腔积液。另外未有证据支持肺门或纵隔淋巴结肿大。讨论中指出 H_1N_1 感染死亡病例其肺部组织病理改变出现典型弥漫性肺泡损伤（DAD），在感染早期肺泡由于过度炎症反应出现透明膜、肺泡间隔增厚、肺泡II型上皮细胞以及血管腔内血栓纤维蛋白增生，严重病例可发展为弥漫性肺泡损伤影像学迅速出现肺泡出血、甚至急性呼吸窘迫综合征（ARDS）。另外，也有其他组织生理改变，主要包括坏死性细支气管炎、弥漫性出血、胸膜炎、间质性肺炎、支气管和肺泡上皮细胞增生等[60]。美国CDC对2009年 H_1N_1 大流行因合并细菌感染而发生死亡病人进行尸解，发现77例死亡病例中有22例（29%）明确细菌感染，其中有10例是明确是肺炎链球菌感染（占比例最大），另外化脓性链球菌6例，耐甲氧西林金黄色葡萄球菌7例，2例两种菌均有，以及流感嗜血杆菌1例等[61]。

（2）心肌炎与心肌损害：H_1N_1 重症流感病例有合并心肌炎、心包炎等报道，多发生于患有心脏基础疾病的患儿，流感患儿出现心肌酶升高的比例占62%，且以天门冬氨酸氨基转移酶（AST）、CK、乳酸脱氢酶（LDH）升高为主，部分患儿可有CK-MB的升高，Mamas等研究者对心血管受累情况与流感病毒感染相关性做相关文献的回顾性分析发现，虽然受心肌受累检测方法不同的影响，在流感季节流感病毒感染后心肌受累的比例是变化的，但文献报道达10%以上。美国60个基础医疗中心对收治明确流感感染的152例病人CK水平观察发现，其中有18例（12%）其CK是明显升高的，但在这些病人中并没有临床证据提示其合并心肌炎以及 CK-MB、肌钙蛋白 I 和 T 水平都在正常范围内。1978 年芬兰一家军队医院收治出现呼吸系统症状的 104 名新兵，其中 41 名明确是流感病毒感染的病人中有 6 名（15%）出现明确的心肌炎以及异常的心电图，并且这 6 名病人其 CK-MB 水平都是升高的[62]。

（3）肝脏功能损害：流感可合并肝脏损害，多表现转氨酶异常，继发性硬化性胆管炎是较为少见的并发症。研究者共统计了 26 例经历严重呼吸功能不全后发展为继发性硬化性胆管炎，其中 9 例是严重肺炎，7 例与钝性胸部创伤多发伤相关，4 例继发于特殊感染后全身脓毒症（2 例是胰腺炎，1 例是胆囊切除术后，1 例是食管癌切除术后），剩下 6 例是有其他严重疾病（HELLP 综合征，心肺复苏后心肌损害，严重不可逆的哮喘持续状态，主动脉瓣狭窄 Rose 术后，横纹肌溶解，或外周动脉闭塞性疾病术后）。其中影响肝功能的因素主要有以下几个：机械通气，可能影响肝脏血流动力学的持续通气方式（FiO_2>0.6，PEEP>10cmH_2O，PaO_2/FiO_2 比值，高频振荡通气，俯卧位），需要血管加压素治疗，由于肾功能不全需要血液滤过、抗生素治疗[63]。

（4）肌肉损害：肌炎和横纹肌溶解症是季节性流感的并发症。儿童良性肌炎临床表现为一过性肌痛，常可自限，但并不常见，儿童急性良性肌炎在 1957 年首次报道，在 1970 年被证明与流感感染有关。本研究者报道了 5 例急性良性肌炎患儿，这些患儿既往没有肌肉疾病病史，5 名患儿均出现肌酸激酶升高以及明显低淋巴血症，病情中需要用与对乙酰氨基酚止痛，其中有 1 例是由于感染流感病毒 B 引起的，这名病人出现一过性肌痛和行走困难（持续 1 天），后期完全缓解[64]；流感相关肌炎（IAM）是一种罕见的、鲜为人知的儿童流感病毒感染并发症，本研究回顾分析了 316 例学龄期流感患儿，发现并发流感相关肌炎平均在发病后 3 天内，其血肌酸激酶水平是升高的，并且也大概在 3 天内缓解，而只有 10 例（大约 3%）患儿出现横纹肌溶解，其中 80%（8 例）是女孩，86% 是因为感染流感病毒 A，并且 80% 横纹肌溶解患儿出现肾衰[65]。Sophie 等研究者报道了 1 例 8 岁甲型流感患儿并发严重肌炎、横纹肌溶解以及骨筋膜室综合征，该病儿早期仅有发热和上感的症状，接着开始呕吐，精神反应萎靡甚至嗜睡，同时伴有行走困难，收治进 ICU 后病情加重，需心肺复苏、气管插管以及机械通气治疗，检查发现乳酸、肌酸激酶、尿素、血肌酐、血清钾明显升高，最后抢救无效死亡[66]。横纹肌溶解是由于骨骼肌坏死及其分解产物释放进入血液引起一系列损伤的临床综合征，急性肾损伤是其一种严重的并发症。肌细胞受损后大量释放钾、磷酸盐、肌红蛋白、肌酸激酶、乳酸脱氢酶、醛缩酶进入血液循环，紧接着出现横纹肌溶解的临床表现，如：肌痛、乏力和局部损伤肌肉肿胀，肌红蛋白尿，另外非特异性的症状，如发热，恶心，消化不良和（或）呕吐，典型特征是血清 CK 和肌痛。对于横纹肌溶解患儿要密切监测其肾功能，及时开始肾脏替代治疗（透析等）[67]。

（5）肾脏损害：肾脏并发症不多见，重症病例可出现肌酐水平增高，甚至溶血尿毒综合征、急性肾小球肾炎、急性肾衰竭与 Goodpasture 综合征等，虽然甲型流感病毒感染引起肾脏并发症并不常见，但仍可导致严重病情恶化，其中包括急性肾损伤（AKI）、横纹肌溶解、溶血性尿毒症（HUS）、急性肾小球肾炎（ATN）、弥漫性血管内凝血功能障碍（DIC）、Goodpasture 综合征、急性肾小管间质性肾炎等。危重症甲型流感病人并发急性肾损伤的临床特点与未感染者类似，与年龄、糖尿病、肥胖、怀孕、哮喘病史、慢性肾脏疾病等有关。感染甲型流感病毒死亡病人肾组织病理检查提示急性肾小管坏死、肌红蛋白阻塞、DIC。有部分病人肾脏中可以检出甲型流感病毒。感染甲型流感并发横纹肌溶解病人临床特点主要包括年龄较小以及反复出现的肌肉症状。甲型流感并发横纹肌溶解病人中有三分之一会出现急性肾损伤。AGN、Goodpasture 综合征、ATN 在流感感染中比较少见[68]。研究者报道了 1 名 15 岁女性患儿因既往感染甲型流感后出现持续无尿,3 年后出现复发性溶血性尿毒综合征(HUS)[69]。韩国一项回顾性分析,所有的病人用抗病毒治疗,对于早期抗病毒治疗的病人临床症状没有差异。奥司他韦加用金刚烷胺或病毒唑为常用治疗方案。AKI 病人比非 AKI 病人更多使用口服激素。另外,AKI 病人更多使用机械通气,体外膜氧化治疗和透析治疗[70]。2009 年对患 H_1N_1,>18 岁病人进行分析,28 个 AKI 早期病人,9 名用透析治疗,15 名晚期 AKI 病人,10 名用透析治疗[71]。

(6) 中枢神经系统损害:重症病例可出现神经系统受累,表现为脑炎、脑膜炎、感染后脑病、Reye 综合征、吉兰 - 巴雷综合征、急性脊髓炎等。2011 年美国 CDC 回顾分析显示,接近一半的死亡儿童为未知的 ACIP 定义的高危医疗条件,57 名(50%)儿童被报道有增加流感相关并发症。57 名儿童有 31 名(54%)有中枢系统疾病,30% 有肺部疾病,25% 有染色体或基因异常,19% 有先天性心脏病或其他心脏疾病,19% 有哮喘或气道阻塞性疾病[24]。长期服用阿司匹林者有可能在感染流感病毒后发生 Reye 综合征。2009 年 2 月,1 名 12 岁男孩因神经窘迫和胃肠道疾病入院。入院前第 4 天,出现一个病毒感染症状,发热 39℃和流涕,自行使用 250mg 阿司匹林治疗。入院前 2 天,患儿热退,但出现呕吐和胃肠不适,第二天,出现呕血,送至急诊观察。观察期间,体温为 35.8℃,脉率 110 次 / 分,血压 128/73mmHg。实验室检查主要异常为低血糖(0.4mM),凝血酶原时间 <10%,AST 和 ALT 分别为 20 130IU/L 和 10 690IU/L,血氨(225μM)。随后被送入 PICU。短时间内,出现烦躁、神志不清和昏迷,诊断为肝性脑病 II~III 级。没有测出颅内高压。生化指标显示低血钠(127mM),高血钾(6.8mM),乳酸酸中毒(5mM)和肾衰竭(尿素酶 8.9mM 和血肌酐 227mM),要求透析。调整血糖和快速补充血钠为治疗方案。数小时过后,病人出现呼吸急促,需要机械通气。随后出现心动过缓、心动过速和心率紊乱。入院后第一个 12 小时,患儿出现意识混乱尽管血糖和血钠已经恢复正常。在傍晚,最初出现可逆瞳孔散大,12 小时后不可逆。颅多普勒检查显示脑水肿。2 天后患儿死亡。病原学检测提示 H_3N_2A 型流感病人阿司匹林治疗后易合并 Reye 综合征[72]。

(7) 其他并发症:流感病毒感染后可引起免疫功能紊乱,尤以 CD_4 比例下降明显,还可能出现低钾血症等电解质紊乱。摩洛哥结合其他地区研究显示,白细胞和白细胞下降都可以在研究中显示。与中国病人对比,摩洛哥较少病人会出现白细胞下降。外周血白细胞变化与季节性流感相似。Fas-Fas 配体信号,凋亡过程中起着重要作用的机制调节白细胞的数量。在摩洛哥研究中 23% 病人出现低钾血症,对比中国病人,中国病人 25.4% 为低钾血症。导致低钾血症的原因主要为胃肠道疾病(腹泻和呕吐)。然而晕厥和呕吐是导致低钾血症的原因或结果[73]。

(三) 如何应用共识指导临床

熟悉了解流感的病原学、疾病机制可以更好地使临床医生了解到抗流感病毒药物的作用机制,指导更好地使用药物进行治疗。临床评估患儿的一般状况、疾病的严重程度、症状起始时间及当地流感流行状况等,以确定治疗方案。在发病 48 小时内尽早开始抗流感病毒药物治疗。一项随机控制实验总结出一般门诊流感病人在 48 小时内进行奥司他韦或金刚烷胺治疗,可以减少A型流感与B型流感的持续时间。一项408名1~3岁儿童随机对照试验表明,当疾病发生24小时内使用奥司他韦,对比安慰剂组,该组病人症状可以平均缩短3.5天。当初次抗病毒治疗在流感发病>2天时进行,对于健康儿童和成人组只有少量好处甚至没有好处。在那些治疗组中,流感病毒传染会减少,但研究在流感病毒传染持续时间是否减少,目前没有一致的说法而且只是暂时性,流感病毒传染和临床症状的改变目前仍然没有一个很好的说法[74]。合理使用对症治疗药物,避免盲目或不恰当使用抗生素。

(四)共识中合理用药解析

1. 抗流感病毒药物

(1)神经氨酸酶抑制剂

1)作用机制:选择性抑制流感病毒表面神经氨酸酶的活性,阻止病毒由被感染细胞释放和入侵邻近细胞,阻止子代病毒颗粒在人体细胞的复制和释放,对甲、乙型流感均具活性。

2)种类:包括奥司他韦、扎那米韦、静脉使用的帕那米韦。目前我国批准上市并在临床上主要使用的是口服奥司他韦、吸入扎那米韦和帕拉米韦氯化钠注射液。

奥司他韦有2种剂型,颗粒剂(规格有15mg和25mg)和胶囊型(75mg)。美国食品与药品管理局(FDA)已批准奥司他韦用于1岁及以上儿童的治疗和预防,年龄>14天新生儿仅用于治疗。基于最初药代动力学数据和有限的安全数据,奥司他韦可以用于治疗患有流感的婴幼儿和新生儿是因为治疗的好处超过了治疗的风险,最佳给药时间是流感症状出现48小时内,抗病毒治疗应该用于因流感住院后有严重并发症或者没有流感免疫或者临床症状出现48小时内。抗病毒治疗考虑适用于身边有流感感染的健康儿童,出现一系列持续的临床症状,考虑感染流感病毒。如果考虑感染了流感病毒,最好在疾病发生48小时内给予抗病毒治疗。CDC、世界卫生组织和独立调查者回顾分析一致认为,时间性的奥司他韦治疗可以减少并发症包括住院和死亡的风险[75]。美国IDSA对于社区获得性肺炎指南指出,流感抗病毒治疗在儿童因流感得到社区获得性肺炎后进行管理,特别是门诊患儿。因为早期的抗病毒治疗是最有价值的,治疗不应迟于检验出流感阳性后进行。流感检查出阴性结果不能排除流感。对于重症疾病,流感症状发生48小时内可以得到最好的结果[76]。症状出现96小时后给药也有疗效,儿童使用奥司他韦是安全的。帕拉米韦氯化钠注射液已在我国批准上市,规格是300mg/100ml,主要用于甲型和乙型流感的治疗。通常情况下儿童可以采用帕拉米韦10mg/kg,1次/天,30分钟以上单次静脉滴注,也可以根据病情,采用连日重复给药,不超过5天,单次给药量的上限为600mg。

3)应用指征:推荐使用:①凡实验室病原学确认或高度怀疑流感,且有发生并发症高危因素的患儿,不论基础疾病、流感疫苗免疫状态及流感病情严重程度,都应当在发病48小时内给予治疗。②实验室确认或高度怀疑流感的住院患儿,不论基础疾病、流感疫苗免疫状态,如果发病48小时后标本流感病毒检测阳性,亦推荐应用抗病毒药物治疗。

考虑使用:①临床怀疑流感存在并发症高危因素、发病>48小时病情无改善和48小时后标本检测阳性的流感门诊患儿。②临床高度怀疑或实验室确认流感、无并发症危险因素、发病<48小时就诊,但希望缩短病程并进而减低可能出现并发症的危险性,或者与流感高危病人有密切接触史的门诊患儿,可以考虑使用抗病毒药物治疗。其中症状显著且持续>48小时的患儿也可以从抗病毒治疗中获益。但其安全性和疗效尚无前瞻性研究结果[8]。

4）推荐剂量和用法:见表 4。奥司他韦在早产儿使用剂量要低于足月儿,胎龄 <38 周婴儿,剂量 1.0mg/(kg·次),2 次 / 天;胎龄 38~40 周婴儿,1.5mg/(kg·次),2 次 / 天;>40 周胎龄,3.0mg/(kg·次),2 次 / 天,对于极早产儿(<28 周胎龄),应当咨询儿科专业医师,但其在早产儿中的安全性和疗效尚无前瞻性研究评价。

表 4 儿童流感季节抗流感病毒药物治疗及预防推荐剂量、疗程

药物	治疗量(5d)	预防量(10d)
奥司他韦		
≥12 个月		
≤15kg	30mg/ 次,2 次 / 天	30mg/ 次,1 次 / 天
>15~23kg	45mg/ 次,2 次 / 天	45mg/ 次,1 次 / 天
>23~40kg	60mg/ 次,2 次 / 天	60mg/ 次,1 次 / 天
>40kg	75mg/ 次,2 次 / 天	75mg/ 次,1 次 / 天
9~11 个月	3.5mg(kg·次),2 次 / 天	3.5mg(kg·次),2 次 / 天
3~8 月龄	3.0mg/(kg·次),1 次 / 天	
0~8 个月	3.0mg/(kg·次),2 次 / 天	0~3 月龄不推荐使用,除非紧急情况下经临床评估必须应用
扎那米韦		
儿童(≥7 岁治疗量,≥5 岁预防量)	10mg,2 次 / 天	10mg,2 次 / 天

表 4 推荐用药剂量为美国 2014~2015 年流感季节抗病毒药物推荐使用与预防用药剂量。国际过敏传染病组织抗病毒研究小组推荐婴幼儿要根据受孕后年龄使用药物剂量(胎龄和实足年龄):<38 周胎龄,1.0mg/(kg·次),一天 2 次;38~40 周胎龄,口服 1.5mg/(kg·次),一天 2 次,>40 周胎龄,口服 3.0mg/(kg·次),一次 2 次。早产儿(<28 周胎龄),需咨询儿童医生用药剂量。扎那米韦吸入需使用专有的"Diskhaler"设备吸入药物。扎那米韦为干粉剂,不是气雾剂,不需要用喷雾器,通风设备或其他使用气雾剂的辅助设备。对于慢性呼吸道疾病,例如哮喘或慢性阻塞性肺疾病不推荐使用扎那米韦,会增加支气管痉挛风险[77]。David W.Kimberlin 对 2 岁以下患流感的儿童进行研究。血流动力学结果显示,尽管在年轻对象(<3 月龄)中有更大水平的变化,奥司他韦 3.0mg/kg 在 0~8 月龄儿童可以产生暴露。9~11 月龄组,3.0mg/kg 不足够达到原先预计暴露的最小值,6 个样本中有 3 个低于原先限定的最小值 2660(ng·h)/ml,该年龄段需要 3.5mg/kg 才能达到目标范围。同样 10 个 12~23 月龄标本中有 36 个获得 FDA 推荐剂量 30mg 奥司他韦,AUC12 低于预计范围,但 3.5mg/kg 可以产生一个药物暴露。该观察结果与 CL/F 增加(AUC12 下降)和年龄增加有关系($r=-0.69$;$P\leqslant0.0001$)。奥司他韦平均浓度时间曲线表示尽管新陈代谢会延迟,特别在小婴儿身上,但总体的奥司他韦磷酸盐暴露是相似的。药效分析提示,大量病毒用 PCR 检测,与普通病毒检测结果高度相关,Spearman 相关系数于用药第 1 天、第 3 天、第 5 天和第 10 天分别为 0.83353($P<0.0001$)、0.74543($P<0.0001$)、0.82836($P<0.0001$)和 0.22631($P=0.615$)。

队列中，病毒载量中位数 <50copies/ml，分别为 3 天（3~5 月龄）、4 天（6~8 月龄和 9~11 月龄）、5 天（0~2 月龄和 12~23 月龄）。PCR 检测病毒清除与奥司他韦预防用药药代动力学无关[78]。

5）不良反应：奥司他韦不良反应包括胃肠道症状、咳嗽、支气管炎，疲劳及神经系统症状（头痛、失眠、眩晕），曾有抽搐和精神障碍的报道，但不能确定与药物的因果关系。奥司他韦为口服剂型，批准用于 >1 岁的儿童和成人，<1 岁的儿童其安全性和有效性缺少足够资料；不良反应主要见于儿童和青少年，但不能确定与药物的因果关系。此外，偶有皮疹、过敏反应和肝胆系统异常[8]。

（2）M_2 离子通道阻滞剂：M_2 离子通道阻滞剂能阻断流感病毒 M_2 蛋白的离子通道，从而抑制病毒复制，但仅对甲型流感病毒有抑制作用，包括金刚烷胺和金刚乙胺两个品种。不良反应主要见于神经系统，有神经质、焦虑、注意力不集中和轻度头痛等。不建议单独应用金刚烷胺和金刚乙胺治疗及预防甲型流感病毒感染。根据目前 2009 年 3 月截止的抗病毒药物使用模式，感染 H_1N_1 甲型流感应该用扎那米韦或烷胺类药物治疗（最好的是金刚烷胺）；奥司他韦不可用于治疗 H_1N_1 甲型流感。感染 H_3N_2 甲型流感应该用奥司他韦或扎那米韦治疗，金刚烷不可用于治疗 H_3N_2 甲型流感。如果不确定感染甲流的亚型，应该用扎那米韦或加奥司他韦和金刚乙烷治疗。感染乙型流感应该单一用奥司他韦或扎那米韦治疗。临床医生应根据本地人群健康数据、常见流感亚型进行药物治疗[79]。

（3）耐药及临床用药选择：流感病毒随着季节变换很容易产生耐药毒株。目前我国和全球的监测资料均表明几乎 100% 的季节性甲型流感病毒（H_1N_1、H_3N_2）对烷胺类药物耐药；季节性甲型流感病毒（H_3N_2）、2009 年甲型 H_1N_1 流感病毒对奥司他韦和扎那米韦仍然敏感。中国台湾 CDC 公布，至 2009 年 9 月 8 日，有 149 个病例患有 2009H_1N_1 流感[80-82]。所有病人用奥司他韦治疗，没有用扎那米韦。90% 成人用 75mg，一天 2 次剂量，持续时间平均为 5 天。儿童根据体重用药。与 WHO 治疗指南相比，13% 儿童不够量，42% 超过更高剂量。21 名病人在住院期间使用激素治疗，激素使用与 SOFA 分数（P=0.00）和死亡（P=0.00）高度相关。21 名病人数据显示，3 名有哮喘急性发作或 COPD，4 名中风，6 名有 ARDS。8 名病人应用氢化可的松 <300mg/ 天；7 名病人应用甲泼尼龙琥珀酸钠 <2mg/（kg·d），6 名病人应用高剂量甲泼尼龙琥珀酸钠。6 名病人使用激素后出现二次细菌性感染。在中国，于洪杰对奥司他韦治疗 2009 年 H_1N_1 的效果进行了一个回顾性分析，其中有两名男性病人有一个长期的病毒 RNA 阳性（21 天）。一个为 20 岁学生患有急性呼吸道感染，他有一个长时间 16 天的发热病史，症状出现 2 周后，他用奥司他韦治疗了 5 天。另外一个为 28 岁病人，在发热 5 天后胸片显示为肺炎，在症状开始后两天，用奥司他韦治疗 15 天。对于轻症 H_1N_1 感染，症状出现 2 天内用奥司他韦治疗可以防止肺炎的发生、减少发热的持续时间和病毒 RNA 散播。他们研究了 2009 年 1300 名 H_1N_1 感染者没有并发症的急性呼吸道感染病人，其中 12% 的病人发展为肺炎，3/4 使用了奥司他韦治疗。实验室检查显示 2009H_1N_1 在症状出现前一天开始散播，或者对比起季节性流感散播更长一个周期。他们研究提示奥司他韦可以减少肺炎发生的风险，和早期在 2 天内治疗发热时间可以减短和病毒 RNA 散播可以减少。两个小的观察性研究在 2009 年 H_1N_1 提示早期奥司他韦治疗可以减少病毒散播的持续时间、病毒载量和发热持续时间。早期的非复杂性季节性流感随机对照实验也提示奥司他韦治疗应在 48 小时内进行。国外研究报道有 1.2% 的 H_1N_1 流感毒株对奥司他韦耐药，但对扎那米韦

仍保持敏感性[77]。美国对流感的耐药性作了相关研究,表明所有甲型流感(H_3N_2)和乙型流感在2010年10月1日进行检测奥司他韦和扎那米韦在2013~2014年奥司他韦的敏感性。PH_1N_1被检出了耐药,只有1.2%检测出对奥司他韦耐药,而扎那米韦没有检测出耐药。提示神经氨酸酶抑制剂仍适用于近期流感的治疗和预防。对奥司他韦治疗无反应或者曾使用奥司他韦预防流感无效的患儿,可考虑使用扎那米韦替代奥司他韦抗病毒治疗[83]。加拿大2012/2013年儿童流感抗病毒用药指南中指出,以下情况,扎那米韦优于使用奥司他韦治疗:①病人对奥司他韦治疗无反应(推荐,C级证据);②曾使用奥司他韦预防治疗无效(推荐,C级证据)[83]。

(4)中药治疗与预防

1)治疗

I. 轻症

i. 风热犯卫:A. 主症:发病初期,发热或未发热,咽红不适,轻咳少痰,微汗。B. 舌脉:舌质红,苔薄或薄腻,脉浮数。C. 治法:疏风清热:①基本方药:莲花、银翘、桑叶、菊花、炒杏仁、浙贝母、荆芥、牛蒡子、芦根、薄荷(后下)、生甘草;②煎服法:水煎服,每剂水煎400ml,每次口服200ml,2次/天,必要时可口服2剂,200ml,6小时1次;③加减:苔厚腻加藿香、佩兰,腹泻加黄连、木香;④常用中成药:疏风解毒胶囊、银翘解毒类、双黄连口服制剂等。

ii. 风寒束表:A. 主症:发病初期,恶寒,发热或未发热,身痛头痛,鼻流清涕,无汗。B. 舌脉:舌质淡红,苔薄而润。C. 治法:辛温解表:①基本方药:炙麻黄、炒杏仁、桂枝、葛根、炙甘草、羌活、苏叶;②煎服法:水煎服,每剂水煎400ml,每次口服200ml,2次/天,必要时可口服2剂,200ml,6小时1次;③常用中药:九尾羌活颗粒、散寒解热口服液。

iii. 热毒袭肺:A. 主症:高热、咳嗽、痰黏及咳痰不爽、口渴喜饮、咽痛、目赤。B. 舌脉:舌质红,苔黄或腻,脉滑数。C. 治法:清肺解毒:①基本药方:炙麻黄、杏仁、生石膏(先煎)、知母、芦根、牛蒡子、浙贝母、金银花、青蒿、薄荷、瓜蒌、生甘草:②煎服法:水煎服,每剂水煎400ml,每次口服200ml,2次/天,必要时可日服2剂,200ml,6小时1次;③加减:便秘加生大黄;④常用中成药:连花清瘟胶囊、莲花清热泡腾片及小儿豉翘清热颗粒等;⑤注意:以上方药、用量供参考使用,儿童用量酌减,有并发症、慢性基础病史的病人随症施治。

II. 危重症

i. 热毒壅肺:A. 主症:高热、咳嗽、咳痰、气短喘促或心悸、烦躁不安、口唇紫暗、舌暗红、苔黄腻或灰腻,脉滑数。B. 治法:清热泻肺,解毒散瘀:①基本方:炙麻黄、生石膏、炒杏仁、知母、全瓜蒌、黄芩、浙贝母、生大黄、桑白皮、丹参、马鞭草;②煎服法:水煎400ml,每次200ml,口服,4次/天,病情重不能口服者进行结肠灌注,用量和次数同上;③加减:持续高热,神昏谵语者加服安宫牛黄丸;抽搐者加羚羊角、僵蚕、广地龙等;腹胀便结者加枳实、元明粉。

ii. 正虚邪陷:A. 主症:呼吸急促或微弱,或辅助通气,意识淡漠、神志昏蒙,面色苍白或潮红,冷汗自出或皮肤干燥,四肢不温或逆冷,口燥咽干,舌暗淡,苔白,或舌红绛少津,脉微细数或微弱。B. 治法:扶正固脱:①基本方药:偏于气虚阳脱者选用人参、制附子、干姜、炙甘草、山萸肉等;偏于气虚阴脱者可选用红人参、麦冬、五味子、山萸肉、生地、炙甘草等;②煎服法:水煎400ml,每次200ml,口服,4次/天,病情重不能口服者可进行结肠灌注,用量和次数同上;③加减:若仍有高热者加用安宫牛黄丸。

2）预防：与流感病人有明显接触者：①儿童、青壮年、身体强壮者可用下方：金银花6g，大青叶6g，薄荷3g，生甘草3g，水煎服，每天1剂，连服5天；②老年体弱者可用下方：党参6g，苏叶6g，荆芥6g，水煎服，每日1剂，连服5天[8]。

2. 儿童流感的预防

（1）流感疫苗对儿童的保护效果：6月龄以上儿童按推荐的免疫程序接种流感疫苗后可产生对流感病毒感染的保护作用。8岁以下儿童首次接种时，接种2剂次较1剂次能提供更好的保护作用。目前，美国CDC和ACIP推荐，儿童小于9岁未接种过疫苗儿童，首次接种2剂次疫苗。该推荐是根据早前提出的儿童人群对于流感病毒的先天性免疫和2剂次的非活性流感疫苗才能得到足够免疫反应制定。尽管对于婴幼儿要求2剂次疫苗，但对于大龄儿童2剂次疫苗是否能达到足够免疫目前来说还没有明确证实，而且较少的相关研究在该年龄组进行。所以Kathleen M.Neuzil等人对5~8岁年龄组进行相关研究。根据多因素分析年龄、性别、药物剂次和基础感染症状，对比1剂次非活性疫苗，2剂次后，儿童保护性抗体反应要更高（A/H_1N_1，$P<0.001$；A/H_3N_2，$P=0.01$，；B型流感，$P<0.001$）。用平均几何浓度来评估抗体反应，结果也是相类似的[84]。中国广州CDC于2011~2012年数据分析显示，6~35月龄完全接种疫苗的儿童，疫苗起效为74.4%。同一期间，6~59月龄儿童，疫苗起效为52.9%。疫苗对于A型流感病毒和B型流感病毒同样有保护作用。广州CDC杨志聪对于2009~2010年6~59月龄儿童数据显示，对比非疫苗接种人群，全疫苗接种后的疫苗保护效力为46.7%（2009年95%CI 35.30~55.89；2010年95%CI 41.78~67.01）。部分疫苗接种效果较全疫苗接种效果差。部分疫苗接种于2009年和2010年于24~59月龄儿童的保护效力分别为39.38%和35.98%。年龄更小的儿童没有进行相关观察研究。流感疫苗对大龄儿童的保护效果可能优于低龄儿童。中国广州CDC于2011~2012年数据分析显示，对比年幼儿童，流感疫苗于36~59月龄儿童更有保护性作用[85]。Timo Vesikari，M.D.发表的文章中提到，6~36月龄儿童，对于所有病毒株，MF59辅助疫苗（ATIV）保护效力为79%，对于疫苗相配病毒株，疫苗保护效力为81%。（95%CI 55%~49%）。36~72月龄儿童，对于所有病毒株，疫苗保护效力为92%，而对于疫苗相配病毒株，疫苗保护效力为96%（95%CI 77%~78%）[86]。Richard D.Clover于英国对3~18岁接种疫苗儿童进行相关分析，感染A型流感病毒（H_1N_1）82名儿童，36名给予安慰剂。56名接种冷重组疫苗儿童，只有12名感染，保护率为51%（$P<0.05$）。接种三价疫苗的100名儿童中，17名感染，保护率为62%（$P<0.01$）。接种冷重组疫苗后，3~9岁组儿童A型流感病毒（H_1N_1）感染率为18.5%（5/27），10~18岁组儿童感染率为24.1%（7/29），接种三价疫苗后，3~9岁儿童组A型流感病毒（H_1N_1）感染率为25.7（9/35），10~18岁组儿童感染率为0[87]。Alejandro Hoberman于美国对用儿童流感疫苗防治急性中耳炎的效果设计了随机对照实验并进行相关研究，273名儿童接种疫苗，15人感染流感（5.5%），138名儿童接种安慰剂，22名感染（15.9%）。有效保护率为66%（95CI% 34%~82%）。其中按年龄组分。6~12月、13~18月和19~24月有效率分别为63%、66%和69%[88]。

（2）儿童接种流感疫苗的建议和预防接种：流感疫苗安全、有效。我国批准上市的流感疫苗均为三价灭活流感疫苗（TIV），可用于≥6月龄人群接种，包括0.25ml和0.5ml两种剂型。0.25ml剂型含每种组分血凝素7.5μg，适用于6~35月龄的婴幼儿；0.5ml剂型含每种组分血凝素15μg，适用于≥36月龄的人群。原则上，接种单位应为≥6月龄所有愿意接种疫苗且无禁忌证的人提供免疫服务。

1）接种剂次：6月龄~8岁儿童：从未接种过流感疫苗者，首次接种需2剂次（间隔≥4周）才能达到有效保护。上一流行季接种过1剂或以上流感疫苗的儿童，则建议接种1剂。8岁以上儿童：仅需接种1剂。

2）接种时机：通常接种流感疫苗2~4周后，可产生具有保护水平的抗体，6~8个月后抗体滴度开始衰减。我国各地每年流感活动高峰出现的时间和持续时间不同，为保证受种者在流感高发季节前获得免疫保护，建议在疫苗可及后尽快接种，未接种者在整个流行季节均可以接种。

3）孕期及哺乳期接种流感疫苗的选择：美国儿科学会推荐季节性流感疫苗不可用于6月龄以下儿童；≥9岁儿童只需要1剂次。6月龄~8岁儿童接种第一剂次后，至少4周后接种第2剂次。三价疫苗用于6月龄以上儿童或成人肌注，四价疫苗也只可用于6月龄以上儿童或成人。LAIV用于2~8岁没有禁忌证或已接种鼻内疫苗儿童。孕妇在怀孕期间或哺乳期间只可以使用灭活疫苗。研究显示对于有健康流感免疫的孕妇，婴幼儿出生后可以得到更好的免疫。然而根据美国CDC结果显示，只有51%孕妇在2012~2013年接种流感疫苗，尽管孕妇和她们的婴儿有高风险感染。另外，数据显示怀孕期间接种流感疫苗可以减少早产和低出生体重儿的几率。怀孕前3个月，孕妇接种流感疫苗是安全的[77]。

4）流感疫苗接种的注意事项：TIV应肌内或深部皮下注射。大年龄儿童首选上臂三角肌接种，婴幼儿和小年龄儿童以大腿前外侧为最佳。因血小板减少症或其他出血性疾病患儿在肌内注射时可能发生出血危险，应采用皮下注射。接种后应留观0.5小时后离开。回家后注意休息，注意观察接种后反应。

对鸡蛋或对疫苗中的任一成分过敏的人群不能接种流感疫苗。患伴或不伴发热症状的轻中度急性疾病者，建议症状消退后再接种。上次接种流感疫苗后6周内出现吉兰-巴雷综合征，不是禁忌证，但应特别注意。

灭活流感疫苗与其他灭活疫苗及减毒活疫苗可同时在不同部位接种或间隔时间接种。

5）疫苗接种的不良反应及处理：一般认为TIV是安全的，注射部位一过性局部反应（接种部位红晕、肿胀、硬结、疼痛、烧灼感等）也很常见（>1/100）；既往无流感疫苗抗原暴露史的受种者（如幼儿）可出现发热、头痛、头晕、嗜睡、乏力、肌痛、周身不适、恶心、呕吐、腹痛、腹泻等全身反应，但程度均较为轻微，极少出现重度反应。一旦出现疫苗接种后的不良反应或事件，应按照《全国疑似预防接种异常反应监测方案》要求开展处置工作，尽快报告属地疾控部门，并及时救治。

（3）流感的药物预防：疫苗接种是预防流感病毒感染最好的方法，但在流感暴发时，不能采用疫苗预防的人群和以下重点儿童人群可推荐采用药物预防。

1）推荐人群：①不能接种流感疫苗的高危儿童，或存在免疫异常、对疫苗无反应的儿童。②疫苗接种2周内的高危儿童。③与未免疫的高危儿童或年龄<24个月的婴幼儿密切接触的家庭成员或看护人。④为控制流感暴发在未进行免疫接种的儿童人群中使用或在儿童聚集处（如幼儿园）使用。⑤家庭成员暴露后的预防，与有流感并发症高风险且密切接触流感病人后的预防。⑥社区或家庭暴发流感，流感的流行株和疫苗不符。

该推荐人群根据美国CDC推荐指南制定。该推荐用于普通情况，但当CDC抗病毒情况、当地资源、临床诊断、当地人群健康状况、流感并发症高风险、暴露类型和持续时间、流感流行和严重性有所改变时，指南也会随之改变。尽管诊断明确，预防用药不推荐使用于3月龄以下儿童。因为该年龄段儿童的安全性和有效性目前研究还比较有限[77]。

2）预防药物：奥司他韦。对符合预防性用药指征者，建议早期（尽量于暴露48小时内服用，连用至末次暴露后7~10天；未能于暴露48小时内用药者，仍建议预防给药。随机安慰剂对照实验显示奥司他韦和扎那米韦接触患流感家庭成员后预防有效。在2009年全国流行期间，人们在接受奥司他韦治疗后，出现耐药。决定是否使用抗病毒药物预防应该考虑暴露人的流感并发症的风险、疫苗状况、症状、持续时间和当地人群健康情况临床诊断。最佳使用奥司他韦预防应该在暴露48小时内服用。早期治疗高风险病人，不用等到实验室结果决定流感阳性[77]。剂量见本文相关内容。

三、常见临床问题解析

由于儿童流感有时缺乏特征性的临床征象，如果延误病情，可导致多种并发症的发生，故临床医师建立正确的诊断与鉴别诊断，理清思路尤其重要。鉴别诊断：

（1）普通感冒：普通感冒是最常见的急性呼吸道感染性疾病，与流感的鉴别见表5。

表5　普通感冒和流感的区别

项目	普通流感	流感
病原	鼻病毒、冠状病毒、副流感病毒、呼吸道合胞病毒等	流感病毒
传染性	非传染性	丙类传染病（按乙类管理）
季节性	季节性不明显	有明显的季节性
发热程度	不发热或轻、中度热、无寒战	多高热（39~40℃），可以伴寒战
发热持续时间	1~2天	3~5天
全身症状	少或没有	重，头痛，全身肌肉酸痛，乏力
并发症	罕见	可以出现中耳炎、肺炎、心肌炎、脑膜炎或脑炎等
病程	1~3天	5~10天
病死率	较低	较高，死亡多由于引起原发病（肺部疾病、神经系统疾病及心脏病等）急性加重或出现并发症（肺炎、心肌炎、脑膜炎或脑炎等）

（2）重症流感病例引起的肺炎需要与细菌性肺炎、传染性非典型肺炎（SARS）、衣原体肺炎、肺炎支原体肺炎、军团菌肺炎、肺结核鉴别。

（3）急性心肌炎、脑膜炎、脑炎等疾病：早期症状与流感相似，需要仔细询问病史，包括胸闷、心悸、气短、头痛、头晕；并且需要仔细体格检查，必要时进行相应的辅助检查。

四、典型病例分享及解析

患儿，男性，2岁，14kg。2015年4月28日因“发热4天，气促1天，抽搐1次”经急诊入院至感染科，2015年4月30日转呼吸科治疗。

既往史: 2014-4 高热抽搐 1 次,头颅 CT 未见异常。

出生史及喂养史: G_2P_2,足月顺产,出生于:医院,出生体重:3.4kg,无窒息史,母妊娠史无特殊。纯母乳喂养,合理添加辅食。

患儿 4 天前与感冒的姐姐接触后出现发热,热峰 39.6℃,抽搐 1 次,表现为双眼凝视,牙关紧闭,无口吐泡沫,四肢强直抖动,伴大小便失禁,持续约 3~5 分钟后自行缓解,缓解后精神一般,咳嗽不剧,在外院门诊就诊。咽拭子示 B 型流感病毒阳性,予奥司他韦口服 4 天(具体剂量不详)。患儿仍反复发热,热峰 38℃ ~39℃,体温上升过程中家长觉患儿精神疲倦,寒战,伴咳嗽加重,1 天气促明显,体温平稳时气促有所好转,但仍觉不适。2015-04-28 来笔者医院急诊就诊,拟"流行性感冒、气促查因"收入,2015-04-28 转至笔者医院感染科入院治疗。

入院查体: 神清,精神倦,气促,呼吸 50 次 / 分,咽部充血,肺呼吸音不对称,左肺呼吸音稍弱,双肺呼吸音粗,可闻及湿性啰音。

辅助检查: 入院后查血常规:白细胞 3.5×10^9/L,N% 74%,L% 23%,血红蛋白 119g/L,血小板 181×10^9/L,CRP120mg/L。血钾 6.60mmol/L,钠 129.0mmol/L。咽拭子流感病毒 A+B 阴性,呼吸道合胞病毒、腺病毒均阴性。胸片示考虑双肺炎症(左肺为主,左肺节段性不张?)并左侧胸腔积液可能。彩超示左侧胸腔少量积液(不宜定位)合并左肺不张,右侧胸腔未见明显积液。

CT 示支气管肺炎并左下肺不张、左上肺含气不全,左侧少量胸腔积液。

诊断: 1. 流行性感冒 B 型,2. 肺炎伴左肺不张,3. 胸腔积液,4. 高热惊厥?

诊疗经过: 心电血氧监测,中流量吸氧,奥司他韦抗病毒(30mg,bid,3d),头孢他啶、阿奇霉素联合抗感染,加强雾化及呼吸道护理,免疫球蛋白加强支持,多索茶碱扩张气道,乙酰半胱氨酸化痰后症状未见明显好转于 2015-4-30 转入呼吸科治疗。转科后继续予头孢他啶、阿奇霉素联合抗感染,乙酰半胱氨酸化痰,三联雾化,退热对症,加用甲泼尼龙琥珀酸钠(28.0mg,2d),行纤维支气管镜检查及冲洗治疗。治疗后体温逐渐下降至正常,2015-05-14 患儿再次出现高热,体温波动于 38℃ ~39.2℃,伴鼻塞、流涕,咳嗽较前加重,痰少。查体:左肺呼吸音低,可闻及少许湿啰音。查血常规:CRP 8.9mg/L,WBC 6.1×10^9/L;N% 53%,L% 41%。

考虑患儿为院内感染,以病毒感染为主,予炎琥宁抗病毒,停用头孢他啶,改用头孢呋辛,转入单间治疗。治疗后体温逐渐降至正常,予以出院。2016-06-23 返院门诊复查胸部 CT:双肺纹理粗,模糊,双肺充气不均,双肺可见多发"磨玻璃"状阴影,边缘模糊。考虑闭塞性细支气管炎。

解析: 我国 B 型流感以冬季高发,该患儿于 4 月发病,为 B 型流感的流行季节。其次,本患儿与发热姐姐有接触史后出现高热、咳嗽症状,咽拭子提示 B 型流感病毒阳性,可以确诊为流行性感冒 B 型。奥司他韦治疗流感根据患儿的不同年龄,使用的剂量不同,由于未明确清楚患儿的使用剂量与次数,所以并不能判断患儿使用奥司他韦是否足量。病程后期患儿出现了肺炎,并且合并了细菌感染,使用抗生素、激素、丙种球蛋白以及纤维支气管镜治疗后才能恢复出院。1 年后复诊 CT 显示患儿为"闭塞性毛细支气管炎"。对于该患儿日后生活造成重大的健康威胁和家庭经济负担。所以对于儿童流感,临床医生应掌握流感的流行病学、诊断、治疗以及预防。需要清楚了解流感的流行季节,对于在流行季节出现相关流感症状或与流感病人接触后的儿童需进行早期干预。对于怀疑流感的儿童需注意早期治疗。在治疗的过程中要注意药物的用药需要足量、持续、足疗程，这样才能使患儿得到良好的治疗效果并且减少并发症的发生。

（黎晓丹　陈　芳　邓　力）

● 参考文献

[1] 中华医学会儿科学分会呼吸学组，《中华实用儿科临床杂志》编辑委员会．儿童流感诊断与治疗专家共识（2015年版）．中华实用儿科临床杂志，2015，30（17）：1296-1303.

[2] Webster R G, Bean W J, Gorman O T, et al. Evolution and ecology of influenza A viruses. Microbiol Rev, 1992, 56(1): 152-179.

[3] Taubenberger J K, Morens D M. 1918 Influenza: the mother of all pandemics. Emerg Infect Dis, 2006, 12(1): 15-22.

[4] Fouchier R A, Munster V, Wallensten A, et al. Characterization of a novel influenza A virus hemagglutinin subtype (H_{16}) obtained from black-headed gulls. J Virol, 2005, 79(5): 2814-2822.

[5] Wu Y, Wu Y, Tefsen B, et al. Bat-derived influenza-like viruses $H_{17}N_{10}$ and $H_{18}N_{11}$. Trends Microbiol, 2014, 22(4): 183-191.

[6] Yen H L, Webster R G. Pandemic influenza as a current threat. Curr Top Microbiol Immunol, 2009, 333: 3-24.

[7] 郭元吉，程小雯．流行性感冒病毒及其实验技术．1997.

[8] 卫生部流行性感冒诊断与治疗指南编撰专家组流行性感冒诊断与治疗指南（2011年版）[期刊论文]- 中华结核和呼吸杂志 2011（10）.

[9] Valleron A J, Cori A, Valtat S, et al. Transmissibility and geographic spread of the 1889 influenza pandemic. Proc Natl Acad Sci U S A, 2010, 107(19): 8778-8781.

[10] Viboud C, Alonso W J, Simonsen L. Influenza in tropical regions. PLoS Med, 2006, 3(4): e89.

[11] Azziz B E, Dao C N, Nasreen S, et al. Seasonality, timing, and climate drivers of influenza activity worldwide. J Infect Dis, 2012, 206(6): 838-846.

[12] Bloom-Feshbach K, Alonso W J, Charu V, et al. Latitudinal variations in seasonal activity of influenza and respiratory syncytial virus (RSV): a global comparative review. PLoS One, 2013, 8(2): e54445.

[13] Zou J, Yang H, Cui H, et al. Geographic divisions and modeling of virological data on seasonal influenza in the Chinese mainland during the 2006-2009 monitoring years. PLoS One, 2013, 8(3): e58434.

[14] Yu H, Alonso W J, Feng L, et al. Characterization of regional influenza seasonality patterns in China and implications for vaccination strategies: spatio-temporal modeling of surveillance data. PLoS Med, 2013, 10(11): e1001552.

[15] World Health Organization Writing Group, Bell D, Nicoll A, et al. Non-pharmaceutical interventions for pandemic influenza, international measures. Emerg Infect Dis, 2006, 12(1): 81-87.

[16] Bischoff W E, Swett K, Leng I, et al. Exposure to influenza virus aerosols during routine patient care. J Infect Dis, 2013, 207(7): 1037-1046.

[17] Carrat F, Vergu E, Ferguson N M, et al. Time lines of infection and disease in human influenza: a review of volunteer challenge studies. Am J Epidemiol, 2008, 167(7): 775-785.

[18] Cowling B J, Chan K H, Fang V J, et al. Comparative epidemiology of pandemic and seasonal influenza A in households. N Engl J Med, 2010, 362(23): 2175-2184.

[19] Klick B, Nishiura H, Ng S, et al. Transmissibility of seasonal and pandemic influenza in a cohort of households in Hong Kong in 2009. Epidemiology, 2011, 22(6): 793-796.

[20] Organization W H. Vaccines against influenza WHO position paper-November 2012. Wkly Epidemiol Rec, 2012, 87(47): 461-476.

[21] CDC C F D C. Prevention and control of seasonal influenza with vaccines. Recommendations of the Advisory Committee on Immunization Practices—United States, 2013-2014. MMWR Recomm Rep, 2013, 62(RR-07): 1-43.

[22] Fowlkes A L, Arguin P, Biggerstaff M S, et al. Epidemiology of 2009 pandemic influenza A(H1N1) deaths in the United States, April-July 2009. Clin Infect Dis, 2011, 52 Suppl 1(10): S60-S68.

[23] Wong KK, Jain S, Blanton L, et al. Influenza-associated pediatric deaths in the United States, 2004-2012. Pediatrics, 2013, 132(5): 796-804.

[24] CDC C F D C. Influenza-associated pediatric deaths—United States, September 2010-August 2011. MMWR Morb Mortal Wkly Rep, 2011, 60(36): 1233-1238.

[25] Poehling K A, Edwards K M, Weinberg G A, et al. The underrecognized burden of influenza in young children. N Engl J Med, 2006, 355(1): 31-40.

[26] Guo R N, Zheng H Z, Huang L Q, et al. Epidemiologic and economic burden of influenza in the outpatient setting: a prospective study in a subtropical area of China. PLoS One, 2012, 7(7): e41403.

[27] Wang D, Zhang T, Wu J, et al. Socio-economic burden of influenza among children younger than 5 years in the outpatient setting in Suzhou, China. PLoS One, 2013, 8(8): e69035.

[28] Ju X, Fang Q, Zhang J, et al. Viral etiology of influenza-like illnesses in Huizhou, China, from 2011 to 2013. Arch Virol, 2014, 159(8): 2003-2010.

[29] Li H, Wei Q, Tan A, et al. Epidemiological analysis of respiratory viral etiology for influenza-like illness during 2010 in Zhuhai, China. Virol J, 2013, 10(8): 143.

[30] Wang W, Cavailler P, Ren P, et al. Molecular monitoring of causative viruses in child acute respiratory infection in endemo-epidemic situations in Shanghai. J Clin Virol, 2010, 49(3): 211-218.

[31] Feng L, Li Z, Zhao S, et al. Viral etiologies of hospitalized acute lower respiratory infection patients in China, 2009-2013. PLoS One, 2014, 9(6): e99419.

[32] He Y, Lin G Y, Wang Q, et al. A 3-year prospective study of the epidemiology of acute respiratory viral infections in hospitalized children in Shenzhen, China. Influenza Other Respir Viruses, 2014, 8(4): 443-451.

[33] Chen Z, Zhu Y, Wang Y, et al. Association of meteorological factors with childhood viral acute respiratory infections in subtropical China: an analysis over 11 years. Arch Virol, 2014, 159(4): 631-639.

[34] Wu Z, Li Y, Gu J, et al. Detection of viruses and atypical bacteria associated with acute respiratory infection of children in Hubei, China. Respirology, 2014, 19(2): 218-224.

[35] Ji W, Zhang T, Zhang X, et al. The epidemiology of hospitalized influenza in children, a two year population-based study in the People's Republic of China. BMC Health Serv Res, 2010, 10: 82.

[36] Wei M, Yan Z, Wang C, et al. Eight-hospital based influenza like illness surveillance from April, 2009 to March, 2011 in China. Influenza Other Respir Viruses, 2013, 7(6): 997-998.

[37] Zhang H Y, Li Z M, Zhang G L, et al. Respiratory viruses in hospitalized children with acute lower respiratory tract infections in harbin, China. Jpn J Infect Dis, 2009, 62 (6): 458-460.

[38] Chiu S S, Chan K H, Chen H, et al. Virologically confirmed population-based burden of hospitalization caused by influenza A and B among children in Hong Kong. Clin Infect Dis, 2009, 49 (7): 1016-1021.

[39] Lam W, Fowler C, Dawson A. The approaches Hong Kong Chinese mothers adopt to teach their preschool children to prevent influenza: a multiple case study at household level. BMC Nurs, 2016, 15 (1): 51.

[40] Zhou L, Situ S, Huang T, et al. Direct medical cost of influenza-related hospitalizations among severe acute respiratory infections cases in three provinces in China. PLoS One, 2013, 8 (5): e63788.

[41] Zhang T, Zhu Q, Zhang X, et al. The clinical characteristics and direct medical cost of influenza in hospitalized children: a five-year retrospective study in Suzhou, China. PLoS One, 2012, 7 (9): e44391.

[42] Neuzil K M, Hohlbein C, Zhu Y. Illness among schoolchildren during influenza season: effect on school absenteeism, parental absenteeism from work, and secondary illness in families. Arch Pediatr Adolesc Med, 2002, 156 (10): 986-991.

[43] Antonova E N, Rycroft C E, Ambrose C S, et al. Burden of paediatric influenza in Western Europe: a systematic review. BMC Public Health, 2012, 12: 968.

[44] Fiore AE, Shay DK, Broder K, et al. Prevention and control of influenza: recommendations of the Advisory Committeeon Immunization Practices (ACIP), 2008. MMWR Recomm Rep, 2008, 57 (RR-7): 1-60.

[45] Gao H N, Lu H Z, Cao B, et al. Clinical findings in 111 cases of influenza A (H_7N_9) virus infection. N Engl J Med, 2013, 368 (24): 2277-2285.

[46] Dalziel SR, Thompson JM, Macias CG, et al. Predictors of severe H_1N_1 infection in children presenting within Pediatric Emergency Research Networks (PERN): retrospective case-control study. BMJ, 2013, 347: f4836.

[47] 田棣,何静,刘祎,等. 胶体金免疫层析试剂盒对甲型 H_1N_1 流感病毒(2009)抗原快速检测的敏感性分析. 检验医学, 2013, 28 (2): 154-158.

[48] Choi YJ, Nam HS, Park JS, et al. Comparative analysis of the multiple test methods for the detection of Pandemic Influenza A/H_1 N_1 2009 virus. J Microbiol Biotechnol, 2010, 20 (10): 1450-1456.

[49] 王翔,张骞,张钫,等. 甲型 H_1N_1 流感病毒 HA 基因 RT-LAMP 检测方法的建立与初步应用. 生物技术通讯, 2011, 22 (5): 696-699, 708.

[50] 中华人民共和国国家卫生和计划生育委员会. 流感样病例暴发疫情处置指南(2012 年版)[EB/OL]. (2012-11-05).

[51] Lee H Y, Wu C T, Lin T Y, et al. 2009 Pandemic influenza H_1N_1: paediatric perspectives. Ann Acad Med Singapore, 2010, 39 (4): 333.

[52] Deng L H, Zeng Y L, Feng P, et al. Clinical characteristics of critical patients with pandemic influenza A (H_1N_1) virus infection in Chengdu, China. J Zhejiang Univ Sci B, 2012, 13 (1): 49-55.

[53] 胡凤华,李颖,任晓旭,等. 20 例儿童甲型 H_1N_1 流感危重症的病例分析. 医学研究杂志, 2011, 40 (2): 86-89.

[54] Kwon S, Kim S, Cho M H, et al. Neurologic complications and outcomes of pandemic (H_1N_1) 2009 in Korean children. J Korean Med Sci, 2012, 27 (4): 402-407.

[55] Citerio G, Sala F, Patruno A, et al. Influenza a(H_1N_1) encephalitis with severe intracranial hypertension. Minerva Anestesiol, 2010, 76(6):459-462.

[56] Sugaya N. Influenza-associated encephalopathy in Japan. Semin Pediatr Infect Dis, 2002, 13(2):79-84.

[57] Martin-Loeches I, Diaz E, Vidaur L, et al. Pandemic and post-pandemic influenza A(H_1N_1) infection in critically ill patients. Crit Care, 2011, 15(6):R286.

[58] Influenza A(H_1N_1) 2009 virus: current situation and post-pandemic recommendations. Wkly Epidemiol Rec, 2011, 86(8):61-65.

[59] Helferty M, Vachon J, Tarasuk J, et al. Incidence of hospital admissions and severe outcomes during the first and second waves of pandemic(H_1N_1) 2009. CMAJ, 2010, 182(18):1981-1987.

[60] Li P, Su DJ, Zhang JF, et al. Pneumonia in novel swine-origin influenza A(H_1N_1) virus infection: high-resolution CT findings. Eur J Radiol, 2011, 80(2):e146-e152.

[61] Centers for Disease Control and Prevention(CDC). Bacterial coinfections in lung tissue specimens from fatalcases of 2009 pandemic influenza A(H_1N_1)-United States, May-August 2009. MMWR Morb Mortal Wkly Rep, 2009, 58(38):1071-1074.

[62] Mamas MA, Fraser D, Neyses L. Cardiovascular manifestations associated with influenza virus infection. Int J Cardiol, 2008, 130(3):304-309.

[63] Gelbmann CM, Rümmele P, Wimmer M, et al. Ischemic-like cholangiopathy with secondary sclerosing cholangitis incritically ill patients. Am J Gastroenterol, 2007, 102(6):1221-1229.

[64] Mcintyre PG, Doherty C. Acute benign myositis during childhood: report of five cases. Clin Infect Dis, 1995, 20(3):722.

[65] Agyeman P, Duppenthaler A, Heininger U, et al. Influenza-associated myositis in children. Infection, 2004, 32(4):199-203.

[66] Skellett SC, Dhesi R. Myositis, rhabdomyolysis and compartment syndrome complicating influenza A in achild. BMJ Case Rep, 2009.

[67] Acute kidney injury due to rhabdomyolysis and. Watanabe T. Renal complications of seasonal and pandemic influenza A virus infections. Eur J Pediatr, 2013, 172(1):15-22.

[68] Caltik A, Akyüz SG, Erdogan O, et al. Hemolytic uremic syndrome triggered with a new pandemic virus: influenza A(H_1N_1). Pediatr Nephrol, 2011, 26(1):147-148.

[69] Jung JY, Park BH, Hong SB, et al. Acute kidney injury in critically ill patients with pandemic influenza Apneumonia 2009 in Korea: a multicenter study. J Crit Care, 2011, 26(6):577-585.

[70] Nin N, Lorente JA, Soto L, et al. Acute kidney injury in critically ill patients with 2009 influenza A(H_1N_1) viralpneumonia: an observational study. Intensive Care Med, 2011, 37(5):768-774.

[71] Ninove L, Daniel L, Gallou J, et al. Fatal case of Reye's syndrome associated with H3N2 influenza virus infectionand salicylate intake in a 12-year-old patient. Clin Microbiol Infect, 2011, 17(1):95-97.

[72] Louriz M, Mahraoui C, Azzouzi A, et al. Clinical features of the initial cases of 2009 pandemic influenza A(H_1N_1) virus infection in an university hospital of Morocco. Int Arch Med, 2010, 3:26.

[73] Fiore AE, Fry A, Shay D, et al. Antiviral agents for the treatment and chemoprophylaxis of influenza recommendations of the Advisory Committee on Immunization Practices(ACIP). MMWR Recomm Rep, 2011, 60(1):1-24.

[74] Kamal MA, Acosta EP, Kimberlin DW, et al. The posology of oseltamivir in infants with influenza infection using apopulation pharmacokinetic approach. Clin Pharmacol Ther, 2014, 96(3): 380-389.

[75] Executive Summary: The Management of. Committee On Infectious Diseases, American Academy Pediatrics. Recommendations for prevention and control of influenza in children, 2014-2015. Pediatrics, 2014, 134(5): e1503-1519.

[76] Kimberlin DW, Acosta EP, Prichard MN, et al. Oseltamivir pharmacokinetics, dosing, and resistance among children aged<2 years with influenza. J Infect Dis, 2013, 207(5): 709-720.

[77] Harper SA, Bradley JS, Englund JA, et al. Seasonal influenza in adults and children-diagnosis, treatment, chemoprophylaxis, and institutional outbreak management: clinical practice guidelines of the infectious diseases Society of America. Clin Infect Dis, 2009, 48(8): 1003-1032.

[78] Chien YS, Su CP, Tsai HT, et al. Predictors and outcomes of respiratory failure among hospitalized pneumonia patients with 2009 H_1N_1 influenza in Taiwan. J Infect, 2010, 60(2): 168-174.

[79] Subramony H, Lai FY, Ang LW, et al. An epidemiological study of 1348 cases of pandemic H_1N_1 influenza admitted to singapore hospitals from July to September 2009. Ann Acad Med Singapore, 2010, 39(4): 283-288.

[80] Yu H, Liao Q, Yuan Y, et al. Effectiveness of oseltamivir on disease progression and viral RNA shedding inpatients with mild pandemic 2009 influenza A H_1N_1: opportunistic retrospective study of medical charts in China. BMJ, 2010, 341: c4779.

[81] Allen UD, Canadian Paediatric Society, Infectious Diseases and Immunization Committee. The use of antiviral drugsfor influenza: guidance for practitioners, 2012/2013, paediatric summary. Paediatr Child Health, 2013, 18(3): 155-162.

[82] Neuzil KM, Jackson LA, Nelson J, et al. Immunogenicity and reactogenicity of 1 versus 2 doses of trivalentin activated influenza vaccine in vaccine-naive 5-8-year-old children. J Infect Dis, 2006, 194(8): 1032-1039.

[83] Fu C, He Q, Li Z, et al. Seasonal influenza vaccine effectiveness among children, 2010-2012. Influenza Other Respir Viruses, 2013, 7(6): 1168-1174.

[84] Yang Z, Dong Z, Fu C. Seasonal influenza vaccine effectiveness among children aged 6 to 59 months in southern China. PLoS One, 2012, 7(1): e30424.

[85] Clover RD, Crawford S, Glezen WP, et al. Comparison of heterotypic protection against influenza A/Taiwan/86(H_1N_1) by attenuated and inactivated vaccines to A/Chile/83-like viruses. J Infect Dis, 1991, 163(2): 300-304.

[86] Zangwill KM, Belshe RB. Safety and efficacy of trivalent inactivated influenza vaccine in young children: a summary for the new era of routine vaccination. Pediatr Infect Dis J, 2004, 23(3): 189-197.

《儿童肺炎支原体肺炎诊治专家共识（2015年版）》解读

共识摘要：

肺炎支原体（*Mycoplasma Pneumoniae*，MP）是儿童社区获得性肺炎（community acquired pneumonia，CAP）的重要病原。儿童MP肺炎（MP pneumonia，MPP）呈全球性广泛分布，病人是主要的传染源，通过飞沫和直接接触传播，可发生在任何季节。感染是病原入侵和机体免疫炎性应答相互作用的结果，但致病机制尚未完全明确。临床表现不一，以发热和咳嗽为主要表现，重症MPP（severe MPP，SMPP）可合并胸腔积液和肺不张，也可发生纵隔积气和气胸、肺坏死等。临床上如怀疑MPP，应及时行胸部X线检查，胸部CT检查应严格掌握适应证。单次测定MP-IgM阳性对诊断MP的近期感染有价值，恢复期和急性期MP-IgM或IgG抗体滴度呈4倍或4倍以上增高或减低时，可确诊为MP感染。有肺炎的表现和（或）影像学改变，结合MP病原学检查即可诊断为MPP，并对SMPP和难治性肺炎支原体肺炎（refractory MPP，RMPP）提出统一定义。MPP一般治疗和对症治疗同儿童CAP。大环内酯类抗菌药物为治疗的首选抗菌药物。

适用范围：

适合于基层卫生人员使用。

原文出处：

中华实用儿科临床杂志，2015，30（17）：1304-1308.

一、共识知识要点

为更好地理解和贯彻我国首部“儿童肺炎支原体肺炎诊治专家共识”[1]（以下简称“共识”）中的诊治要点，现就MPP的致病机制、流行病学、携带与隐性感染、诊断和治疗等作进一步解读。

二、共识解读内容

1. 共识学习要点及针对性解决问题

（1）致病机制：MP感染是病原入侵和机体免疫炎性应答相互作用的结果，其致病机制尚未完全明确。目前认为MP侵入呼吸道后，借滑行运动定位于纤毛之间，经极化的粘附细胞器粘附至上皮细胞表面，抵抗黏液纤毛清除和吞噬细胞吞噬。MP粘附于上皮细胞后，释放出社区获得性呼吸窘迫综合征毒素（community-acquired respiratory distress syndrome toxin，

CARDS TX),其自身又合成的过氧化氢、超氧化物自由基协同宿主细胞自身产生的内源性活性氧引起上皮细胞的氧化应激损伤,突破机体的第一道防御机制。此后,MP 通过各种途径直接侵犯肺部及其他系统,同时涉及机体的固有免疫、细胞免疫和体液免疫,尤其是 T 淋巴细胞分泌多种细胞因子和炎症介质,间接导致各种病理改变[2]。机体免疫反应的强度可能取决于不同的抗原量、靶器官的分布情况及宿主年龄、免疫状态等,是造成无症状携带、轻和重度肺炎到各种肺外表现等不同临床表现的重要机制。目前认为强烈的炎性反应是造成重症肺炎支原体肺炎(severe MPP,SMPP)和难治性肺炎支原体肺炎(refractory MPP,RMPP)的重要原因之一。

(2) 流行病学:儿童 MPP 呈全球性广泛分布,从密切接触的亲属及社区开始流行,容易发生于幼儿园、学校等人员密集的环境。病人是主要的传染源,通过飞沫和直接接触传播,可发生在任何季节,我国北方地区秋冬季多见,南方地区则是夏秋季节高发,每 3~7 年出现地区周期性流行。近年来 5 岁以下儿童 MPP 的报道有增多,但高峰发病年龄依然是学龄前期和学龄期儿童。值得注意的是,现有文献报道的流行病学数据差异很大,多为一家医院或几家医院住院患儿的检验结果,其本质为病原检出的阳性率,并非真正的发病率。不同国家和地区、不同年份和季节、不同年龄和对象主体,流行情况可能不一样,不能简单的将国外、国内不同地区报道的数据当成本地区的流行情况。基于当地社区人群、全年四季、历年动态连续的监测结果将是有意义的资料。再者,各项研究所采用的检测方法不同将影响 MP 检出率,完善病原学诊断方案,重视病原检测流程的质控,如条件允许可采用多种检测手段联合检测。

(3) 携带和隐性感染:MP 进入体内后是否存在携带,是否都会出现感染症状?有研究采用 RT-PCR 检测无呼吸道感染症状的儿童咽拭子 MP-DNA,发现 MP 携带率为 21.2%[3]。Prince 等[4]通过体外研究发现气道上皮细胞的纤毛引导 MP 滑行接近基底细胞利于定植,而气道黏液纤毛系统的凝胶黏液层是抵抗定植的屏障,提出气道上皮的微环境状态在 MP 定植中扮演重要角色。但要注意的是,鉴于目前的实验室诊断技术,确定是 MP 无症状携带者与有症状感染者尚有一定困难。在判断是否为 MP 携带时,应详细询问研究前 2 月是否有过呼吸道感染病史[5]。目前一致认为 MP 感染后经历一段时间病原体可被机体清除,少数感染者转变为感染后 MP 携带状态。连续血清学监测同一调查对象,当出现血清抗体阳转或 4 倍升高,又未见任何临床症状,可判定为隐性感染。从 MP 携带、无症状的隐性感染到重症难治性感染,这其中机体的免疫状态起了重要作用。关于儿童 MP 携带和隐性感染的问题,未来亟待高质量的研究来进一步明确。

(4) 病原学检测:从肺炎患儿咽喉、鼻咽部、胸水或体液中分离培养出 MP 是诊断感染的金标准,但该法检出率低、复杂而周期长,对临床早期诊断的意义不大,常用于回顾性诊断和研究。血清特异性抗体检测是目前诊断 MP 感染的首要方法,明胶颗粒凝集试验、酶联免疫吸附试验、免疫荧光等方法都有应用。“共识”对明胶颗粒凝集试验和酶联免疫吸附试验两种临床最常用检测方法的诊断标准做了规范。指出前者检测的是 IgM 和 IgG 的混合抗体,单次 MP 抗体滴度≥1∶160 可作为诊断近期感染或急性感染的参考。恢复期和急性期 MP 抗体滴度呈 4 倍或 4 倍以上增高或减低时,可确诊为 MP 感染。而酶联免疫吸附试验可分别检测 IgM、IgG,单次测定 MP-IgM 阳性对诊断 MP 的近期感染有价值,恢复期和急性期 MP-IgM 或 IgG 抗体滴度呈 4 倍或 4 倍以上增高或减低时,可确诊为 MP 感染。MP-IgM 抗体是感染后出现的早期抗体,但通常感染后4~5天才出现,持续1~3个月,有的持续时间更长,并且受患儿的年龄及免疫状态的影响。年幼婴儿由于免疫功能不完善、产生抗体的能力较低,可能出现假阴性或低滴度的抗体,因此评价结果时需要结合患儿的病程及年龄综合考虑。MP抗体检测阳性仍需区分是本次感染还是近期感染,有条件者要采集急性期和恢复期双份血清,以确诊是否为MP感染。此外还要注意目前市场上各种抗体检测试剂盒不同,判断的阳性结果值有所差异。冷凝集试验属于非特异性诊断,仅作为MP感染的参考。

分子检测技术广泛应用于MP诊断领域,包括实时荧光定量扩增(RT-PCR)技术,环介导的等温扩增(LAMP)技术,RNA恒温扩增实时荧光检测技术(SAT)等。核酸诊断具有特异性和敏感性高、快速、污染小、可定量的特点,不受年龄、抗体产生能力、病程早晚等因素的影响,在MP感染以后早期的检出率最高,但要与近期MP感染以后造成的携带状态区别。有研究显示,MP感染后MP-DNA持续携带的中位数时间为7周,个别长达7个月[6]。核酸和血清学两种方法的联合检测可以提高检出率,“共识”建议有条件的单位开展联合检测。

2. 共识针对疾病的诊疗进展/药物治疗进展 “共识”指出临床上有肺炎的表现和(或)影像学改变,结合MP病原学检查即可诊断为MPP。需注意部分患儿可混合细菌和病毒感染的可能性。目前,国内外对于RMPP尚未有统一的定义,“共识”沿用了2013年修订的《儿童社区获得性肺炎管理指南》[7]提出的标准,指经大环内酯类抗菌药物正规治疗7天及以上,临床征象加重、仍持发热、肺部影像学所见加重者。RMPP患儿常见于年长儿,病情常较重,发热时间及住院时间更长,常表现为持续发热,剧烈咳嗽、呼吸困难等,胸部影像学进行性加重,表现为肺部病灶范围扩大、密度增高,胸部有大片病灶、胸腔积液,甚至有坏死性肺炎和肺脓肿。RMPP容易累及其他系统,甚至引起多器官功能障碍。RMPP的发生机制目前尚未完全明确,大环内酯类耐药肺炎支原体(macrolide-resistant MP,MRMP)、混合感染、机体免疫功能的异常可能是其重要原因。合理使用抗菌药物后持续发热是RMPP最重要的特点,同时可有SMPP的临床特点,如高热不退、肺部病变较重、合并肺外脏器损害等表现。而SMPP也无明确的定义,根据《儿童社区获得性肺炎管理指南》[7]的重症CAP标准,应至少存在以下任何一项:一般情况差、拒食或脱水征、意识障碍、呼吸频率(婴儿>70次/分;年长儿>50次/分)、发绀、呼吸困难(呻吟、鼻翼扇动、三凹征)、多叶肺受累或≥2/3的肺、胸腔积液、脉搏血氧饱和度≤0.92、肺外并发症。也有学者将SMPP定义为出现急性呼吸衰竭等并发症[8]。RMPP与SMPP存在交叉,但RMPP并不等同SMPP,二者概念上不应混淆。RMPP的定义聚焦在合理使用抗菌药物后患儿仍然持续发热,而SMPP更侧重在疾病本身的严重程度。

3. 如何应用共识指导临床 根据流行病学特点,明确学龄前期和学龄期儿童依然是MPP的主要群体。临床表现常以发热和咳嗽为主要表现,如怀疑MPP,及时行胸部X线检查,胸部CT检查应严格掌握适应证。有肺炎的表现和(或)影像学改变,结合单次测定MP-IgM阳性对可诊断为MPP。明确MRMPP、SMPP和RMPP的定义,评估患儿病情,进而指导治疗方案选择。对于MRMPP,可以考虑四环素类或氟喹诺酮类药物。对于SMPP和RMPP,可能需要加用糖皮质激素、IVIG及支气管镜治疗。

4. 共识中合理用药解析 MPP一般治疗和对症治疗同儿童CAP。大环内酯类抗菌药物为目前治疗的首选抗菌药物,主要包括第一代红霉素,第二代阿奇霉素、克拉霉素、罗红霉素。“共识”指出阿奇霉素生物利用度高、细胞内浓度高,依从性和耐受性较好,已成为治疗首选。推荐用法为：每日 1 次，10mg/(kg·d)，轻症用 3 天停 4 天，重症可联用 5~7 天，可使用 2 个疗程。但对年幼儿童，阿奇霉素的使用尤其是静脉制剂的使用要慎重。红霉素推荐的用法为：10~15mg/(kg·次)，q12h，疗程 10~14 天，个别严重者可适当延长，停药依据临床症状、影像学表现以及炎性指标综合决定，不宜以肺部实变完全吸收和抗体阴性为停药指征。近年来 Cochrane 协作网的系统综述显示，使用抗菌药物治疗 MP 感染尚无充分证据去支持或拒绝[9,10]。有多项研究证实大环内酯类抗菌药物治疗儿童 MPP 的有效性，目前国外指南[11]推荐选择大环内酯类抗菌药物尤其阿奇霉素治疗，7 岁以上儿童也可以选用多西环素或米诺环素，而骨骼发育已成熟的青少年可以选用左氧氟沙星或莫西沙星。在临床实践中针对儿童 MPP 不使用抗菌药物是有较大风险的，目前依据“共识”推荐合理选择抗菌药物更为合适。

普通 MPP 无需常规使用糖皮质激素。但对急性起病、发展迅速且病情严重的 MPP，尤其是 RMPP 可考虑使用全身糖皮质激素，已有相关研究基础[12]。多数研究采用常规剂量与短疗程，甲泼尼龙 1~2mg/(kg·d)，疗程 3~5 天。有研究采用甲泼尼龙 10mg/(kg.d)冲击疗法取得良好的效果。2015 年，北京儿童医院牵头我国多家医院，开展关于不同剂量糖皮质激素在儿童重症 MPP 治疗作用的 RCT 研究，目前本项目仍在进行中，其研究结果未报道。

丙种球蛋白(IVIG)也不常规推荐用于普通 MPP 的治疗，但如果合并中枢神经系统病变、免疫性溶血性贫血、免疫性血小板减少性紫癜等自身免疫性疾病时，可考虑应用丙种球蛋白，一般采用 1g/(kg·d)，1~2 天。IVIG 具有免疫调节和抗感染的双重作用，对合并有肺外损害及存在糖皮质激素应用禁忌或对其治疗无反应者可能有益。但 IVIG 的独立疗效缺乏对照研究和高质量证据，尚需正确评估和认识。

儿科软式支气管镜术已成为儿科呼吸疾病诊治的重要手段。但考虑到多数炎症性病变的可逆性及支气管镜尤其是介入治疗的侵入损伤性，该类患儿的介入治疗应严格掌握指征。

三、常见临床问题解析

1. 临床表现 临床表现不一，起病可急可缓，以发热和咳嗽为主要表现，中高度发热多见，也可低热或无热。咳嗽多为阵发性干咳，少数有黏痰，个别患儿可出现百日咳样痉咳，病程可持续 2 周甚至更长。年长儿多无气促和呼吸困难，而婴幼儿症状相对较重，可出现喘息或呼吸困难。重症 MPP 患儿可合并胸腔积液和肺不张，也可发生纵隔积气和气胸、肺坏死等。发热、咳嗽、胸痛、湿啰音等临床表现和胸腔积液、肺实变和肺气肿等胸 X 线片表现可以提示 MPP 的可能性，但特异度和敏感度都不高，其中任何一项临床征象的存在或缺失都不能作为肯定或否定 MPP 的识别依据。

2. 影像学表现 MPP 在感染早期肺部常无阳性体征而胸片改变已较明显。因此，“共识”推荐临床上如怀疑 MPP，应及时行胸部 X 线检查。单靠胸部 X 线很难将 MPP 与其他病原菌肺炎相区别，可表现为点状或小斑片状浸润影、间质性改变、节段性或大叶型实质浸润影、单纯的肺门淋巴结肿大等。胸片异常表现可仅出现在单侧肺，也可同时累及左右两肺，但以单侧肺受累多见，右肺病变多于左肺，下肺病变多于上肺，以右肺下叶最多见。原因可能与其解剖结构相关，右侧下叶支气管相对较长且管径较小，分泌物容易堵塞，继而该部位出现异常影像表现更常见。胸片影像表现与年龄、病程等因素有关。年幼儿体液免疫和细胞免疫功能发育相对不成熟，多表现为间质改变或散在斑片状阴影，而年长儿机体全身炎症反应更强烈,易发展为肺实变及胸腔积液。感染初期阶段的损伤对象主要为纤毛上皮细胞,接着细支气管壁水肿和沿支气管、血管出现炎症细胞浸润,胸片呈现间质改变,继而侵袭肺泡上皮细胞,肺泡腔内渗出增多、气体减少,呈斑片状浸润影,当肺泡腔内气体完全丧失并有大量炎性细胞浸润时,表现为致密实变影[2,13]。

胸部CT检查较普通胸片可提供更多的诊断信息,有助于和肺结核等其他肺部疾病相鉴别,但需考虑CT检查对年幼儿童可能的影响,应严格掌握适应证。MPP的CT影像表现更为多样,可表现为:结节状或小斑片状气腔实变影、磨玻璃密度影、支气管壁增厚、马赛克征、树芽征、支气管充气征、支气管扩张、淋巴结肿大、胸腔积液等。大约7%~30%患儿出现肺门淋巴结肿大,大多数为单侧,纵隔淋巴结肿大多位于气管前、腔静脉后[14]。此类型的淋巴结肿大在细菌性和病毒性肺炎较为少见,可能对MPP的诊断有帮助。部分MP肺炎可表现为坏死性肺炎,节段性或大叶性实变内出现液化坏死,呈壁薄空腔影像表现,与肺脓肿的厚壁空洞相区别,增强CT上表现为边缘无强化。儿童MPP可发生肺动脉栓塞,肺动脉造影示充盈缺损,仍是诊断的金标准。

四、典型病例分享及解析

患儿,女性,7岁,因"发热、咳嗽7天"就诊。患儿7天前出现发热,体温波动于38.5~39.5℃,热型不定,伴咳嗽,阵发性,较剧,无咳痰,无喘息,无口周发绀,病初曾至当地诊所,拟"急性支气管炎"予"头孢曲松针静脉滴注"等治疗,体温退而复升,咳嗽无好转。遂今来笔者医院门诊就诊,拍胸片示异常,拟"肺炎",收住入院。

体格检查: T 38.6℃(耳温),R 31次/分,P 123次/分,BP 100/58mmHg,神志清,精神稍软,口唇红润,咽稍充血,扁桃体无肿大,三凹征(-),胸廓无畸形,两肺呼吸运动对称,触觉语颤对称,叩诊清音,两肺呼吸音粗,尚对称,未闻及明显干、湿啰音,心律齐,无杂音,腹软,肝、脾肋下未及,四肢活动可,NS(-),卡疤(+)。

辅助检查: ①血常规+CRP:白细胞计数(WBC)10.9×10^9/L,嗜中性粒细胞比率(Neu)0.60,淋巴细胞比率(Lym)0.32,血红蛋白(Hb)128g/L,血小板计数(PLT)314×10^9/L。CRP:45mg/L。②胸部X线片:左下肺高密度影。右下肺可见模糊云雾状的阴影,近肺门部较致密,向外逐渐变浅,边缘不清楚(图7)。③MP-IgM阳性。

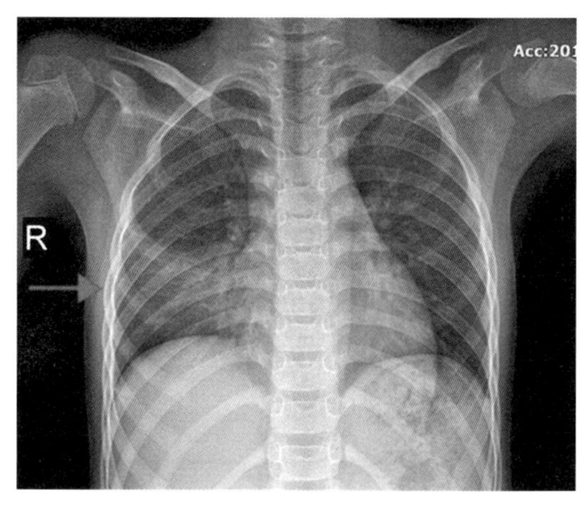

图7 左下肺高密度影

解析: 根据患儿7岁,发热、咳嗽7天,体检:肺部未及明显阳性体征,结合胸部X线片检查提示左下肺高密度影,诊断肺炎成立。患儿为学龄期儿童,体温高,咳嗽剧烈,肺部体征少,MP-IgM阳性,考虑MPP。本病需要与其他病原感染引起的肺炎、支气管异物、肺结核等相鉴别。

治疗: 予阿奇霉素针静脉滴注抗感染,盐酸沐舒坦针静脉滴注祛痰等治疗,入院2天后体温正常,咳嗽好转。

(李昌崇 温顺航)

● 参考文献

［1］中华医学会儿科学分会呼吸学组,《中华实用儿科临床杂志》编辑委员会. 儿童肺炎支原体肺炎诊治专家共识(2015年版). 中华实用儿科临床杂志,2015,30(17):1304-1308.

［2］Saraya T,Kurai D,Nakagaki K,et al. Novel aspects on the pathogenesis of Mycoplasma pneumoniae pneumonia and therapeutic implications. Front Microbiol,2014,5:410.

［3］Spuesens EB,Fraaij PL,Visser EG,et al. Carriage of Mycoplasma pneumoniae in the upper respiratory tract of symptomatic and asymptomatic children: an observational study. PLoS Med,2013,10(5):e1001444.

［4］Prince OA,Krunkosky TM,Krause DC. In vitro spatial and temporal analysis of mycoplasma pneumoniae colonization of human airway epithelium. Infect Immun,2014,82(2):579-586.

［5］Meyer Sauteur PM,van Rossum AM,Vink C. Mycoplasma pneumoniae in children: carriage, pathogenesis, and antibiotic resistance. Curr Opin Infect Dis,2014,27(3):220-227.

［6］卢志威,赵辉,郑跃杰,等. 三种方法对儿童肺炎支原体感染诊断的动态评价. 临床儿科杂志,2012,30(4):382-385.

［7］中华医学会儿科学分会呼吸学组,《中华儿科杂志》编辑委员会. 儿童社区获得性肺炎管理指南(2013修订)(上). 中华儿科杂志,2013,51(10):745-752.

［8］Miyashita N,Kawai Y,Inamura N,et al. Setting a standard for the initiation of steroid therapy in refractory or severe Mycoplasma pneumoniae pneumonia in adolescents and adults. J Infect Chemother,2015,21(3):153-160.

［9］Biondi E,McCulloh R,Alverson B,et al. Treatment of Mycoplasma pneumonia: a systematic review. Pediatrics,2014,133(6):1081-1090.

［10］Gardiner SJ,Gavranich JB,Chang AB. Antibiotics for community-acquired lower respiratory tract infections secondary to Mycoplasma pneumoniae in children. Cochrane Database Syst Rev,2015,1:CD004875.

［11］Bradley JS,Byington CL,Shah SS,et al. The management of community-acquired pneumonia in infants and children older than 3 months of age: clinical practice guidelines by the pediatric infectious diseases society and the infectious diseases society of America. Clin Infect Dis,2011,53(7):617-630.

［12］陈莉莉,刘金荣,赵顺英,等. 常规剂量甲泼尼龙治疗无效的儿童难治性肺炎支原体肺炎的临床特征和治疗探讨. 中华儿科杂志,2014,52(3):172-176.

［13］何悦明,刘春灵,郑爽爽,等. 小儿肺炎支原体肺炎数字X线胸片影像诊断. 放射学杂志,2015,30(1):75-77.

［14］虞岐崴,李惠民,涂备武,等. 儿童支原体肺炎影像学表现. 中国医学计算机成像杂志,2010,16(5):441-445.

《支气管舒张剂在儿童呼吸道常见疾病中应用的专家共识》(2015年)解读

共识摘要:

为了促进支气管舒张剂在儿科临床实践中的合理化、规范化使用,本文介绍了支气管舒张剂在儿科常见呼吸道疾病使用的适应证及药物选择、给药方法、药物剂量及疗程等。

适用范围:

儿童支气管哮喘等呼吸系统疾病。

原文出处:

临床儿科杂志,2015,33(4):373-379.

一、共识知识要点

喘息是儿童时期常见的疾病。研究发现,喘息性疾病占所有儿童急慢性疾病发病率的5%~10%,约25%~30%的婴儿至少发生过一次喘息。喘息主要由感染、异物、吸入变应原或其他刺激物引起,儿童时期喘息具有反复发作的特点,严重影响儿童的健康、学习和生活。支气管舒张剂是缓解气道痉挛、改善通气,从而缓解喘息的主要治疗药物。通过本指南学习,需要掌握支气管舒张剂的分类、作用机制、药理特点及给药途径,以及支气管舒张剂在儿童常见呼吸系统疾病中的合理使用。

二、共识解读内容

1. 共识学习要点及针对性解决问题 支气管舒张剂主要包括β_2受体激动剂、抗胆碱能药物、甲基黄嘌呤类药物及其他一些新型支气管舒张剂(如选择性磷酸二酯酶抑制剂、K^+通道激活剂、血管活性肠多肽类似物等)。硫酸镁具有舒张支气管平滑肌的作用,也作为附加药物应用于重症哮喘的治疗(表6)。

表6 常用支气管舒张剂的药理学特点

分类	药物	给药途径	起效速度	达峰时间	维持时间
短效β_2受体激动剂	沙丁胺醇	吸入	5~10min	1~1.5h	3~4h
		口服	15~30min		3~4h

续表

分类	药物	给药途径	起效速度	达峰时间	维持时间
短效 $β_2$ 受体激动剂	特布他林	吸入	5~15min	1h	4~6h
		口服	30~60min		>6h
长效 $β_2$ 受体激动剂	福莫特罗	吸入	2min	2h	12h
	沙美特罗	吸入	15~30min		12h
长效 $β_2$ 受体激动剂	福莫特罗	吸入	2min	2h	12h
	沙美特罗	吸入	15~30min		12h
短效抗胆碱能药物	异丙托溴铵	吸入	15~30min	60~90min	4~6h
短效茶碱	氨茶碱或多索茶碱	口服和静脉	2014GINA 已不推荐		
茶碱缓释剂	国内市场尚缺乏可按儿童体质量拆分，适用于儿童哮喘控制的茶碱缓释剂		维持时间长（12~24h）		

（1）$β_2$ 受体激动剂：$β_2$ 肾上腺素能受体广泛分布于支气管平滑肌、纤毛上皮细胞、杯状细胞、肥大细胞和肺泡上皮Ⅱ型细胞的表面。$β_2$ 受体激动剂是临床最常用的支气管舒张剂。$β_2$ 受体激动剂主要作用机制是激活细胞膜上的腺苷酸环化酶，后者催化细胞内 cAMP 合成，使游离 ca^{2+} 减少，舒张支气管平滑肌，cAMP 水平提高可稳定平滑肌膜电位。$β_2$ 受体激动剂还有一定抑制组胺、慢反应物质等过敏介质释放，从而减轻支气管痉挛和呼吸道黏膜充血水肿作用。β 受体在胎儿早期就已开始发育，妊娠 4~6 月流产胎儿的肺组织中 β 受体就已出现，异丙肾上腺素可以与受体结合导致肺组织 cAMP 的增加，胎儿的 β 受体活性可以舒张动脉和支气管平滑肌，增加肺泡液的再吸收，刺激肺泡 II 型细胞产生和释放表面活性物质，研究发现，β 受体激动剂可以快速、完全舒缓婴幼儿支气管收缩。

根据药理起效时间及作用时间的不同，$β_2$ 受体激动剂分为 4 类：①第 1 类：具有起效迅速且作用时间持续长的特点，既能快速缓解喘息症状，又能作为维持治疗的药物，如吸入型福莫特罗等。②第 2 类：起效缓慢但作用维持时间长，这类药不能作为急救药，但能作为维持治疗的药物，如吸入型沙美特罗等。③第 3 类：起效缓慢，药物作用时间也比较短，如口服特布他林等。只能作为维持治疗，但是由于其半衰期短，每天服用次数明显增加。④第 4 类：起效迅速，但药物作用维持时间短，只能用于迅速缓解症状，按需治疗时使用，如吸入型特布他林、沙丁胺醇等。

作用时间短的 $β_2$ 受体激动剂称为短效 $β_2$ 受体激动剂（short acting $β_2$-agonist，SABA），此类药物起效迅速、维持时间短；作用时间长的 $β_2$ 受体激动剂称为长效 $β_2$ 受体激动剂（long acting $β_2$-agonist，LABA），LABA 具有作用维持时间长，具有舒张支气管和协同抗感染的作用，LABA 在慢性持续性哮喘治疗中的地位已得到认可，特别是 LABA 与 ICS 联合治疗持续性哮喘已列入各类哮喘诊治指南。可见，根据作用起效时间的不同和作用持续时间的不同，$β_2$ 受体激动剂有速效与缓效，短效与长效之分；短效一般为速效，但长效不一定缓效。β 受体激动剂对肥大细胞的膜稳定作用有利于减轻气道黏膜充血水肿、缓解气道痉挛，研究发现，β 受体激动剂对肥大细胞稳定细胞膜，抑制组胺释放的能力依次为：异丙肾上腺素 > 福莫特罗>非诺特罗>特布他林>沙丁胺醇>克仑特罗>沙美特罗>多巴酚丁胺。

虽然目前临床所用β_2受体激动剂具有较强的受体选择性,但是过量或不恰当使用可能导致严重不良反应。使用时应注意避免不同剂型β_2受体激动剂的联合使用,并且在持续高剂量吸入治疗时,需监测心电图和血清钾离子浓度。特别是应避免作用相同的药物联合使用,例如两种长效或者两种速效药物同时使用。常用β_2受体激动剂介绍:

1)沙丁胺醇:属于短效β_2受体激动剂(short-acting beta2-agonist,SABA),起效迅速、维持时间短。常常与吸入型糖皮质激素(inhaled corticosteroid,ICS)联合使用,具有协同作用,是治疗急性喘息的主要药物。可按需间歇使用,不宜长期、单药使用。以吸入给药方式为主,吸入后迅速起效,作用维持时间较短。吸入后5~10分钟起效,作用最强时间在1~1.5小时,作用维持时间为3~4小时;口服15~30分钟起效,作用维持时间为3~4小时。

2)特布他林:属于短效β_2受体激动剂,以吸入给药方式为主,吸入后迅速起效,作用维持时间相对较长。吸入后5~15分钟起效,作用最强时间约在1小时,作用持续时间为4~6小时;口服30~60分钟起效,作用维持6小时以上。

3)福莫特罗:属于速效和长效β_2受体激动剂。主要特点是起效迅速,作用持续时间长,支气管舒张效应呈剂量依赖性,吸入福莫特罗后支气管舒张效应是沙丁胺醇的10倍以上。吸入后约2分钟起效,2小时达效应高峰,作用维持时间为12小时左右,是目前惟一的速效、长效选择性β_2受体激动剂。适用于学龄儿童急性和持续性哮喘的治疗及运动性哮喘的预防,可重复给药。目前临床上使用的福莫特罗和ICS的联合制剂为布地奈德/福莫特罗和倍氯米松/福莫特罗,鉴于福莫特罗的速效支气管舒张作用,可根据症状短期内按需使用ICS/福莫特罗联合制剂。

4)沙美特罗:属于长效β_2受体激动剂,主要特点是起效缓慢,作用持续时间长,吸入后约15~30分钟起效,维持时间约12小时。沙美特罗是沙丁胺醇的衍生物,作用强度在一定范围内呈剂量依赖关系;最大有效剂量为50μg/次,每日2次,增加剂量并不能提高疗效,而可能增加药物不良反应。沙美特罗和ICS的联合制剂为氟替卡松/沙美特罗,主要用于学龄期儿童持续哮喘的控制治疗和运动性哮喘的预防。由于该药起效慢,不作为哮喘急性发作的缓解治疗药物。

(2)抗胆碱能药物:抗胆碱能药物作用于烟碱(N)和毒蕈碱(M)两大受体。支气管黏膜和肺组织中以M受体为主。抗胆碱能药物能与乙酰胆碱或M受体激动剂竞争M受体的结合位点,从而发挥竞争性拮抗作用。在人类呼吸道有3种M受体,分别是M_1、M_2、M_3受体,其中M_1受体主要功能是在副交感神经节促进胆碱能神经递质通过;M_2受体主要存在于乙酰胆碱节后神经,其次是呼吸道平滑肌和交感神经,在节后神经的主要功能是自身负反馈作用,减少乙酰胆碱进一步释放;M_3受体主要存在于气道平滑肌中,与乙酰胆碱结合引起气道收缩。显然,能够选择性结合M_1和M_3受体的抗胆碱能药物,其疗效显著优于非选择性的抗胆碱能药物。抗胆碱能药物的支气管舒张作用弱于β_2受体激动剂,对中央气道的作用强于对周围气道的作用。抗胆碱能药物不仅舒张支气管,并能抑制气道黏液的过量分泌,从而使气流受限缓解。根据作用起效时间的不同和作用持续时间的不同,抗胆碱能药也分为短效与长效两类。短效抗胆碱能药简称SAMA,常用药物有异丙托溴铵,为非选择性M受体阻滞剂,其舒张支气管作用比β2受体激动剂弱,起效也较慢,但持续时间更为长久。长效抗胆碱能药简称LAMA,主要药物为噻托溴铵,为选择性M_1、M_3受体阻断剂。18岁以下病人不推荐。

异丙托溴铵是儿科临床常用的抗胆碱能药物，为短效抗胆碱能药物（short-acting muscarinic antagonist，SAMA），经吸入途径给药。该药为非选择性 M 受体阻滞剂，起效时间较 SABA 慢。异丙托溴铵吸入后约 15~30 分钟起效，支气管舒张效应达峰时间为 60~90 分钟，维持时间约 4~6 小时。临床上一般不单一使用 SAMA 治疗儿童急性喘息，多与 SABA 联合雾化吸入，常用于中重度急性喘息发作时的治疗。由于复方异丙托溴铵中沙丁胺醇的含量仅为正常的一半，故中重度喘息急性发作不宜使用复方制剂。

（3）甲基黄嘌呤类药物及其他：甲基黄嘌呤类（茶碱类）药物通过抑制磷酸二酯酶，提高平滑肌细胞内 cAMP 浓度，拮抗腺苷受体，降低细胞内 Ca^{2+} 浓度，抑制肥大细胞释放炎症递质等机制，从而兼具舒张支气管、抗感染和免疫调节的作用。目前认为，茶碱松弛支气管平滑肌的血药浓度低限为 10μg/ml，10~20μg/ml 为最有效浓度范围，而 >20μg/ml 时可引起茶碱毒性反应，>40μg/ml 时可能导致死亡。由于此类药物的治疗浓度和中毒浓度相近，建议有条件的医院监测茶碱的血药浓度，因此，临床应用茶碱类药物治疗哮喘时应进行茶碱血药浓度监测并个体化给药。2014 年 GINA 已不推荐茶碱类制剂用于儿童哮喘的缓解治疗。由于价格低廉，在安全剂量范围内，茶碱类药物目前仍是我国治疗哮喘的选择药物之一。

关于氨茶碱的使用：20 世纪 90 年代就有随机双盲安慰剂对照研究指出，无论与激素联合用以长期控制治疗，还是急性发作缓解用药，氨茶碱均不具备优势，且可能增加药物不良反应风险。但也有部分研究指出，氨茶碱使用的关键在于是否对即将出现的呼吸功能不全有积极作用，国内研究发现只有 28% 病人达到有效血药质量浓度（10~20mg/L），无法比较氨茶碱的疗效，且氨茶碱不良反应发生率为 10.3%（3/29 例），发生时血药浓度均低于有效血浓度下线，说明氨茶碱的不良反应不一定在达到血药浓度后才出现，临床使用应更谨慎监测。同时发现氨茶碱的使用、血药浓度水平均未能影响喘息持续时间，且重症病例中使用氨茶碱也未能减少全身激素的使用；但由于氨茶碱组与未用氨茶碱组病例发作严重度本身存在差异，且血药浓度的血液采样时间不统一，仅能据此获得有限结论。在重度哮喘发作治疗中，已经合理应用了 SABA、SAMA 及糖皮质激素药物，但哮喘发作仍不能有效控制时可考虑使用氨茶碱。但是由于茶碱类药物的代谢有很大个体差异，影响因素很多，治疗剂量和中毒剂量较接近，故临床上应谨慎使用。我国 2016 年儿童哮喘防治指南及 2014 年以前的 GINA 均认为，在重症哮喘发作，其他治疗无效时可酌情考虑应用茶碱类药物。药物剂量：负荷量 4~6mg/kg（≤250mg），缓慢静脉滴注 20~30 分钟，继之根据年龄持续滴注维持剂量 0.7~1.0mg/（kg·h）；如已口服含氨茶碱成分的合剂药物者，可直接使用维持剂量持续静脉滴注；亦可采用间歇给药方法，每 6~8 小时缓慢静脉滴注 4~6mg/kg。2014 版 GINA 明确指出静脉氨茶碱或茶碱不应该用于哮喘急性发作的治疗，主要原因是茶碱类药物的平喘效应远不如 SABA。另外，茶碱的“治疗窗”窄，达到最佳平喘效应的血药浓度与产生不良反应的血药浓度接近，在没有血药浓度监测的条件下易产生严重甚至是致死的不良反应。

2. 共识针对疾病的诊疗进展 / 药物治疗进展 硫酸镁在儿童哮喘急性发作中的应用：哮喘是一种全球范围内的常见病，全世界成人的患病率超过十分之一，在儿童中患病率则高达三分之一。近十年来，儿童哮喘的发病率呈现明显的上升趋势。哮喘急性发作是小儿急诊常见急症之一，严重可危及生命，必须尽快诊断和治疗，常规治疗包括吸氧、$β_2$ 受体激动剂、抗胆碱能药物、全身糖皮质激素等。对于常规治疗哮喘发作不能控制者，静脉注射或雾化吸入硫酸镁可作为辅助治疗的选择。镁离子具有扩张支气管,降低炎症介质的释放,刺激一氧化氮和前列腺素产生的作用,从而缓解哮喘急性发作的症状。

硫酸镁用于哮喘的临床治疗始于1936年,对此使用至今仍有争议。一项关于硫酸镁治疗哮喘临床应用的大型前瞻性队列研究表明:对北美119个地区的急诊医生进行调查,其中103个地区回应:92%的医生表示所在的急诊部门有硫酸镁并用于控制哮喘,雾化吸入比例为4%;同时调查9745例哮喘急性发作病人,静脉使用硫酸镁的比例仅为2.5%,并提出使用率存在地区差异,与肺功能及哮喘严重度有关。其中,哮喘重度发作(96%)和β_2受体激动剂初始使用无效(87%)是使用硫酸镁的主要原因,其他原因包括:年龄(11%)、性别(1%)及发作的病程(21%)。2011年版全球哮喘防治创议(GINA)提出对常规治疗1~2小时后哮喘发作症状不能完全控制者,可静脉使用硫酸镁,由于硫酸镁对低年龄儿童的研究较少,目前仅适用于5岁以上儿童。硫酸镁治疗哮喘的具体机制不明,可能机制包括:镁离子可抑制钙离子通过细胞膜,与钙离子竞争结合位点,改变腺苷酸环化酶的活性;降低平滑肌细胞内钙离子浓度;抑制钙离子与肌球蛋白相互作用,舒张肌细胞,从而发挥支气管扩张效应。镁离子参与多种酶的反应而稳定细胞结构,包括抑制胆碱能神经终板对胆碱能的释放、稳定T细胞、抑制肥大细胞脱颗粒、降低炎症介质的释放从而达到抗感染的目的。刺激一氧化氮和前列腺素的合成,对抗缺血所致毛细血管和小动脉痉挛,降低心脏后负荷,减轻肺淤血间接改善肺功能和缺氧。一项荟萃分析全面收集硫酸镁与安慰剂对比治疗儿童哮喘急性发作的随机对照试验,并对静脉注射和雾化吸入两种不同的给药途径进行亚组分析。该Meta分析结果表明:静脉注射硫酸镁可以降低患儿的住院率,改善患儿的肺功能,但在降低患儿哮喘症状评分方面与对照组相比无统计学差异;雾化吸入硫酸镁可以改善患儿的肺功能,但在降低住院率及哮喘症状评分方面与对照组相比无统计学差异。综上,硫酸镁可以改善儿童哮喘急性发作某些临床指标,但其疗效尚不确定,在临床大规模应用中依然受限,静脉注射相比雾化吸入似乎更值得推荐。结合GINA指南及本研究结果,静脉使用硫酸镁安全、有效,可应用于重度哮喘病人的临床治疗。目前尚无指南推荐雾化吸入硫酸镁作为哮喘的治疗,结合本研究结果,不推荐临床上雾化吸入硫酸镁治疗儿童哮喘。应着重于对其作用机制进行研究,以更好地指导临床试验中给药剂量和途径的选择。

本指南及2016年版儿童哮喘防治指南推荐,硫酸镁主要作为对常规支气管舒张剂治疗效应不佳的重症哮喘急性发作时的附加治疗,可以通过静脉和吸入两种方式给药。镁通过阻断呼吸道平滑肌细胞的钙离子通道而缓解支气管痉挛,同时可以抑制乙酰胆碱释放至轴突末端来抑制肌纤维的收缩,从而促进支气管舒张效应。镁减少活性氧的产生,稳定T细胞和抑制肥大细胞脱颗粒,减少炎症递质包括组胺、血栓烷和白三烯的释放。而且镁可以刺激一氧化氮(NO)和前列环素的合成,两者共同产生血管平滑肌舒张作用,从而减轻哮喘的严重度。具体用法为:①硫酸镁25~40mg/(kg·d)(≤2g/d),分1~2次,加入10%葡萄糖溶液20ml缓慢静脉滴注(20分钟以上),酌情使用1~3天;②硫酸镁等渗液150mg/次,吸入给药,第1小时内连用3次,仅用于≥2岁儿童危重哮喘发作的附加治疗。不良反应包括一过性面色潮红、恶心,给药期间应密切注意呼吸、血压变化,常常进行心电监护,如过量可用10%葡萄糖酸钙拮抗。

3. 如何应用共识指导临床 共识对支气管舒张剂在支气管哮喘、咳嗽变异性哮喘、毛细支气管炎、支气管肺发育不良、喘息性支气管炎、肺炎、急性喉气管支气管炎以及在支气管舒张试验和诱导痰技术中的应用均做了介绍（详见共识），对临床具有重要的指导价值。

这里对支气管舒张剂在儿童支气管哮喘急性发作治疗中的推荐做一介绍：

哮喘急性发作是儿科的急症，也是儿童死亡的重要原因之一，支气管哮喘急性发作期是指突然发生喘息、咳嗽、气促、胸闷等症状，或原有症状急剧加重。哮喘急性发作常表现为进行性加重的过程，以呼气流量降低为其特征，其起病缓急和病情轻重不一，可在数小时或数天内出现，偶尔可在数分钟内即危及生命，故应对病情及治疗反应做出正确评估，以便给予及时有效的紧急治疗。目前临床医生存在的问题是对于哮喘急性发作期的规范化治疗的重视程度远不如哮喘缓解期规范化治疗的程度。

指南认为，SABA 是目前最有效的缓解气道痉挛药物，是儿童急性哮喘发作的首选药物。如具备雾化给药条件，雾化吸入应为首选。目前临床上可选用沙丁胺醇或特布他林雾化溶液雾化吸入，使用氧驱动（氧气流量 6~8L/min）或空气压缩泵雾化吸入，第 1 小时可每 20 分钟 1 次，以后根据治疗反应逐渐延长给药间隔，从间隔 1~2 小时至间隔 8~12 小时按需重复吸入。每次药物剂量：雾化吸入沙丁胺醇或特布他林 2.5~5.0mg，前者需用生理盐水稀释至 2.0~2.5ml 后雾化，后者可不稀释直接雾化。如不具备雾化吸入条件时，也可选用 SABA 的气雾剂按需吸入（5 岁以下儿童需使用储雾罐装置），每次单剂给药，连用 4 喷，用药间隔与雾化吸入方法相同。快速起效的 LABA（如福莫特罗）因其可起到 SABA 样的效应，故也可作为缓解药物使用，但需要和 ICS 联合使用。目前临床上联合使用的药物有布地奈德 + 福莫特罗、丙酸倍氯米松 / 福莫特罗，作为日常哮喘控制药物使用；当出现哮喘急性发作时，可临时作为缓解药物应用，根据症状增加剂量，但每日最多不超过 4 次；当症状缓解后需恢复至维持剂量。对于中重度哮喘时，SABA 常常与抗胆碱药物联合使用，以增强疗效；对 SABA 治疗反应不佳时应尽早联合使用。哮喘急性发作时，SAMA 雾化吸入治疗不作首选，仅在 SABA 单药治疗效果不佳时，再考虑联合 SAMA 雾化吸入治疗。药物剂量：异丙托溴铵 250~500μg，加入 SABA 溶液中雾化吸入，治疗间隔时间同 SABA。如果无 SAMA 雾化溶液，也可给予 SAMA 气雾剂吸入。目前尚有吸入用复方异丙托溴铵溶液（2.5ml/ 支，相当于含 2.5mg 沙丁胺醇碱、0.5mg 异丙托溴胺），6 个月 ~6 岁每次 1.25ml，6~12 岁每次 1.25~2.5ml，>12 岁每次 2.5ml；需注意，年长儿应用本品时，沙丁胺醇的剂量不足，必要时需考虑补充前者的剂量。硫酸镁静脉使用适于中重度哮喘儿童且已合理使用上述药物疗效不佳者。药物剂量：硫酸镁 25~40mg/（kg · d）加入 10% 葡萄糖溶液 20ml 静脉滴注（不少于 20 分钟），每日 1~2 次，每日总量不超过 2g。给药期间应密切注意呼吸、血压变化，如过量可用 10% 葡萄糖酸钙拮抗。哮喘急性发作时使用上述支气管舒张剂的注意事项：①单独使用疗效欠佳时，需要及时联合雾化吸入糖皮质激素，必要时需全身使用激素；早期给予高剂量 ICS 可能减少全身激素的使用量；②首选雾化吸入 SABA，如果疗效不佳时可联合 SAMA 吸入，如果喘息仍不能有效控制，可在上述吸入基础上，静脉滴注硫酸镁或氨茶碱；③喘息控制不佳的因素很多，不可采用单一增加支气管舒张剂用量的方法；④反复高剂量使用支气管舒张剂时应该密切监测，否则会引起心血管方面的不良反应，需及时行心电图和血电解质等相关检测。

4. 共识中合理用药解析 长效 β_2 受体激动剂（LABA）在儿童支气管哮喘管理过程中的合理使用：支气管哮喘是儿童最常见的慢性呼吸道疾病之一，近年来全球哮喘患病率呈逐年上升趋势。第三次中国城市儿童哮喘流行病学调查显示,我国主要城市城区儿童哮喘总患病率为3.02%,2年现患率为2.32%。哮喘常因变应原接触、感染等诱因而反复发作,因而除急性期缓解治疗外,长期的抗感染治疗即控制药物的使用是哮喘治疗的主要措施。哮喘长期管理中的一线治疗是长期低剂量吸入糖皮质激素,这在国际上已达成共识。然而相当部分的哮喘患儿单纯使用ICS并不能达到良好的哮喘控制,因此目前很多国际性的指南包括GINA及我国2016年儿童哮喘防治指南均推荐联合ICS及LABA。我国第三次中国城市儿童哮喘流行病学调查亦显示大约71.4%(9986例)曾使用过支气管舒张剂。

支气管舒张剂主要作用是扩张支气管,降低气道阻力,缓解喘息症状。根据其起效的快慢可以分为两种治疗模式,即按需使用和规律使用。当喘息症状加重需要快速缓解症状时应该使用快速起效的药物,由于其发作时间并不固定,是根据发作的情况和次数使用药物,即按需使用(短期治疗目标)。预防症状加重或长期控制症状的治疗称为维持治疗(长期治疗目标),维持治疗的次数根据药物在体内存留的时间而定。维持治疗并不需要起效快的药物,但是药物作用时间越长,病人每日使用次数越少,依从性越好。

儿童支气管哮喘长期管理过程中常常使用长效β_2受体激动剂(LABA),长期单独应用LABA单药治疗,可使β_2受体敏感性下调,对短效β_2受体激动剂反应下降,而当ICS联合LABA应用时,可预防β_2受体敏感性下调,减少ICS使用量。本共识建议处于任何控制治疗级别的哮喘患儿均可按需使用SABA以缓解症状。对于需要第3级或以上级别治疗的哮喘儿童(如5岁以上),可以采用低剂量ICS与速效LABA联合制剂,既作为长期控制治疗药物同时也可作为按需缓解治疗药物。两者联合应用具有协同抗感染和平喘作用,可获得相当于(或优于)加倍ICS剂量时的疗效,并可增加患儿的依从性、减少较大剂量ICS的不良反应,尤其适用于中重度哮喘患儿的长期治疗。目前常用药物有布地奈德/福莫特罗、丙酸倍氯米松/福莫特罗。但需注意,任何年龄患儿都不应将吸入型LABA作为单药治疗,只能在使用适量ICS基础上作为联合治疗使用。联合使用ICS和LABA者,减量时应先减少ICS 25%~50%,直至达到最低剂量时才考虑停用LABA。LABA包括沙美特罗和福莫特罗。

因此,鉴于临床有效性和安全性的考虑,LABA必须与ICS联合使用。目前我国现有LABA制剂为干粉,考虑到吸入装置的选用范围,ICS和LABA的联合制剂仅适用于年龄较大的儿童,其中准纳器可用于4岁以上患儿,都保一般要求6岁以上。目前5岁以下儿童使用LABA的安全性与有效性资料有限。如果患儿一天内需要反复多次使用缓解药物以缓解症状,提示可能控制治疗不足,应予以综合评估,判断是否需要升级治疗。

现有有限证据证明,ICS+LABA在改善临床有效率、吸入药物剂量恒定亚组PEF实测值、PEF占预计值百分比改变、夜间症状评分、减少急救药品使用、减少病情加重方面优于单独ICS。

近年来不少维持24小时以上的新型超长效LABA进入临床,主要有茚达特罗(indacaterol)、阿福特罗(arformoterrol)、妥洛特罗(tulobuterol)、卡莫特罗(cm'moterrol)、维兰特罗(vilanterrol)、olodaterrol和GSKl59797等。与维持12小时的LABA比较,维持24小时的LABA在改善气流受限、减少肺容积、缓解呼吸困难、提高生命质量方面都显示出优势。茚达特罗具有起效快(5分钟)和作用时间长(24小时)的特点,其优越性已得到临床循证医学的论证。茚达特罗组FEV_1,谷值较沙美特罗组显著改善(60m1)。茚达特罗的不良反应有低钾血症、血糖升高、QT 间期延长、咳嗽、鼻咽炎、头痛和慢阻肺病情恶化等，这与其他 LAMA 类似，但发生率较低，且多为轻至中度，与沙美特罗、福莫特罗无显著差别。由此可见，支气管舒张剂维持气道开放的时间越长，其改善肺功能、呼吸困难和生命质量的效果越好。目前儿科使用的主要为妥洛特罗（阿米迪），为透皮贴，可经过皮肤吸收，因此可以减轻全身不良反应，每天只需贴敷一次可维持 24 小时，使用方便。最近 Hozawa 等的研究表明，在哮喘治疗中妥洛特罗贴剂对于 ICS 同样具有协同效应。研究人员将 24 例每周都至少有 2 次清晨呼气峰流速（PEF）值低于 80% 预计值的哮喘病人随机分配到对照组及试验组，对照组常规使用 ICS，而试验组除了 ICS 外，还需每晚贴附妥洛特罗贴剂。治疗 4 周后随访，试验组支气管高反应性的改善率以及痰液中嗜酸性粒细胞百分比的下降率明显大于对照组。此外，在同一研究里，研究人员还将 65 例每周至少有 2 次清晨 PEF 值低于 80% 预计值的哮喘病人分配到四个组，分别为 ICS 组、ICS+ 妥洛特罗贴剂组、ICS+ 白三烯受体拮抗剂组、ICS+ 缓释型茶碱组，治疗 4 周后发现 ICS+ 妥洛特罗贴剂组第一秒用力呼气容积以及 PEF 明显高于其他组。有研究表明，在使用 ICS 同时合并使用妥洛特罗贴剂可改善外周小气道功能，重要的是使用妥洛特罗贴剂药物是通过血液在体内分布，能有效到达外周气道，使得外周小气道舒张，从而保证了 ICS 在气道内的充分分布，使得 ICS 效应得到充分发挥。

在支气管哮喘治疗中，根据哮喘分期分级合理使用药物。对既往未经规范治疗的初诊哮喘患儿应首先根据过去 2~4 周日间症状、夜间症状 / 憋醒、应急缓解药的使用情况、活动受限情况和肺功能指标（≥5 岁者）及过去一年急性严重发作情况分为间歇状态、轻度持续、中度持续与重度持续，分别选择不同的控制药物。对间歇状态患儿可不常规使用控制药物。对多数病人推荐使用低剂量 ICS 或 LTRA，治疗无效者或中度持续以上者可使用 ICS+LABA，也可使用双倍剂量 ICS 或 ICS+LTRA。多数指南推荐 ICS 作为首选，如 2011 年 GINA、2007 年美国哮喘教育与预防计划（NAEPP）。有的指南认为 ICS 和 LTRA 处于同等地位，如 2008 年儿童哮喘诊治欧美共识报告（PRACTALL）和 2006 年澳大利亚哮喘手册（AAMH）。少数指南如 2008 年日本儿童哮喘指南（JGCA）则认为 5 岁以下首选 LTRA。虽然在直接比较中 ICS 多优于 LTRA，但部分患儿对 LTRA 的反应更好，尤其是年幼儿童及非特应性患儿，而且 LTRA 在安全性、方便程度及家长患儿的接受度方面优于 ICS。药物基因学是通过遗传学检测了解不同哮喘病人的基因型，并探讨其对药物作用的影响，不同基因型个体对药物反应的差异，从而为临床合理用药提供理论依据。目前哮喘药物基因研究主要涉及吸入 β_2 肾上腺素受体激动剂、ICS 和白三烯调节剂。遗传因素是药物反应个体差异的基础。在 Lemanske 等的随机双盲三阶段交叉设计研究中，黑色人种患儿对低剂量 ICS+LABA 或加倍 ICS 剂量两种治疗方法的反应相似，均明显优于低剂量 ICS+LTRA；但白色人种患儿对低剂量 ICS+LABA 的反应明显优于其他两种治疗方法，包括黄色人种在内的其他人群则对低剂量 ICS+LTRA 具有更好的治疗反应。不同种族人群的基因研究显示，美国黑色人种相比高加索人，在使用沙美特罗后，发生呼吸道相关和哮喘相关的死亡危险更大。Israel 等在一项基因分层、随机、安慰剂对照的前瞻性研究中发现，β_2-AR 的基因多态性影响了哮喘病人对短效 β_2 受体激动剂（SABA）的治疗反应，建议对于 Arg/Arg 基因型的病人避免使用沙丁胺醇。在大规模的临床随机对照研究中，对于儿童支气管哮喘（简称哮喘）的第 3 级治疗，吸入性糖皮质激素（ICS）联合长效 β_2 受体激动剂（LABA）的疗效优于 ICS 联合白三烯受体拮抗剂（LTRA）。涉及白三烯调节剂的基因包括 $ALOX_5$、LTC_4S、$CYSLTl$、$MRPl$、OA_7P_{281}，涉及激素治疗的基因包括 *CRItRl*、TXB_{21}、NK_2R、*STIP*、*DUSPl*、$FCER_2$、*GLCCl* 等，但是在临床实践中，哮喘儿童对上述治疗的反应差异很大，约 15% 的哮喘患儿有 β_2 受体精氨酸 -16 基因型，他们对 IABA 治疗的反应非常糟糕，甚至加重病情。国内一项研究比较 ICS+LABA 和 ICS+LTRA 对有 β_2 受体精氨酸 -16 基因型哮喘儿童的疗效。对于有 β_2 受体精氨酸 -16 基因型哮喘儿童，孟鲁司特钠比沙美特罗更适合作为其二线治疗。杨珍等研究发现，β_2-AR 基因 16 位点和 27 位点的多态性可能和汉族儿童哮喘发病有关；β_2-AR 基因 164 位点的基因多态性和哮喘无关，β_2-AR 基因 16 位点和 27 位点的多态性不影响哮喘患儿 LABA 治疗的疗效。随着临床研究的不断积累及基因技术的普及、相关费用的降低，药物基因学在哮喘控制药物的选择中可能发挥起越来越重要的作用，具有广阔的应用前景。

三、常见临床问题解析

目前对于儿童呼吸道疾病治疗的常用给药方法有吸入、口服、静脉、透皮等，其中吸入治疗是局部气道用药，作用直接高效、起效迅速、药物负荷小、不良反应少，为安全有效的主要治疗方法。吸入给药是急性喘息儿童首选给药方法。吸入治疗可以选择雾化液或压力定量气雾剂（pressurized metered-dose inhaler，pMDI）、干粉吸入剂（dry powder inhalers，DPI）等药物。研究表明，在急性喘息治疗中，雾化吸入治疗对患儿主动配合程度的要求低、药物微粒在气道的分布更佳，比气雾剂疗效更好。目前主要的雾化吸入装置有小容量射流雾化器（small volume nebulizer，SVN）、滤网式（mesh）雾化器和超声雾化器（ultrasonic nebulizer，USN）三种，三者各有优缺点，其中 SVN 在临床中最常用，普通 USN 不适用于儿童急性喘息的治疗。急性喘息病人雾化吸入支气管舒张剂治疗，可采用氧气驱动进行雾化，既可以提高疗效，又能保证氧供，氧流量应该达到 6~8L/min。第 1 小时可每 20 分钟吸入 1 次，连用 3 次，以后根据病情每 1~4 小时可重复吸入。pMDI 加储雾罐吸入支气管舒张剂的方法也可以缓解急性喘息症状。如使用沙丁胺醇气雾剂通过储雾罐单次喷吸，连续喷吸 2~6 喷，第 1 小时可 20 分钟 1 次，连用 3 次，以后根据病情每 1~4 小时可重复使用，临床疗效与雾化吸入治疗相似。有报道 pMDI 加储雾罐吸入 6 喷沙丁胺醇的疗效相当于雾化吸入 2.5mg 沙丁胺醇溶液。DPI 不推荐用于学龄前儿童急性喘息的缓解治疗。

不同吸入装置的特点及使用方法见表 7。

表 7　常用吸入装置比较

吸入装置	适用范围	限制	使用注意
雾化器	各年龄段，用于不能正确掌握定量吸入器、严重气促无法做深吸气的病人		
定量吸入器	≥6~7 岁	特别强调正确掌握吸入技术，婴幼儿较难完成吸气和喷药动作的协调	吸药后必须漱口
定量吸入器 + 储雾罐	>4 岁	贮雾罐携带不方便，不能一次喷入多剂量药物	吸药后必须漱口
干粉剂	>5 岁		吸药后必须漱口

1. 压力定量气雾吸入器(pressurized metered-doseinhaler,pMDI) pMDI是目前临床应用最广的一种吸入装置。由pMDI释出的药物通常呈悬液状,药物溶解或悬浮于液态的助推剂中,通过一个定量阀门与定量室相通并经喷管喷出,距喷口10cm处的微粒直径为1.4~4.3μm。临床常用药物有沙丁胺醇气雾剂("万托林")、丙酸氟替卡松(辅舒酮)等。使用方法:①吸入前振摇(因组分间密度相差大,静置后易分层);②深呼气至残气位;③保持喷嘴在下的垂直位(定量腔位于装置底部),置喷嘴于口内、双唇包紧;④在深、缓吸气的同时揿压pMDI,使药雾喷出;⑤吸气后屏气5~10秒;⑥休息3分钟后可进行下一次吸入。pMDI便于携带、作用快捷、给药量固定,是多剂量装置,保养简单。传统的pMDI以氟里昂为推进剂,现已逐步被环保的氢氟烷(hydrofluoroalkanes)取代。pMDI的缺点是不能提示剩余药量,紧急情况下可能延误抢救。国内、外的研究均表明,病人使用pMDI时的错误要多于其他吸入装置,主要是因为pMDI需要在药物释放与吸气动作之间保持良好的同步协调性。

此外,pMDI产生的药物气溶胶的动能较大、在口腔和咽喉部发生惯性嵌顿的比例较高,吸气流速 <30L/min时会影响药物的有效吸入,使得只有10%左右沉积在下呼吸道。

2. MDI加储雾罐 针对pMDI的不足而加用储雾罐作为辅助工具。储雾罐由吸入器接口、罐体、单向瓣膜和吸口组成。储雾罐增加了pMDI喷嘴和口腔的距离,将药物先释入储雾罐有减缓药物流速和使药雾颗粒变小的作用。吸气时储雾罐内塞片开放、外塞片关闭吸入药液,呼气时外塞片开放、内塞片关闭,人气体被排出罐外,而药物悬浮在储雾罐中。使用方法:①将摇匀后的pMDI喷嘴插入储雾罐;②病人口含储雾罐吸嘴,揿压pMDI释放药液;③深、慢呼吸4~5次或连续吸入30秒以上;④间隔2~3分钟后可进行下一次用药。加用储雾罐后的pMDI对病人吸药的协同性要求较低,适用范围大并减少了推进剂等产生的气道应激反应。此外,因储雾罐提供了药物储存空间,有30%~70%的药物留存在储雾罐内,这些药物可以任何吸气流速持续吸药数次,吸入肺部的药物量增加到33%,较常规pMDI提高近1倍,同时也减少了口咽部的药物留存量。与塑料储雾罐相比,金属储雾罐受静电影响小,能保证吸入的药量。但储雾罐携带不便、成本增加,应用受到一定限制。

3. 干粉吸入器(dry powder inhaler,DPI) DPI与pMDI的根本差异在于,前者通过主动吸气的动能分散药雾微粒,微粒流速与吸气流速相吻合;微粒以干粉形态释出,较pMDI更稳定且没有气流对咽部的强烈刺激,携带方便、使用快捷,没有推进剂、不需手动触发和吸气配合等。多剂量DPI临床上常用的有Tuberhaler("都保")、Diskus("准纳器")和主动式DPI等,药物单独包装并密封、性质稳定。"准纳器"和主动式DPI均有计数窗,可准确提示剩余药量,便于依从性管理。应注意的是,将药物吸入至下气道的量在DPI和pMDI间可能有较明显的差异,故在转用吸入装置时可能要对剂量做适当调整。水溶性药物及含吸湿性赋形剂如乳糖等的干粉剂需避免潮湿,不可用湿布擦拭吸嘴。DPI的药物微粒较小,部分病人会因吸入后无明显气道反应而误认为装置损害或无效、进而自行停药。对此,医师需提前告知病人,避免药物浪费。

4. 雾化器(nebulizer) 雾化器为所有吸入装置中对病人配合要求最低的一种装置,可以平静呼吸吸药,药液不含刺激物。由于释出的药雾微粒较小、药雾沉积时间长,药物在肺内的分布较均衡,适合 <5岁儿童、使用pMDI有困难、严重哮喘发作期或有严重肺功能损害的缓解期病人使用。其中喷射式雾化器(小容量射流雾化器)在儿童使用最广。以压缩空气或氧气为动力,高速气流通过喷嘴在其周围产生负压、使贮液罐中的药液卷入高速气流并

被粉碎成大小不一的雾滴,雾滴微粒的直径为2~4μm,肺内沉积率为10%。使用方法:①用清洁的针筒或吸管将药液注入雾化器中,再用清水冲洗针管或吸管后量取适量的稀释液并同置于雾化器中,使总容量为2~4ml;②盖好雾化器、接上咬嘴或面罩;③用塑料管将雾化器接驳至压缩气泵、压力循环通气机或氧气瓶;④开通动力装置,气流量一般以5~6L/min为宜;⑤气雾开始出现时把咬嘴放入口中或将面罩覆盖面部,在安静状态下吸入气流,期间做间歇深吸气,呼气前屏气1~2秒以利药物在肺部沉积;⑥必须在溶液完全雾化后才能停止吸药,关上电源或阀门,清洗雾化设备;⑦用水漱口、洗脸。

注意事项:吸入药物治疗时的某些不良反应如与吸入糖皮质激素相关的口咽部真菌感染、声音嘶哑和吸药时的咳嗽反射等可以通过改变吸入装置而减轻;用pMDI吸药者最好加用储雾罐、特别是在需长期吸入较大剂量的糖皮质激素时必须使用储雾罐。不过,由于吸药方式不同,使用DPI的上述不良反应发生率较低。最重要的是,无论使用何种吸入装置,每次吸入支气管舒张剂及糖皮质激素后都要及时漱口,以清除口咽部沉积的药物。

四、典型病例分享及解析

患儿,男性,15个月。

主诉:咳嗽1天,加重伴喘息发热半天。

现病史:患儿1天前无明显诱因出现咳嗽,呈阵发性咳,伴咳痰不畅,半天来出现发热,体温最高38.3℃,伴喘急、气促,无发绀等情况,今日于笔者医院门诊就诊,查血常规WBC 13.51×10^9/L,RBC4.85×10^{12}/L,N 74.6%,L 19.1%,HB 122g/L,PLT 193×10^9/L,CRP12mg/L。胸片:两肺纹理模糊,双侧肺野散在小斑片影,影像诊断为“支气管肺炎”,为进一步诊治,拟“支气管肺炎”收治入笔者医院。患儿自发病以来,精神、反应可,睡眠欠佳,胃纳欠佳,二便可。

既往史:否认肝炎、结核等传染病史。否认手术、外伤史及输血史。否认药物过敏史,无食物过敏史。常规预防接种史。6个月起有喘息发作,近半年喘息发作3次,吸入支气管舒张剂可缓解。出生后2个月起有特应性皮炎史。

个人史:G_1P_1,足月顺产,出生体重3600g,否认窒息抢救史,生后混合喂养,及时添加辅食,生长发育同其他正常同龄儿童,否认疫水疫地接触史。

父:33岁,职业:职员,体健;母:33岁,职业:职员,体健。否认家族遗传性病史,否认近亲婚配史。

入院体格检查:T:37.8℃,P:160次/分,R:60次/分,W:14.5kg。神志清楚,稍烦躁、不能平卧、口唇微绀。体表淋巴结未触及肿大。头颅完整无畸形,双眼睑无水肿,结膜无充血、水肿,眼球运动可,双侧瞳孔等大等圆,直径0.3cm,对光反射正常,眼眶无凹陷,哭时有泪。耳廓无畸形,外耳道无流脓。鼻外形无异常,外鼻道无异常分泌物。咽红,双侧扁桃体未及肿大。颈部无抵抗,气管居中,甲状腺未触及。胸廓无畸形,吸凹(+),双肺呼吸音粗,可闻及明显湿啰音,伴呼气延长,哮鸣音较弱。心前区无异常隆起,心尖搏动正常,心律齐,心率160次/分,心音有力,各瓣膜听诊区未闻及杂音。全腹平软,未见肠型、蠕动波,无肌卫,无反跳痛,未触及包块。肝脾未及肿大,移动性浊音(-),肠鸣音正常。肛门、生殖器未查。脊柱未见异常。双下肢未见水肿。四肢肌力、肌张力正常对称。正常生理反射存在,病理反射未引出。

入院时实验室检测：血气分析：BE（B）：-2.9（mmol/L），实际碳酸氢根：19.9（mmol/L），乳酸：1.4（mmol/L），二氧化碳分压：33.5（mmHg），pH：7.44，氧分压：57（mmHg），氧饱和度：90.9%，血气分析提示患儿低氧血症。生化电解质：钾 4.23mmol/L，钠 135.00mmol/L，氯 102.00mmol/L；钙测定（比色法）：钙 2.36mmol/L；间接胆红素 5.60μmol/L，尿素氮 4.38mmol/L，白蛋白 46.40g/L，血糖 5.25mmol/L，总蛋白 65.60g/L，总胆红素 6.90μmol/L，直接胆红素 1.3μmol/L，肌酐 23.40μmol/L，天冬氨酸氨基转移酶 40.90U/L，丙氨酸氨基转移酶 19.3U/L，肌酸激酶 128.0U/L，乳酸脱氢酶 229.00U/L，碱性磷酸酶 320.00U/L，γ谷氨酰转肽酶 10.3U/L，尿酸 271.00μmol/L。免疫球蛋白组套：免疫球蛋白 A 1.23g/L，免疫球蛋白 E 217.05IU/ml，免疫球蛋白 G 5.92g/L，免疫球蛋白 M 0.89g/L。

入院诊断：支气管哮喘急性发作、重度哮喘，呼吸衰竭（Ⅰ型），支气管肺炎。

诊断依据：支气管哮喘急性发作、重度哮喘，呼吸衰竭（Ⅰ型）：患儿 6 个月起有喘息发作，近半年喘息发作 3 次，吸入支气管舒张剂可缓解。出生后 2 个月起有特应性皮炎史。本次发病有喘息，气促，略烦躁，吸凹（+），口唇微绀，肺部闻及哮鸣音伴呼气延长，哮鸣音有减弱，心率明显增快，经皮氧饱和度小于 92%，血气分析提示低氧血症，故诊断本病。

支气管肺炎：患儿“咳嗽 1 天，加重伴喘息发热半天”入院。查体双肺呼吸音粗，可闻及明显湿啰音。胸片示两肺纹理模糊，双侧肺野散在斑片影，结合患儿临床症状及辅助检查结果，故诊断明确。

鉴别诊断：需要与异物、先天性气道畸形、先天性喉喘鸣、支气管淋巴结结核、胃食管反流、气道周围肿瘤、原发性纤毛运动障碍等相鉴别。

入院处理：处理流程参考图 8。

一般处理：包括予一级护理，心电监护，吸氧，记 24 小时出入量。予优立新抗感染治疗。

针对哮喘急性发作的处理：特布他林 2.5mg、异丙托溴铵 250μg、布地奈德悬液 1mg 1 小时雾化 3 次，20 分钟 / 次，连续雾化 3 次，甲泼尼龙琥珀酸钠 1mg/（k·d）静脉滴注，同时行血气分析、心肌损伤标记物、肠道病毒 EV_{71} 等检查。

入院 1 小时评估：入院后经上述三联雾化 3 次、吸氧后，甲泼尼龙琥珀酸钠静滴结束后进行评估。患儿心电监护下心率：168 次 / 分，氧饱和度 93%，RR：60 次 / 分，吸凹（+），患儿神志清楚，稍烦躁，双肺呼吸音粗，可及细湿啰音及哮鸣音，哮鸣音仍然较弱。复查血气分析提示：动脉血钠 136.0mmol/L；动脉血钾 3.5mmol/L；乳酸 1.80mmol/L；pH 7.42，二氧化碳分压 32.00mmHg，氧分压 77.00mmHg，二氧化碳总量 21.80mmol/L，BEecf-3.70mmol/L，BE（B）-3.0mmol/L，实际碳酸氢根 20.8mmol/L，标准碳酸氢根 22.60mmol/L，氧饱和度 94.0%；仍然提示低氧血症。故继续予以鼻导管吸氧、心电监护，同时予硫酸镁静脉滴注，硫酸镁 25~40mg/（kg·d）（≤2g/d），分 1~2 次，加入 10% 葡萄糖溶液 20ml 缓慢静脉滴注（20 分钟以上）。连用 3 天。

1~2 小时后再评估：患儿心电监护下心率 138 次 / 分，经皮氧饱和度 94% 以上，RR 48 次 / 分，吸凹（+）；查体：患儿精神反应可，仍稍烦躁，双肺呼吸音粗，可及细湿啰音及哮鸣音，哮鸣音较前明显。复查血气分析：钙测定（动脉血）：游离钙 1.13mmol/L；动脉血钠 139.0mmol/L；动脉血钾 3.6mmol/L；乳酸 1.90mmol/L；pH 7.41，二氧化碳分压 36.00mmHg，氧分压 88.00mmHg，二氧化碳总量 22.50mmol/L，BEecf-3.50mmol/L，BE（B）-3.3mmol/L，实际碳酸氢根 21.8mmol/L，标准碳酸氢根 21.60mmol/L，氧饱和度 97.0%，较前好转。

初始评估
病史、体格与辅助检查(听诊、辅助呼吸肌活动或三凹征、心率、血氧饱和度、PEF或FEV_1重症患儿测动脉血气以及其他必要的检查)
初始治疗
氧疗使血氧饱和度＞0.94
雾化(或pMDI+储雾罐)吸入速效$β_2$受体激动剂，1 h内每20分钟1次×3次(可联合使用抗胆碱能药物/高剂量ICS)
无即刻反应，或患儿近期口服糖皮质激素，或为严重发作，则给予全身性糖皮质激素
禁用镇静剂
重新评估
体检、血氧饱和度、PEF或PEV_1、其他必要检查
轻度和中度
PEF>预计值或个人最佳值的60%
体格检查：中度症状，辅助呼吸肌活动和三凹征
治疗
氧疗
每1~4小时联合雾化吸入速效$β_2$受体激动剂和抗胆碱能药物
重复使用ICS
如有改善，继续治疗1~3 h
重度和危重度
病史：高危患儿
体格检查：在休息时出现重度症状，三凹征明显
PEF≤预计值或个人最佳值的60%
初始治疗后无改善
治疗
氧疗
联合雾化吸入$β_2$受体激动剂和抗胆碱能药物
使用全身性糖皮质激素
静脉硫酸镁
静脉茶碱类药
疗效良好
末次治疗后症状缓解持续60 min以上
体格检查：正常
PEF≥70%
无呼吸窘迫
血氧饱和度＞0.94
1~2 h内疗效不完全
病史：高危患儿
体格检查：轻至中度症状
PEF<70%
血氧饱和度改善不明显
病情进行性加重
病史：高危患儿
体格检查：重度症状、嗜睡、烦躁、意识模糊
PEF<33%
$PaCO_2$>6 kPa
PaO_2<8 kPa(吸空气时)
回家处理
减少按需吸入$β_2$受体激动剂的使用频度
吸入糖皮质激素
部分病例可短期给予口服糖皮质激素
教育患儿：
正确用药
认真执行诊疗计划
定期随访治疗
收住院
氧疗
吸入$β_2$受体激动剂+抗胆碱能药物
全身性糖皮质激素
静脉硫酸镁
静脉茶碱类药物
监测PEF、血氧饱和度、脉搏及茶碱血药浓度
收住重症监护病房
氧疗
每1~4小时吸入$β_2$受体激动剂
吸入抗胆碱能药物
全身性糖皮质激素
静脉硫酸镁
静脉茶碱类药物
考虑静脉使用$β_2$受体激动剂
考虑气管插管和机械通气
缓解
病情加重
出院
如PEF≥预计值或个人最佳值的70%，维持用口服/吸入型药物
缓解

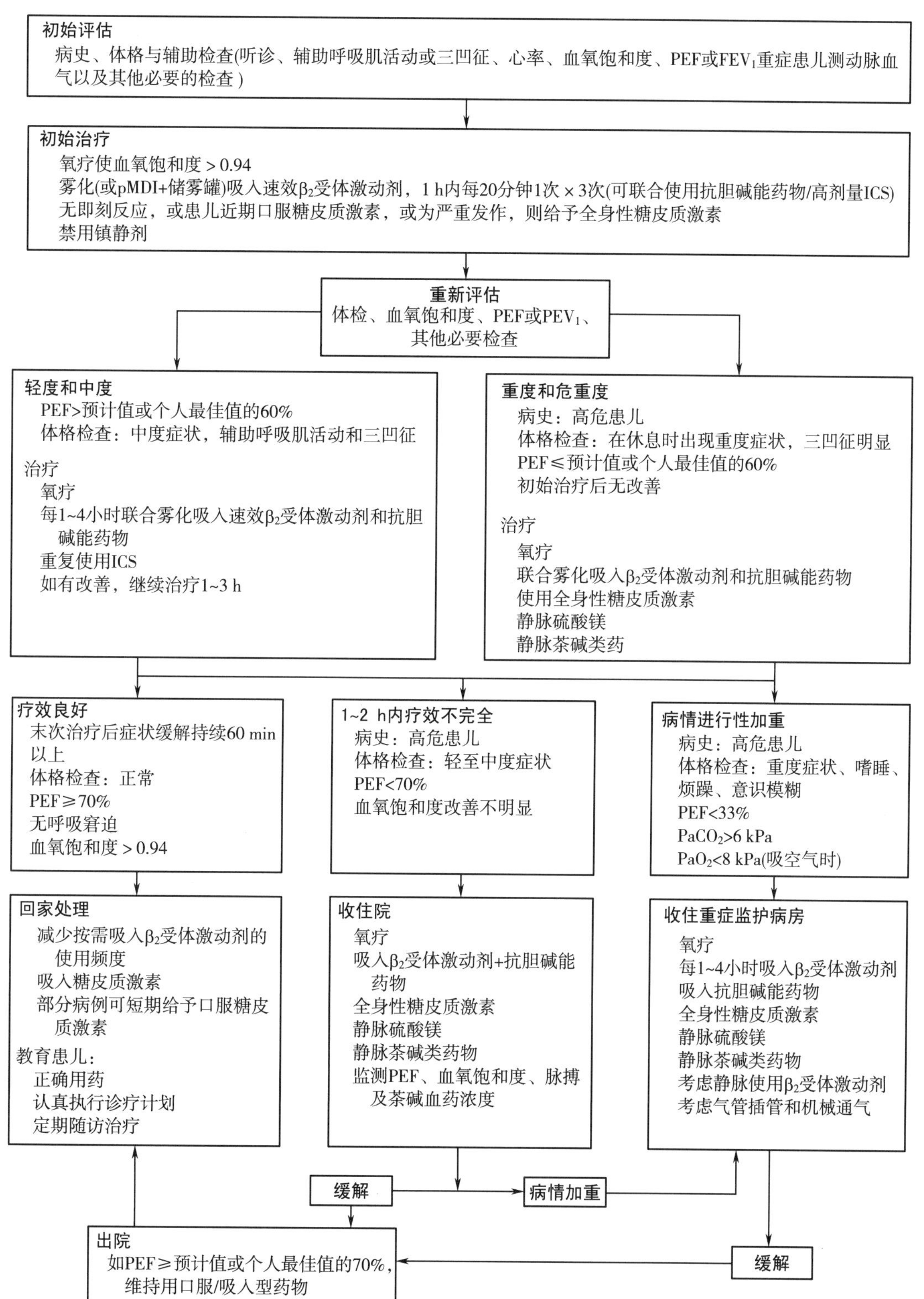

PEF:最大呼气峰流量；FEV_1:第一秒用力呼气量；pMDI：压力型定量气雾剂；ICS：吸入性糖皮质激素

图 8　儿童支气管哮喘急性发作处理流程

进一步处理：经上述处理，患儿心电监护下心率较前下降，维持在125~145次/分，呼吸频率35~42次/分，呼吸困难较前明显好转，但仍有轻度吸凹，继续予以特布他林2.5mg加异丙托溴铵250μg雾化q6h、布地奈德悬液1mg加入上述悬液q8h同时雾化，甲泼尼龙琥珀酸钠1mg/(kg.d)静脉滴注治疗3天，硫酸镁静脉滴注治疗两天。3天后病情稳定出院继续雾化治疗一周，门诊随访。

解析：对于哮喘急性发作成功的治疗包括正确评估病情和初始治疗后及时评估治疗反应。我国2016年儿童哮喘防治指南指出（表8）：小于6岁儿童哮喘急性发作期根据精神意识、讲话方式、血氧饱和度、脉率、发绀、哮鸣音等分为轻、重度。针对于不同程度的哮喘急性发作有着不同的初始治疗方案，急性发作处理流程见图8。临床医生要重视初始的病情评估，正确评估病情是初始治疗的前提，是制定正确合理的治疗方案的主要依据，尤其是对于重度急性哮喘发作，及时辨别、正确处理，利于减少并发症，降低病死率。不正确的病情评估会导致处理不当，若是未及时辨别重度及极重度哮喘发作者将延误病情，增加住院率及病死率；但对于评估过重者则增加不必要的用药，使病人暴露于不必要的药物不良反应中，且浪费医疗资源。病情评估是一个动态的过程，治疗后的评估、动态监测患儿对治疗的反应也是非常重要的。对治疗效果不佳的哮喘急性发作，尤其应注意评估和鉴别诊断，排除支气管异物及塑性支气管等。

表8　小于6岁儿童哮喘急性发作严重度分级

症状	轻度	重度[c]
精神意识改变	无	焦虑、烦躁、嗜睡或意识不清
血氧饱和度（治疗前）[a]	≥0.92	<0.92
讲话方式[b]	能成句	说单字
脉率（次/分）	<100	>200（0~3岁） >180（4~5岁）
发绀	无	可能存在
哮鸣音	存在	减弱、甚至消失

注：[a] 血氧饱和度是指在吸氧和支气管舒张剂治疗前的测得值；[b] 需要考虑儿童的正常语言发育过程；[c] 判断重度发作时，只要存在一项就可归入该等级

支气管哮喘急性发作药物选择：急性发作的主要药物是吸入速效支气管舒张剂和联用抗胆碱能药物、ICS及全身用糖皮质激素（SCS）。吸入速效支气管舒张剂可快速缓解气道阻塞及相关哮喘急性发作症状。SCS可有效抑制气道炎症，加强和维持支气管舒张剂的疗效，并有效防止哮喘的再次恶化或加重，在治疗中-重度哮喘急性发作中发挥重要作用。但过度依赖支气管舒张剂而没有同时针对气道炎症给予有效抗感染治疗是导致哮喘病人住院甚至不必要死亡的主要原因之一，指南同时强调，对于中重度哮喘急性发作，在使用速效支气管舒张剂的同时联用SCS。支气管舒张剂（β_2受体激动剂、M胆碱受体拮抗剂）是中重度哮喘急性发作期首选的雾化治疗药物。但病人β_2受体基因存在多态性，对β_2受体激动剂治疗反应不同，故部分重度急性发作患儿可能单纯使用支气管舒张剂治疗不能及时缓解其气流受阻。吸入皮质激素作为慢性控制哮喘患儿呼吸道炎症的首选药物，在急性发作期同

样重要。我国一项5~15岁哮喘中重度急性发作患儿的前瞻性、随机、双盲、安慰剂平行对照研究中发现，与吸入支气管舒张剂组病例相比，支气管舒张剂联合吸入激素治疗组临床评分下降更显著、FEV_1改善更多、完全缓解率更高、全身激素使用率更低、住院率更低，说明中重度急性发作时，高剂量、多次雾化吸入激素与速效支气管舒张剂，比单纯吸入支气管舒张剂对缓解病情更有效。国外随机对照临床研究还证实，在急性发作期使用日常吸入激素的2、4、8倍剂量治疗可有效改善症状评分，但该研究未发现吸入高剂量激素可减少全身激素的使用。

本共识及2016年出版的儿童哮喘诊断及防治指南指出初始治疗如下：急性发作：雾化吸入速效β_2受体激动剂，使用氧驱动（氧气流量6~8L/min）或空气压缩泵雾化吸入，第1小时可每20分钟1次，以后根据治疗反应逐渐延长给药间隔，从间隔1~2小时至间隔8~12小时按需重复吸入。对于中度以上急性发作，在吸入速效β_2受体激动剂的基础上，同时给予吸氧治疗。对于中重度哮喘时，SABA常常与抗胆碱药物联合使用，以增强疗效；对SABA治疗反应不佳时应尽早联合使用。哮喘急性发作时，SAMA雾化吸入治疗不作首选，仅在SABA单药治疗效果不佳或者中重度时，再考虑联合SAMA雾化吸入治疗。药物剂量：异丙托溴铵250~500μg，加入SABA溶液中雾化吸入，治疗间隔时间同SABA。初始治疗后应评估治疗反应，患儿的治疗反应是制定下一步治疗方案的关键。很多中重度哮喘发作的儿童，经雾化吸入支气管扩张剂后临床症状及各项检查指标，包括：辅助呼吸肌参与呼吸情况、听诊、呼吸频率、心率、肺功能（PEF或FEV_1）、血氧饱和度、动脉血气分析等得到明显改善，此类患儿对支气管扩张剂反应良好，无需加用其他抗哮喘药物。对于初始治疗后病情评估提示治疗效果不佳，甚至病情评估加重者，应考虑联合其他治疗方案：如静脉应用糖皮质激素、硫酸镁等。治疗1~2小时内再重新评估，若临床症状无改善，出现下列指征：持续严重的呼吸困难；呼吸音减低到几乎听不到哮鸣音及呼吸音；因过度通气和呼吸肌疲劳而使胸廓运动受限；意识障碍；烦躁或抑制，甚至昏迷；吸氧状态下发绀进一步加重；$PaCO_2 \geq 65mmHg$，应考虑机械通气治疗。

总之，哮喘急性发作时使用上述支气管舒张剂的注意事项：①单独使用疗效欠佳时，需要及时联合雾化吸入糖皮质激素，必要时需全身使用激素；早期给予高剂量ICS可能减少全身激素的使用量；②首选雾化吸入SABA，如果疗效不佳时可联合SAMA吸入，如果喘息仍不能有效控制，可在上述吸入基础上，静脉滴注硫酸镁或氨茶碱；③喘息控制不佳的因素很多，不可采用单一增加支气管舒张剂用量的方法；④反复高剂量使用支气管舒张剂时应该密切监测，否则会引起心血管方面的不良反应，需及时行心电图和血电解质等相关检测。

肺炎对哮喘急性发作的影响及抗感染治疗的重要性：哮喘急性发作是儿科常见住院病种之一。哮喘急性发作诱因包括：过敏原、呼吸道感染、气候、运动、被动吸烟、药物、情绪激动及不规律用药。其中呼吸道感染是儿童各年龄组支气管哮喘急性发作的首要原因，国内许巍等研究发现，哮喘急性发作住院患儿中其中41.1%（88/214例）伴有肺炎，而且伴有肺炎的哮喘急性发作患儿全身激素使用比例显著增加，需要机械通气的危重症比例增高，住院时间长、费用高。提示下呼吸道感染可加重哮喘急性发作期气流受限程度，需要积极联合治疗。感染是激发哮喘炎性反应并引起症状反复的主要诱因。人类鼻病毒、呼吸道合胞病毒和流感病毒最常见；其次为细菌、支原体、衣原体等病原。病原学特点随季节和病人年龄变化存在分布差异。既往已有研究证实支原体感染与哮喘急性发作的相关性。经验性和（或）

根据病原学给予针对性抗感染药物，是社区获得性呼吸道感染治疗的重要环节。

（周小建　洪建国）

● 参考文献

[1] 申昆玲，邓力，李云珠，洪建国，等．支气管舒张剂在儿童呼吸道常见疾病中应用的专家共识．临床儿科杂志，2015，33（4）：373-378.

[2] 陈志敏．儿童支气管哮喘控制药物的个体化选择．中华实用儿科临床杂志，2013，28（4）：246-249.

[3] 向莉，许巍，姚瑶，等．儿童哮喘国际共识．中华实用儿科临床杂志，2014，29（1）：67-76.

[4] 许巍，向莉，申昆玲．中重度支气管哮喘急性发作学龄期儿童的临床特征．中华实用儿科临床杂志，2015，30（21）：1630-1632.

[5] 王慧，代继宏．雾化吸入硫酸镁治疗儿童哮喘的进展．儿科药学杂志，2012，18（10）：51-54.

[6] 马卓，冯婉玉，史录文．硫酸镁治疗儿童哮喘急性发作的系统评价．中国药物应用与监测，2014，11（3）：138-141.

[7] 洪建国，李臻．透皮吸收型 β_2 受体激动剂在小儿喘息性疾病中的临床应用．中华儿科杂志，2013，51（2）：106-108.

[8] 杨珍，张皓，王薇，等．儿童 β_2- 肾上腺素能受体基因多态性与哮喘及吸入治疗疗效的关系．临床儿科杂志，2012，30（8）：739-743.

[9] 陈聆，程齐俭，万欢英．哮喘吸入治疗药物的吸入装置及其使用．上海医药，2014，35（5）：23-26.

[10] 陈爱欢，陈荣昌，湛洁谊，等．雾化吸入高剂量糖皮质激素对儿童中重度支气管哮喘急性发作的疗效．中华呼吸与结核杂志，2012，35（4）：269-274.

[11] 刘丽，鲁继荣，程航．儿童哮喘急性发作需注意的几个问题．中华临床医师杂志（电子版），2013，7（13）：5746-5747.

[12] 中华医学会儿科学分会呼吸学组，《中华儿科杂志》编辑委员会．儿童支气管哮喘诊断与防治指南（2016 年版）．中华儿科杂志，2016，54（3）：167-181.

《糖皮质激素雾化吸入疗法在儿科应用的专家共识（2014修订版）》解读

共识摘要：

吸入型糖皮质激素是目前治疗慢性气道炎症常用、有效的药物。糖皮质激素雾化吸入疗法也已成为呼吸道疾病的常规治疗手段之一。但医务人员对糖皮质激素雾化吸入疗法认识不足。

专家共识对吸入糖皮质激素吸入疗法及常用给药技术、吸入糖皮质激素的疗效和安全性、糖皮质激素雾化吸入疗法在儿科疾病中的应用及家庭雾化吸入糖皮质激素的应用和管理等进行详尽的介绍。

适用范围：

从事儿科工作的医务人员，应全面了解、正确掌握糖皮质激素雾化吸入疗法。

原文出处：

临床儿科杂志，2014，32(6):504-511.[1]

一、共识知识要点

雾化吸入糖皮质激素是治疗儿童慢性气道炎症的常用及有效药物。本解读将对儿童雾化吸入糖皮质激素的给药技术、雾化吸入糖皮质激素的优势、疗效和安全性、雾化吸入糖皮质激素疗法在儿科呼吸系统疾病中的具体应用、家庭雾化吸入的应用和管理等进行了解读，以便使儿科医生能更好的理解及正确应用专家共识。

二、共识解读内容

1. 共识学习要点及针对性解决问题——糖皮质激素的雾化吸入疗法

（1）关于雾化微粒：采用吸入疗法时，药物以气溶胶的形式输出，随呼吸气流进入体内。其中，直径1~5μm的药雾微粒最为适宜，>5μm的微粒绝大多数被截留在口咽部，最终经吞咽进入体内；而<0.5μm的微粒虽能达到下呼吸道，但在潮气呼吸时，90%药雾微粒又可随呼气排出体外[2]。吸入药雾微粒的形态也影响药物在气道内的分布，如雾化吸入布地奈德混悬液时，输出的药雾微粒呈不规则形状，更容易在下呼吸道内分布[3]。

（2）糖皮质激素雾化吸入疗法的特点及优势：与气雾剂、气雾剂+储雾罐及干粉剂吸入相比，雾化吸入的优势是：对病人协同性无要求；潮式呼吸即有效；可使用高剂量；可调整剂量；可同时辅助供氧；可实现联合药物治疗（若药物之间无配伍禁忌）[4]。有对比研究显示，在 154 例 1~6 岁的哮喘患儿中,雾化吸入装置使用正确率最高[5]。雾化吸入糖皮质激素的不良反应很少,在医生指导下使用具有良好的安全性。

2. 共识针对疾病的诊疗进展 / 药物治疗进展

(1) 支气管哮喘:在治疗哮喘急性发作时,使用支气管舒张剂联合吸入高剂量糖皮质激素,比单用支气管舒张剂能更有效控制急性症状[6]。轻度哮喘急性发作时,在吸入速效 β_2 受体激动剂的基础上联用雾化吸入高剂量布地奈德混悬液(1mg)作为起始治疗,能更快速有效缓解急性期症状。我国 2016 版《儿童支气管哮喘诊断与防治指南》指出[7]:早期应用大剂量吸入糖皮质激素可能有助于哮喘急性发作的控制。关于雾化吸入糖皮质激素的具体使用方法为:可选用雾化吸入布地奈德悬液 1mg/ 次,或丙酸倍氯米松混悬液 0.8mg/ 次,每 6~8 小时 1 次。但病情严重时不能以吸入治疗替代全身糖皮质激素治疗,以免延误病情。

急性期获得控制后进入长期控制治疗阶段,雾化吸入要求病人主动配合程度最低,因此哮喘儿童可选用雾化吸入糖皮质激素可作为长期控制治疗的选择之一,如可用布地奈德混悬液 0.5~1mg/d 或丙酸倍氯米松混悬液 0.4~0.8mg/d 作为起始治疗剂量。起始治疗 1~3 个月后进行评估,如控制不良应考虑升级治疗,如控制良好,可考虑下调药物剂量。每次下调糖皮质激素剂量 25%~50% 至最低维持剂量,雾化吸入布地奈德的最低维持剂量为 0.25mg/d。雾化吸入糖皮质激素下调至最低维持剂量哮喘症状仍能维持良好控制至少 1 年,可考虑停药。

此外,雾化吸入糖皮质激素还可对支气管哮喘患儿进行哮喘发作先兆期的预先干预治疗。但目前尚无统一推荐的最佳剂量和疗程,可选用"1-2-7 原则",即布地奈德混悬液 1mg/ 次,2 次 / 天,连用 7 天的治疗方案[8]。

(2) 咳嗽变异性哮喘(CVA):CVA 的发病机制与典型哮喘相似,都存在气道慢性炎症及气道高反应性,因此具有雾化吸入糖皮质激素的指征。早期和规范化使用雾化吸入糖皮质激素可降低 CVA 发展为典型哮喘的风险。对于 5 岁以下 CVA 患儿,由于其他吸入方法配合性差,因此应用布地奈德混悬液雾化吸入治疗具有一定的优势。具体方法同典型哮喘,但大多数 CVA 患儿总治疗时间往往少于典型哮喘患儿。

(3) 感染后咳嗽(PIC):PIC 是儿童慢性咳嗽的常见原因之一,常与其他慢性咳嗽相混淆。关于 PIC 的诊断在本共识中尚未提及。诊断 PIC 需具备以下条件:近期有明确的呼吸道感染病史;咳嗽持续 >4 周,呈刺激性干咳或伴有少许白色黏痰;胸部 X 线片检查无异常或仅显示双肺纹理增多;肺通气功能正常,或呈现一过性气道高反应;咳嗽通常有自限性,如果咳嗽时间超过 8 周,应考虑其他诊断;除外其他原因引起的慢性咳嗽[9]。PIC 的发生可能与气道广泛性炎症和气道上皮完整性受到破坏有关,导致气道黏液分泌过多、气道和(或)咳嗽受体高反应性[10]。PIC 一般可自行缓解,大多在 8 周内症状可缓解;症状严重者可考虑短期使用雾化糖皮质激素[9]。雾化吸入布地奈德混悬液治疗 PIC 的推荐剂量为 0.5~1mg/ 次,使用频次依病情而定,疗程可为 2~3 周。

(4) 婴幼儿喘息:婴幼儿喘息的最常见原因为急性毛细支气管炎,此外还可见于哮喘的首次发作、支气管软化、气道及血管发育畸形等。对毛细支气管炎患儿,由于细支气管内的炎症反应,如黏液分泌增加、气道上皮细胞水肿以及支气管痉挛等可引起气道阻塞。因此在使用 β 受体兴奋剂及 M 受体阻滞剂解除痉挛、舒张支气管的同时,雾化吸入糖皮质激素可能有助于消除小气道的非特异性炎症,从而达到改善通气、恢复正常呼吸功能的目的。我国毛细支气管炎诊断、治疗与预防专家共识(2014 年版)指出,不推荐常规使用全身糖皮质激素治疗,但可选用雾化吸入糖皮质激素治疗。

(5) 肺炎支原体肺炎:肺炎支原体肺炎是由肺炎支原体感染引起的肺部炎症,年长儿多见。有研究认为,在应用大环内酯类药物治疗肺炎支原体感染的同时,给予雾化吸入糖皮质激素,可减轻气道炎症反应并有助于肺炎支原体病原体的清除[11,12]。一项纳入 160 例肺炎支原体肺炎患儿的研究,分别接受布地奈德雾化吸入 3 个月(n=80)及对照组(n=80),结果显示,治疗组可改善肺功能,雾化吸入激素 3 个月可减少停药后 2 年内喘息的发生[11]。本共识认为:对处于肺炎支原体肺炎急性期患儿,如有明显咳嗽、喘息,X 线胸片肺部有明显炎症反应及肺不张,可应用布地奈德混悬液 0.5~1mg/ 次,同时联合使用支气管舒张剂雾化吸入,2 次 / 天,用 1~3 周。对处于肺炎支原体感染后恢复期患儿,如有气道高反应性或 X 线胸片有小气道炎症病变,或肺不张未完全恢复,可以用布地奈德混悬液雾化吸入,0.5~1mg/d,1~3 个月后复查。

(6) 其他疾病:雾化吸入糖皮质激素还可短期用于急性喉气管支气管炎、气管插管术中和术后等。关于雾化吸入糖皮质激素在小儿支气管肺发育不良(BPD)中的应用有一些有效的报道,但尚缺乏大样本、循证依据充足的研究,临床中可以酌情试用。

3. 家庭雾化吸入糖皮质激素治疗的应用与管理 由于篇幅所限,本共识仅对家庭雾化吸入疗法做了简单的概述。其实在临床应用中,需要长期雾化吸入糖皮质激素治疗的患儿日益增多,家庭雾化吸入的治疗模式已成为治疗儿童慢性呼吸系统疾病的重要方法之一。在家庭中开展雾化吸入糖皮质激素治疗,可大大提高给药的及时性、方便性和舒适度,为病情需要长期雾化吸入糖皮质激素治疗的儿童提供了一种安全、有效、易行的方法。

家庭雾化吸入治疗的优势包括:①在家庭中即可实施雾化吸入糖皮质激素治疗,其疗效与在医院雾化治疗一致;②吸入装置操作简单,给药方式简便易行,患儿家长易于操作;③可避免交叉感染;④患儿在熟悉的环境中进行治疗,能更好地配合吸入,避免因恐惧造成的哭闹;⑤节省家长反复去医院的时间;⑥喘息出现时,能在家中第一时间给予雾化吸入糖皮质激素治疗,避免病情进一步加重[13]。

家庭雾化吸入糖皮质激素治疗可适用于各年龄组儿童,最常见的适应证是儿童哮喘,尤其适用于年幼哮喘患儿的长期维持期治疗。雾化吸入糖皮质激素可有效减轻气道炎症和气道高反应性,控制哮喘症状,改善生命质量,改善肺功能,减少哮喘发作,降低哮喘死亡率[7]。吸入糖皮质激素的同时还可以联合吸入其他具有协同作用的药物,如 β_2 受体激动剂等。联合吸入糖皮质激素和 β_2 受体激动剂可以既抗感染又解痉,能更好地治疗哮喘、婴幼儿喘息性疾病等。但是家庭雾化疗法需要选择合适的设备、合理的雾化体位、雾化前后面部的清洁、避免哭闹、防止气雾喷入眼睛、雾化吸入后及时用清水漱口或喝水,减少咽部不适及药物在口腔中残留;此外还需注意雾化器的清洗及消毒等[13]。

4. 如何用共识指导临床 通过对本专家共识的学习和理解,可充分认识糖皮质激素雾化吸入疗法的优势、雾化设备的合理选择及其疾病应用适应证。可用于雾化吸入治疗的儿科疾病包括支气管哮喘、咳嗽变异性哮喘、感染后咳嗽、婴幼儿喘息、肺炎支原体肺炎、急性喉气管支气管炎、气管插管术中和术后及支气管肺发育不良等。在临床上的具体应用中,需要掌握不同疾病雾化吸入的剂量、频次和疗程。家庭雾化吸入治疗优势较多,日益受到医生及家属们的重视，但需要规范管理。

三、常见临床问题解析

1. 严格把握雾化吸入糖皮质激素的适应证，避免过度应用。

2. 合理选择雾化设备，直径 1~5μm 的药雾输出微粒最为适宜。

3. 尽管雾化吸入糖皮质激素较为安全，但应避免长期吸入高剂量的 ICS。

4. 不同疾病有不同的糖皮质激素雾化剂量及疗程，要严格依据专家共识所给出的参考剂量及疗程。

5. 哮喘中重度发作时，不要只给予大剂量雾化吸入糖皮质激素来替代全身性糖皮质激素的治疗。因为气道阻塞越严重，雾化吸入的实际量越少，仅给予雾化吸入治疗易延误病情。

6. 在雾化吸入糖皮质激素时，尽量避免"鸡尾酒式"的给药方法，将多种药物一起吸入。联合雾化时需依据药物说明书及配伍禁忌。

四、典型病例分享及解析

患儿，男性，3 岁；因"咳嗽流涕 3 天，喘息 1 天"为主诉入院。

现病史：患儿 3 天前无诱因出现咳嗽，初为声咳，后逐渐加重，咳嗽成串，无鸡鸣样回声，无痰、无喘息，流清涕，打喷嚏。今日晨起家属自述患儿烦躁哭闹，喉部"嘶嘶声"，为求进一步系统诊治就诊于笔者医院。患儿病来无发热，无进食后呛咳，无盗汗、乏力，无咯血、发绀，无恶心、呕吐等，精神尚可，饮食差，睡眠可，大、小便正常。

既往史：患儿于 1 岁、1.5 岁、2 岁均因感冒及运动后出现喘息，予雾化布地奈德混悬液后好转。否认异物吸入史，否认肝炎、结核接触史。否认手术外伤、输血史。

个人史：G_1P_1，足月顺产，无产后窒息抢救史，生长发育同同龄儿，湿疹史（+）。

家族史：母亲为哮喘病人，父亲健康状况良好。否认家族性遗传性疾病。

体格检查：体温 36.5℃，呼吸：40 次 / 分，心率 130 次 / 分，体重 14kg，哭闹烦躁，周身皮肤黏膜无皮疹及出血点，浅表淋巴结未触及肿大，颈软，双侧瞳孔等大正圆，对光反射灵敏，呼吸急促，鼻扇及三凹征（+），双侧胸廓对称饱满，叩诊清音，双肺听诊呼气相延长，可闻及明显哮鸣音，心音有力，节律规整，未闻及杂音，腹软，肝肋下 2cm，质软，脾肋下未触及，四肢活动可，肌力肌张力正常，肢端温，CRT2s，神经系统查体未见异常。

辅助检查：血常规：白细胞 6.8×10^9/L，中性粒细胞百分比 40.2%，淋巴细胞百分比 45%，血小板 200×10^9/L，CRP 4mg/L；荧光免疫法病毒抗原监测鼻病毒阳性，ASO、肝肾功能、心肌酶、肺炎支原体、肺炎衣原体、结核抗体均正常；总 IgE：45U/L；食物 + 呼吸过敏原：屋尘螨、粉尘螨阳性；离线呼出气一氧化氮 20PPb；脉冲振荡肺功能提示周边小气道阻力增高，肺顺应性减低；肺 CT+ 三维：双肺纹理模糊，注意小气道病变，未见气道畸形等。

入院后治疗经过：立即予布地奈德混悬液 0.5mg+ 沙丁胺醇 5mg 间隔 20 分钟连续空气雾化泵雾化吸入 2 次，患儿喘息症状好转，改为间隔 12 小时雾化吸入。24 小时后咳嗽、喘息明显好转；继续应用布地奈德混悬液及沙丁胺醇雾化治疗，剂量同前。3 天后喘息完全缓解，出院。出院诊断：支气管哮喘。予家中继续雾化吸入布地奈德混悬液 0.5mg+ 生理盐水 2ml，q12h。嘱家属对患儿规律用药，避免患儿感冒、避免剧烈运动及过敏原接触，定期随诊。

随访:1 月后复诊,患儿无喘息,双肺听诊未闻及喘鸣音。继续同前剂量应用,1 月后复诊,仍无喘息症状及体征,遂将雾化激素减量至布地奈德混悬液 0.33mg(1/3 支)+ 生理盐水 2ml,q12h。3 个月后随访,仍无喘息症状及体征,雾化吸入激素减量为 0.25mg(1/4 支)+ 生理盐水 2ml,q12h。3 个月后随访,仍无喘息症状及体征,将雾化吸入激素减量为 0.33mg(1/3 支)+ 生理盐水 2ml,qn。3 个月后随访,仍无喘息症状及体征,雾化吸入激素减量至 0.25mg(1/4 支)+ 生理盐水 2ml,qn。继续按该剂量应用 3 个月,仍无喘息症状及体征,予停药。每 2~3 个月随访 1 次。

解析:本例患儿年龄 3 岁,既往喘息 3 次,感冒及运动均可诱发,母亲为支气管哮喘病人,此患儿湿疹史(+),食物 + 呼吸过敏原阳性,总 IgE 升高,脉冲振荡肺功能提示周边小气道阻力增高;雾化吸入糖皮质激素及支气管扩张剂有效,肺 CT 未见明显畸形炎症改变等,故支气管哮喘诊断成立。在缓解期的治疗中,本例患儿采用了家庭雾化吸入糖皮质激素的治疗方法,定期随诊,依据病情逐级减量,最终使哮喘得到完全控制。

(尚云晓)

参考文献

[1] 申昆玲,邓力,李云姝,等. 糖皮质激素雾化吸入疗法在儿科应用的专家共识(2014 年修订版). 临床儿科杂志,2014,32(6):504-511.

[2] Sbirlea-Apiou G,Katz I,Caillibotte G,et al. Deposition mechanics of pharmaceutical particles in human airways//Hickey AJ. Inhalation Aerosols. New York:Informa Healthcare USA,2007:1-30.

[3] Vaghi A1,Berg E,Liljedahl S,et al. In vitro comparison of nebulised budesonide(Pulmicort Respules) and beclomethasone dipropionate(Clenil per Aerosol). Pulm Pharmacol Ther,2005,18(2):151-153.

[4] Dolovich MB,Ahrens RC,Hess DR,et al. Device selection and outcomes of aerosol therapy:evidence-based guidelines:american college of chest physicians/american college of asthma,allergy,and immunology. Chest,2005,127:335-371.

[5] Michael J. Welch,Mona L. Martin,Paul V. Williams,et al. Evaluation of inhaler device technique in caregivers of young children with asthma. Pediatric Allergy,Immunology,and Pulmonology,2010,23(2):113-120.

[6] Global Initiative for Asthma(GINA). Global strategy for asthma management and prevention. Vancouver(WA):Global Initiative for Asthma(GINA);2012.

[7] 中华医学会儿科学分会呼吸学组,《中华儿科杂志》编辑委员会. 儿童支气管哮喘诊断与防治指南(2016 年版). 中华儿科杂志,2016,3,167-181.

[8] Zeiger RS,Mauger D,Bacharier LB,et al. Daily or intermittent budesonide in preschool children with recurrent wheezing. N Engl J Med,2011,365(21):1990-2001.

[9] 中华医学会儿科学分会呼吸学组.《中华儿科杂志》编辑委员会. 中国儿童慢性咳嗽诊断与治疗指南(2013 年修订). 中华儿科杂志,2014,52(3):184-188.

[10] Braman SS. Postinfectious cough:ACCP evidence-based clinical practice guidelines. Chest,2006,129(1 Suppl):138-146.

[11] 周静月,任明星,王钟耀,等. 布地奈德雾化吸入预防支原体肺炎后喘息的临床观察. 临床肺科杂志,2011,16(12):1954-1956.

[12] 沈安英,张建华,全彩琪,等.阿奇霉素联合雾化吸入治疗肺炎支原体肺炎疗效观察.临床肺科杂志,2014,19(2):236-239.

[13] 殷勇,尚云晓.家庭雾化吸入糖皮质激素治疗在儿科呼吸系统疾病中的应用.临床儿科杂志,2014,(9).898-900.

《毛细支气管炎诊断、治疗与预防专家共识（2014年版）》解读

共识摘要：

毛细支气管炎即急性感染性细支气管炎，主要发生于2岁以下的婴幼儿，峰值发病年龄为2~6月龄；以流涕、咳嗽、阵发性喘息、气促、胸壁吸气性凹陷（三凹征）、听诊呼气相延长、可闻及哮鸣音及细湿啰音为主要临床表现；呼吸道合胞病毒（RSV）是引起毛细支气管炎最常见的病毒病原，本病具有自限性。为规范毛细支气管炎的诊治与预防，在参考国外相关最新诊断防治指南的基础上，结合中国的实际情况，提出本共识。

适用范围：

主要适用于年龄小于1岁、第一次喘息发作的毛细支气管炎患儿。

原文出处：

中华儿科杂志，2015，53（3）：168-171.

一、共识知识要点

①根据临床表现诊断毛细支气管炎，强调高危因素评估和严重度分级对指导临床治疗的意义。②毛细支气管炎是一个自限性疾病，临床以对症支持治疗为主。③针对慢性肺疾病、早产儿（<32周）或先天性心脏病等高危儿给予帕利珠单抗预防毛细支气管炎，此外洗手、环境控制、母乳喂养是预防RSV感染及院内传播的主要措施。

二、共识解读内容

1. 共识学习要点及针对性解决问题

（1）诊断：主要根据病史及体格检查临床诊断毛细支气管炎，并对疾病严重程度进行分级；诊断毛细支气管炎需要评估有无发生严重毛细支气管炎的高危因素，如年龄<12周、早产、合并心肺疾病或存在免疫缺陷状态。

（2）辅助检查：主要包括脉搏血氧饱和度监测、鼻咽抽吸物病原学检测和胸部X线检查；仅在患儿如果出现脱水征象、发热及感染中毒症状和重症情况下做血清电解质、血培养和（或）动脉血气分析。

（3）治疗：主要采取监测病情变化、对症和支持治疗；可试用支气管舒张剂、3%高渗盐水及糖皮质激素雾化吸入治疗、明确不必要常规使用全身糖皮质激素、抗感染与胸部理疗。

（4）预防：RSV疫苗尚处研制过程中，而帕利珠单抗（palivizumab）尚未在中国上市，针

对慢性肺疾病、早产儿(<32 周)或先天性心脏病等高危儿给予疫苗和帕利珠单抗预防在我国尚不现实。洗手、环境控制以及母乳喂养则成为目前最可行的预防 RSV 感染及院内传播的主要措施。

2. 共识中毛细支气管炎诊疗进展

(1)"共识"中强调首次喘息发作的病史,注重喘憋、三凹征、气促、闻及肺部湿啰音等临床征象,明确提出应主要根据病史、症状体征做出毛细支气管炎的临床诊断,进而对疾病严重程度进行分级以及评估有无发生重症的高危因素等。

(2)"共识"高度推荐根据病史及症状体征临床诊断毛细支气管炎的目的就在于避免过多的实验室检查和胸部 X 线摄片(包括胸部 CT),而对疾病严重程度进行分级也是旨在避免过度治疗,例如过度氧疗、过度雾化吸入治疗和过度液体治疗等。

(3)"共识"强调大多数毛细支气管炎患儿呈轻度临床表现,疾病呈自限过程。治疗的重点应该放在监测病情变化、对症支持治疗上。轻症病例有条件时可以在家护理,关注患儿饮食及液体摄入、呼吸及体温情况,密切监测患儿病情变化,并及时处理病情的加重和恶化;根据"共识"意见,中、重度毛细支气管炎患儿需要住院治疗,对于有危险因素的患儿应放宽入院指征。对给予浓度 50% 的氧吸入仍然不能纠正严重呼吸困难或窒息的患儿,有转入 ICU 的指征,严密观察、必要时可行气道持续正压通气或气管插管机械通气。

3. 如何应用共识指导临床

(1)不同于美国儿科学会的最新指南,"共识"提出可试用支气管舒张剂雾化吸入治疗,尤其是当有过敏性疾病,如哮喘、过敏性鼻炎等疾病家族史时,这是基于临床应用支气管舒张剂尽管不能降低毛细支气管炎的住院率、缩短住院时间,但确实能改善毛细支气管炎患儿症状评分。

(2)不同于以支气管平滑肌痉挛为主的支气管哮喘,毛细支气管炎病理改变以上皮细胞坏死脱落阻塞细支气管为主,多项临床研究结果也显示糖皮质激素治疗毛细支气管炎无效,同时全身使用糖皮质激素可能导致病毒复制延长等副作用,因此"共识"不推荐常规应用全身糖皮质激素。目前国内有雾化吸入糖皮质激素治疗毛细支气管炎的推荐意见,但其确切疗效仍有待进一步研究证实。

(3)近年来关于高渗盐水雾化吸入治疗毛细支气管炎受到广泛关注,最新的研究并未完全明确 3% 高渗盐水雾化吸入治疗毛细支气管炎的有效性,"共识"提出住院患儿须在严密监测下,试用 3% 高渗盐水雾化吸入,使用中若患儿咳喘加重需立即停用,并注意吸痰、保持气道通畅。

(4)动物模型研究显示在病毒感染早期使用广谱抗生素可能破坏咽部正常菌群,导致调节性 T 细胞功能失衡,加重 RSV 引起的气道高反应性,因此"共识"提出仅在不排除细菌感染时选用合适抗菌药物以避免抗菌药物滥用导致菌群紊乱的危害。

4. 共识中合理用药解析 作为婴幼儿时期最常见的下呼吸道感染性疾病,毛细支气管炎又是一个治疗选择极少的一个疾病。无论是美国儿科学会最新毛细支气管炎最新指南,抑或英国最新的 NICE 指南,均明确指出监测病情变化,对症支持治疗是毛细支气管炎的主要治疗策略,本"共识"高度推荐根据病史及症状体征临床诊断毛细支气管炎的目的就在于避免过多的实验室检查和胸部 X 线摄片(包括胸部 CT),而对疾病严重程度进行分级也是旨在避免过度治疗,例如过度氧疗、过度雾化吸入治疗和过度液体治疗等。不主张常规使用全身糖皮质激素，推荐可试用雾化吸入支气管舒张剂和3%高渗盐水，如果治疗无效，建议停药；在抗感染治疗上，不推荐使用利巴韦林，仅在不排除细菌感染时方可选用合适抗生素治疗。

三、常见临床问题解析

1. 毛细支气管炎是否反复发作 国内学者对毛细支气管炎是否反复发作一直存在争论。"专家共识"中的毛细支气管炎临床诊断标准强调首次喘息发作的病史，注重喘憋、三凹征、气促、闻及肺部湿啰音等临床征象，明确提出应主要根据病史、症状体征作出毛细支气管炎的临床诊断，进而对疾病严重程度进行分级以及评估有无发生重症的高危因素等。如果婴幼儿时期发生反复喘息，应与哮喘等其他喘息性疾病鉴别诊断。

2. 3%高渗盐水治疗毛细支气管炎的疗效与安全性问题 近年来关于高渗盐水雾化吸入治疗毛细支气管炎受到广泛关注，"共识"提出住院患儿须在严密监测下，试用3%高渗盐水雾化吸入，使用中若患儿咳喘加重需立即停用，并注意吸痰、保持气道通畅，3%高渗盐水治疗48~72小时无效应该停用。

四、典型病例分享及解析

患儿，男性，6月龄，因"咳嗽、喘息2天"入院。第一次喘息发作，既往无反复喘息史，足月顺产。入院查体：T：37.2℃，P：135次/分，R：62次/分，神清反应好，前囟平软，张力不高，唇周发绀，可见吸气性三凹征；双肺弥漫性哮鸣音；心音有力、律齐，胸骨左缘2~4肋间未闻及杂音；腹软、肝肋下约2cm，质软、边锐；肢端暖。

辅助检查：血常规：RBC：4.56×10^{12}/L；Hb：108g/L；WBC：4.72×10^{9}/L L0.35；N：0.65；PLT：450×10^{9}/L；CRP<8mg/L；呼吸道免疫荧光检测：RSV：(+)，Adv(-)，IV-A(-)，IV-B(-)，PIV-1(-)，PIV-2(-)，PIV-3(-)。X线：双肺中下野、中内带见条絮影，双肺充气过度。血气分析：pH：7.40，$PaCO_2$：5.50，PaO_2：11.60，HCO_3^-：30.5，ABE：10.0，SAT：0.970。

根据患儿年龄、第一次喘息、肺部可闻及哮鸣音、病原学提示RSV感染、胸片提示双肺充气过度，毛细支气管炎诊断明确。根据"共识"要求，需要判断患儿有无发现重症毛细支气管炎的危险因素及严重度评估，该例患儿无发生重症毛细支气管炎的危险因素，根据患儿呼吸频率、缺氧程度判断为中度，尚无呼吸衰竭。辅助检查除了血常规检查，主要是病原学检查与胸片检查。治疗上主要予以保持呼吸道通畅、吸氧、雾化吸入等。

（刘恩梅）

《儿童急性呼吸道感染抗菌药物合理使用系列指南》解读

指南摘要：

急性呼吸道感染（acute respiratory tract infections，ARTIs）是指上呼吸道或下呼吸道或两者同时受累的急性感染性疾病，是我国小儿首位感染性疾病，也是抗菌药物使用频率最高、用量最多、使用不规范和欠合理的疾病。肺炎是小儿 ARTIs 的主体。

抗菌药物是儿科使用的最主要药物之一，其包括抗生素和人工合成的有抗微生物作用的化学制剂。抗菌药物有别于其他众多药物，它是一大类针对有生命的复杂微生物的特殊药物。人们应用抗菌药物去抑制或杀灭病原微生物，但微生物也在不断"适应"，在主动或被动地从形态、结构、代谢等方面渐变或突变，造成所谓的耐药。正常小儿呼吸道中存在大量定植寄生菌，这些"正常菌群"也是相互制约与共生的，并构成了生物屏障、抑制侵入致病菌的生长，但抗菌药物的使用也会将"正常菌群"中的耐药菌选择出来并可致病。某种意义上，儿童呼吸道成为耐药病原菌的天然储存库。

中华医学会儿科学分会呼吸学组和《中华儿科杂志》编辑委员会从 1999 年开始，就持续关注着小儿急性呼吸道感染抗菌药物的合理使用，先后制订了急性呼吸道感染抗生素合理使用指南（上部分）[1]、（下部分）[2]，2007 年推出儿童社区获得性肺炎管理指南（试行）（上）[3]、（下）[4]，并于 2013 年对儿童社区获得性肺炎管理指南进行了更新[5,6]。2011 年联合中华医学会儿科学分会急救学组和免疫学组，共同制定了儿童医院获得性肺炎管理方案[7]，2012 年国家原卫生部组织制订国家抗微生物药物治疗指南[8]，这一系列指导性文件的主题都是临床抗菌药物的合理使用，而 ARTIs 是儿科在该领域最需要关注的一大类疾病。本解读就围绕 ARTIs 抗菌药物合理使用的系列指南展开。

适用范围：

各年龄期儿童。

原文出处：

中华儿科杂志，1999，37（12）：748-750.

一、指南知识要点

呼吸道在解剖学上分成上呼吸道和下呼吸道，上呼吸道包括鼻、咽、喉、会厌以及邻近的鼻窦、中耳等组织，下呼吸道则包括气管、支气管（叶、段、亚段、小支气管、细支气管）、肺泡管和肺泡。ARTIs 是指上呼吸道或下呼吸道或两者同时受累的急性感染性疾病，是我国小儿首位感染性疾病，其中肺炎是主体。我们提倡对ARTIs患儿应做病变部位的定位诊断，例如对上呼吸道感染（URTIs）患儿，应该诊断普通感冒、急性鼻窦炎、中耳炎、扁桃体咽炎、喉炎、会厌炎等，不宜笼统诊断URTIs；而对下呼吸道感染（LRTIs）者，也应明确诊断为急性气管支气管炎、细支气管炎和肺炎。理由是不同部位感染的病原学迥异，做病变部位的定位诊断、再结合小儿年龄特点，客观上对经验治疗很有帮助，也可能由此避免不必要地过多使用抗菌药物。

口鼻咽部寄生众多细菌，包括α-溶血性链球菌、肺炎链球菌、奈瑟球菌、凝固酶阴性葡萄球菌、部分肠杆菌属、厌氧菌等，这些"正常菌群"也是相互制约与共生的，并构成了生物屏障、抑制侵入致病菌的定植和生长。因此，ARTIs小儿在选择和使用抗菌药物时，要考虑不同感染部位的主要致病微生物及其耐药现状，也要考虑使用抗菌药物对"正常菌群"影响。有时造成严重院内感染的细菌恰恰是抗菌药物不合理使用选择出来的高度耐药的正常寄生菌。中国儿童鼻咽部肺炎链球菌带菌率比发达国家还低，但耐药率却很高，就源于我们对ARTIs患儿过多地、不合理地使用抗菌药物。

抗菌药物有别于其他众多药物，其是一大类针对有生命的复杂微生物的特殊药物。应用抗菌药物去抑制或杀灭病原微生物，但微生物也在不断"适应"，在主动或被动地从形态、结构、代谢等方面渐变或突变，造成所谓的耐药。可以讲，抗菌药物广泛使用的今天，耐药现象是细菌赖以生存与繁殖的本能。耐药、多重耐药（MDR）、广泛耐药（XDR）和泛耐药菌（PDR）同样也在逼近儿科临床，如再不予以重视和采取对策，确实会一步一步地将我们逼入"无药可用"的窘境。

中华医学会儿科学分会呼吸学组和《中华儿科杂志》编辑委员会从1999年开始，就始终关注着小儿急性呼吸道感染抗菌药物的合理使用，先后制订了急性呼吸道感染抗生素合理使用指南（上部分）[1]、（下部分）[2]，2007年推出儿童社区获得性肺炎管理指南（试行）（上）[3]、（下）[4]，并于2013年对儿童社区获得性肺炎管理指南进行了更新[5,6]。2011年联合中华医学会儿科学分会急救学组和免疫学组，共同制定了儿童医院获得性肺炎管理方案[7]。此外，与解读主题密切相关的尚有反复呼吸道感染的临床概念和处理原则（2008年版）[9]、中国儿童普通感冒规范诊治专家共识（2013年版）[10]、儿童侵袭性肺部真菌感染诊治指南（2009年版）[11]、儿童肺炎链球菌性疾病防治技术指南（2009年版）[12]、、毛细支气管炎诊断、治疗与预防专家共识（2014年版）[13]等。国家层面原卫生部2008年星火计划培训教材：《抗菌药物临床合理应用》[14]、2010萌芽计划培训教材：《临床微生物与感染》[15]和2012年出版《国家抗微生物药物治疗指南》[8]，该指南第2版目前在修订之中，与国外热病指南不同，其儿科部分是独立成章的。系列指导性文件的主题都是临床抗菌药物的合理应用，而ARTIs正是儿科在该领域最需要关注的一大类疾病。

本解读将对小儿各部位URTIs和LRTIs的病原学以及抗菌药物合理使用的基本原则、经验选用抗菌药物的推荐等做全面的叙述。

二、指南的解读内容

1. 抗菌药物和抗生素 本解读中统一用"抗菌药物"这一名称。

（1）抗生素（antibiotics）：是细菌、真菌等微生物在生长末期产生的次级代谢产物，这种产物能抑制自身蛋白质合成和酶活性，节约能耗，为进入静止期做好准备；同时抑制和杀灭其他微生物,保证其自身生存。抗生素原本指在高稀释度下对一些特异微生物有杀灭或抑制作用的微生物产物,目前将抗生素的半合成衍生物也统称为抗生素。至于"抗菌素"这一名称现已摒弃不用。

(2)抗菌药物(antibacterial agents):是目前临床上最常用的名词,其包含了抗生素,还包括人工合成的有抗菌作用的化学制剂,如磺胺药、喹诺酮类、咪唑类、呋喃类等化学药物。

(3)抗感染药物(anti-infective agents):含义最广,包含所有用以治疗各种病原体,如病毒、衣原体、支原体、立克次体、细菌、螺旋体、真菌、原虫、蠕虫等所致感染的药物。

(4)抗微生物药物(antimicrobial agents):其含义较抗感染药物略窄,不包括抗蠕虫药物。

2. ARTIs 的概念 ARTIs 是指上呼吸道或下呼吸道或两者同时受累的急性感染性疾病,是我国小儿首位感染性疾病,其中肺炎是主体。上呼吸道感染(URTIs)包括普通感冒、急性鼻窦炎、中耳炎、扁桃体咽炎、喉炎、会厌炎等;而下呼吸道感染(LRTIs)包括急性气管支气管炎、细支气管炎和肺炎。上、下呼吸道两者同时受累的范例有急性喉气管支气管(肺)炎和毛细支气管炎等。

3. ARTIs 抗菌药物不合理使用现状 抗菌药物的不合理使用是一个世界范围的现象,20 世纪末,Wise 等[16]估计当今世界人类使用了抗菌药物产量一半,80% 用在社区,主要用于呼吸道感染,不合理率 20%~50%;动物使用了另一半,80% 为预防性使用和动物促生长使用,不合理率 40%~80%。我国相当多的人类用抗菌药物与动物用抗菌药物重叠,更有甚者将人用抗菌药物次级产品作为动物饲料使用,这加剧了细菌对抗菌药物的耐药。2014 年,中国科学院广州地球化学研究所应国光团队在《环境科学与技术》杂志上公布 2013 年中国抗菌药物使用量达 16.2 万吨,约占世界用量的一半,其中 52% 为兽用、48% 为人用,超过 5 万吨被排放进入水土环境中。中国人均抗菌药物的使用量是西方国家 5~8 倍。

抗菌药物使用的主要人群之一是 15 岁以下儿童,在抗菌药物处方管理较严的美国,Mainous[17]报道 60% 普通感冒者处以抗菌药物,71% 家庭医师和 53% 儿科医师对鼻咽炎患儿病程第 1 天就使用抗菌药物。据上海、北京和重庆儿童医院资料[18,19],门诊就诊患儿已使用抗菌药物者 80%~85%,普通感冒者 62% 甚至达 92%~98%,肺炎则达 100%。2015 年应国光对江苏、浙江、上海等地 1000 名 8~11 岁在校儿童进行尿液检验,近六成儿童尿液中含有抗菌药物,而使用抗菌药物的首位疾病正是 ARTIs。显然,这其中存在诸多不合理和过多使用的现象,因为普通感冒 90% 是病毒所致,而在婴幼儿肺炎尤其初始阶段,病毒病原比率也高达 40%,这部分患儿是没有使用抗菌药物指征的。另一个不合理现象是有使用抗菌药物指征者过多选择静脉途径、过多使用广谱抗菌药物,而且许多患儿在门诊每日 1 次静脉使用,这是极不妥当的。β 内酰胺类抗菌药物是时间依赖性抗菌药物[21],药代动力学 / 药效学的参数是药物浓度超过最低抑菌浓度后维持的时间(T>MIC),最佳参数为 40%~50%,要达到这一点,就应该是每 6~8 小时用药 1 次。β 内酰胺类抗菌药物除头孢曲松半衰期达 6~9 小时、可以每日 1 次用药外,其余的半衰期均仅 1~2 小时,必须每 6~8 小时用药 1 次。事实上,一般的细菌性上呼吸道感染和轻度肺炎完全可以口服抗菌药物治疗而不必胃肠道外用药。2011 年美国社区获得性肺炎(CAP)指南中指出[21]:对学龄前期儿童 CAP、无全身中毒症状者强烈推荐并有高质量证据支持无常规使用抗菌药物指征。2011 年英国儿童 CAP 指南[22]指出:CAP 患儿口服抗菌药物是安全而有效的,即使在重症肺炎也可推荐口服治疗(证据水平达到最高级别[A+]),不能接受口服液体或口服抗菌药物无法吸收(例如伴呕吐)的 CAP

患儿可静脉使用抗菌药物。

或许我们对小儿肺炎的细菌病原过于关注，以致一旦确诊肺炎的患儿 100% 使用抗菌药物。WHO 认为控制细菌耐药最有效的措施是减少任何抗菌药物的不必要使用，对明确病原菌者应选用窄谱抗菌药物，使用足够而恰当的剂量，注意感染组织部位抗菌药物有效浓度，尽可能短疗程以减小耐药选择性以及倡导合理使用现有的抗菌药物，延长其“生命”。这些观点均折射出合理使用抗菌药物的策略。

4. ARTIs 的病原学

（1）URTIs 病原学

1）普通感冒（common cold）[10]：普通感冒即急性鼻咽炎。原发病原 90% 以上是病毒，其中鼻病毒、冠状病毒占了 60%，此外有流感病毒、副流感病毒、呼吸道合胞病毒、腺病毒、疱疹类病毒、EB 病毒、柯萨奇病毒、埃可病毒等。尚有肺炎支原体、衣原体、A 群链球菌、肺炎链球菌、流感嗜血杆菌及葡萄球菌等，但这些微生物作为普通感冒原发病原不足 10%。

2）急性扁桃体咽炎（acute tonsillopharyngitis）[23]：病毒病原种类同普通感冒。病毒所致扁桃体咽炎咽外症状明显，例如腺病毒引起咽 - 眼结膜 - 淋巴结热，EB 病毒引起传染性单核细胞增多症，柯萨奇病毒引起咽部疱疹、胃肠炎、手足口病等。细菌病原主要是 A 群链球菌（GAS），其可以引起化脓性扁桃体咽炎，甚可引起扁桃体脓肿、蜂窝织炎、咽后壁脓肿等并发症。此外，相对较少见的是 C 群链球菌（GCS）、G 群链球菌（GGS）、卡他莫拉菌和白喉棒状杆菌等。肺炎支原体、肺炎衣原体也可以引起扁桃体咽炎，其特征是常常合并气管支气管炎。单纯根据临床症状、体征，包括发热、咽痛、咽扁桃体充血水肿和渗出等均不足以区分病毒性或细菌性或其他病原性。鉴别诊断必须早期、最好在使用抗菌药物前进行咽拭培养，标本应取自扁桃体表面、隐窝或咽后壁，操作时避免接触悬雍垂和软腭，以免污染。

3）急性中耳炎（acute otitis media，AOM）[24]、鼻窦炎（sinusitis）[25]：常见细菌有肺炎链球菌、流感嗜血杆菌（通常为不定型）、卡他莫拉菌，较少见的细菌有葡萄球菌、大肠埃希菌、厌氧菌等。病毒和支原体也可能是其病原。要区分 AOM 和渗出性中耳炎（otitis media effusion，OME），OME 是指仅中耳内有渗液、持续 6 周以上，但无急性感染的局部和（或）全身征象。复发性急性中耳炎（recurrent acute otitis media，RAOM）是指 6 个月内≥3 次或 1 年中≥4 次典型 AOM 发作。

急性感染性鼻窦炎仅 0.5%~5% 是细菌感染，普通感冒合并病毒性鼻窦炎的几率很高，这种无并发症的鼻窦炎发病机制类似 OME，约有 60% 的自愈率。单纯根据鼻腔分泌物颜色和性状不足以区分病毒性抑或细菌性，两者区分的关键是局部细菌感染征象持续 10~14 天以上。

4）急性喉炎（acute laryngitis）[1]：感染性喉炎大部分由病毒所致，常常是 URTIs 的一个部分。病毒可以同时侵犯上、下呼吸道，造成急性喉 - 气管支气管 - 肺炎。常见病毒有副流感病毒、流感病毒、腺病毒、呼吸道合胞病毒等。原发性细菌感染性喉炎不多见，致病细菌有金黄色葡萄球菌、流感嗜血杆菌、肺炎链球菌、白喉棒状杆菌、溶血性链球菌、大肠埃希菌等。

5）急性会厌炎（acute epiglottitis）[1,26]：这是一种声门上喉炎，进展迅速，易出现严重喉梗阻征象，但多无声音嘶哑，极少咳嗽。婴幼儿、学龄前儿童是其发生几率较高的年龄段。细菌是主要病原，尤其是 b 型流感嗜血杆菌（Hib），其次有肺炎链球菌、溶血性链球菌和金黄色葡萄球菌等。

（2）LRTIs 病原学

1）气管支气管炎（tracheo-bronchitis）[2]：病因有感染性和非感染性。此外，小儿气管支气管炎也可能是多种急性传染病，例如麻疹、百日咳、流行性感冒等前驱期的一种临床表现。感染性气管支气管炎的初始病原以病毒为主，包括呼吸道合胞病毒、流感病毒、副流感病毒、腺病毒、鼻病毒等，细菌不是主要致病原。有基础疾病者、小婴儿以及病程≥7 天者，咳嗽明显加重伴痰量增多和（或）脓痰增多者、外周血白细胞升高者，细菌病原的可能性大大增加。主要致病菌有肺炎链球菌、流感嗜血杆菌、卡他莫拉菌和葡萄球菌等，偶由其他革兰阴性杆菌所致。百日咳杆菌仍是重要病原之一，尤其在 3 个月以下和 7 岁以上儿童。肺炎支原体、衣原体也是重要的病原。

2）毛细支气管炎（bronchiolitis）[13]：病毒是主要病原，约占 90%，其中呼吸道合胞病毒最常见，其次是副流感病毒、腺病毒、流感病毒和呼肠病毒等。近年，肺炎支原体、衣原体引发本病者已屡有报道。细菌不是主要的原发病原，但存在有 2 种病毒或多病原混合感染导致毛细支气管炎的可能性。

3）肺炎（pneumonia）[5~7]：包括社区获得性肺炎（CAP）和医院内肺炎（nosocomial pneumonia，NP；又称 hospital acquired pneumonia，HAP）。CAP 病毒病原占有相当地位，尤其在婴幼儿 CAP 起始阶段。常见有呼吸道合胞病毒（RSV）、流感病毒、副流感病毒、腺病毒等。单纯病毒感染可占小儿 CAP 病原的 14%~35%，病毒病原的重要性随年龄增长而下降，注意并警惕新发病毒、变异病毒造成 CAP 的可能，如人类偏肺病毒（hMPV）、SARS 冠状病毒、人禽流感病毒等。细菌病原在发展中国家更是重要，包括肺炎链球菌（SP）、流感嗜血杆菌（HI）（主要是 B 型，其他型和不定型流感嗜血杆菌较少见）、金黄色葡萄球菌（SA）和卡他莫拉菌（MC），此外应警惕结核分支杆菌、肠杆菌科细菌以及百日咳杆菌等。肺炎支原体（*Mycoplasma pneumoniae*，MP）、肺炎衣原体（*Chlamydia pneumoniae*，CP）、沙眼衣原体（*Chlamydia trachomatis*，CT）和嗜肺军团菌（*Legionella Pneumophila*，LP）也是小儿 CAP 的重要病原，其中前两种病原多见于学龄期和青少年。MP 约占病原 10%~30%，文献报道 MP 感染率 9.6%~66.7% 不等，每隔 3~8 年可发生 1 次地区性流行；CT 是 6 个月以内尤其 3 个月以内小儿 CAP 的常见病原之一，而 CP 多见于 5 岁以上，约占病原 0~20%；LP 是引起重症 CAP 独立病原或混合病原之一。最后，CAP 必须注意多病原混合感染，CAP 混合感染率约 8%~40%，年龄越小，混合感染的几率越高。有关各年龄段小儿 CAP 的病原学特点可参阅"《儿童社区获得性肺炎管理指南》（2013 修订）解读"。

NP 分为内源性感染和外源性感染，前者多是口鼻咽部、肠道正常菌群或条件致病菌，在机体免疫功能受损或长期使用广谱抗菌药物、糖皮质激素等条件下引致感染，病原微生物有革兰阴性菌、厌氧菌、念珠菌等；外源性感染相当部分是医源性的，通过医护人员手和口鼻、通过污染的医疗器械（尤其是留置导管）或损伤性操作所致，也可由医院或病房内环境的致病菌侵入机体所致，病原微生物除革兰阴性杆菌外，也可是革兰阳性球菌，尤其是甲氧西林耐药金黄色葡萄球菌（MRSA）和甲氧西林耐药凝固酶阴性葡萄球菌（MRCNS）或嗜肺军团菌、真菌，甚至是呼吸道合胞病毒、甲型流感病毒等。目前威胁最大的 HAP 病原菌是产超广谱 β- 内酰胺酶（ESBLs）细菌、鲍曼不动杆菌、铜绿假单胞菌、产 Bush Ⅰ型头孢菌素酶（Amp C 酶）细菌和产 Bush Ⅲa 型金属 β- 内酰胺酶细菌，要注意几种细菌或多病原混合感染的可能性。一旦诊断 HAP 和 VAP，尽可能在 12 小时内获取气道分泌物送微生物检查，对全身中毒症状明显者,应及时送检细菌血培养。强调病原微生物检查的重要性基于两个事实:胞内细菌有可能用直接涂片法检出,而定量细菌培养有助于选择和更换抗菌药物,并可减少广谱抗菌药物的使用。

三、指南中合理用药解析

抗菌药物合理使用的基本要素是有效和安全,但抗菌药物合理使用内涵是广泛的,除了抗菌药物使用指征、抗菌药物选择外,还包括抗菌药物剂量、使用途径、每日次数、抗菌药物联合使用、抗菌药物疗程,最后还应考虑抗菌药物依从性、不良反应和价格等因素。现实的问题是儿科医生往往偏重抗菌药物的选择。

1. URTIs　再次强调,对 URTIs[1,23~25]患儿应做病变部位的定位诊断,例如普通感冒、急性鼻窦炎、中耳炎、扁桃体咽炎、喉炎、会厌炎等,URTIs、LRTIs 不宜直接用作临床诊断,否则容易造成模糊诊断、习惯治疗,误以为只要是“炎症”就给予抗菌药物。普通感冒患儿不宜给予抗菌药物,对症治疗居重要地位,仅对并发细菌感染者选用抗菌药物。急性中耳炎是 URTIs 中使用抗菌药物指征最强的疾病,但要区分 AOM 和 OME,后者初始治疗无使用抗菌药物指征,仅在中耳渗液≥3 个月以上才考虑抗菌药物疗法,而化脓性中耳炎是使用抗菌药物的绝对指征。RAOM 有预防使用抗菌药物指征。鼻窦炎继发细菌感染才有使用抗菌药物指征。A 群链球菌(GAS)所致化脓性扁桃体炎应首选青霉素类,其对 GAS 100% 敏感,但从清除 GAS 观点出发,青霉素类的疗程应该达 10~14 天。急性会厌炎病情危急,要考虑 Hib 产β- 内酰胺酶导致耐药的可能,故可首选头孢曲松或头孢噻肟。急性喉炎病原主要是病毒,对症治疗、防治喉梗阻是处理要点,对原发性细菌性喉炎(包括白喉)或病毒继发细菌感染者可使用抗菌药物。总之,小儿 URTIs 时使用抗菌药物估算几率不足 40%。

2. LRTIs

(1) 气管支气管炎[2]:本病是仅次于 URTIs 的容易滥用抗菌药物的疾病,气管支气管炎病因很多是病毒或属于反应性气道疾患(reactive airway disease),病程在 7 天以下者很少有使用抗菌药物指征。细菌性气管支气管炎首选青霉素类抗菌药物,调整抗菌药物时应参考细菌培养和药敏结果。病原菌明确为百日咳杆菌或肺炎支原体、衣原体者选用大环内酯类,如红霉素、罗红霉素、阿奇霉素和克拉霉素等。

(2) 毛细支气管炎[13]:主要病原是病毒,细菌不是主要的原发病原,显然无常规使用抗菌药物的指征,抗菌药物既不能缩短其病程,也不能有效地预防继发细菌感染。

(3) 社区获得性肺炎(CAP)[5,6]:CAP 抗菌药物治疗针对细菌性肺炎、支原体和衣原体肺炎、真菌性肺炎等,单纯病毒性肺炎是没有使用抗菌药物指征的,但必须注意病毒、细菌、支原体、衣原体等混合感染的可能性。无论发达国家或发展中国家,CAP 抗菌药物治疗多始于经验疗法,不能因等待病原学检测而延搁治疗。所谓经验,除个人经验外,更重要是文献资料随机对照双盲研究和系统综述中的总结经验,而不是盲目习惯性地使用抗菌药物。经验选择的依据是 CAP 的可能病原、严重度、病程、患儿年龄、原先抗菌药物使用情况、当地细菌耐药的流行病学资料和患儿肝、肾功能状况等。根据抗菌药物、机体、致病菌三者关系,择优选取最适宜的、有效而安全的抗菌药物,同时注意个体特点。经验选择抗菌药物要考虑能覆盖 CAP 最常见病原菌,包括 PRSP、产 β 内酰胺酶 HI 和 MC、MRSA 以及肺炎支原体、衣原体等。

首选β内酰胺类还是大环内酯类抗菌药物？应根据年龄及其CAP可能的优势病原：3个月以下小儿有沙眼衣原体性肺炎可能，而5岁以上者MP肺炎、CP肺炎比率较高，故均可首选大环内酯类，尤其是新一代大环内酯类，其抗菌谱广，可以覆盖大部分小儿CAP病原菌。对4个月~5岁CAP尤其重症患儿时，必须考虑病原菌是对大环内酯类高度耐药的SP，可首选大剂量阿莫西林或头孢菌素。还要注意：CAP患儿在选择抗菌药物时应排除肺结核的可能性。

关于青霉素耐药肺炎链球菌（PRSP）对CAP治疗结局的影响，大部分资料均认为只要使用适当剂量的青霉素或阿莫西林依然有效。美国疾病控制和预防中心耐药肺炎链球菌治疗工作组（DRSPTWG）认为[27]：MIC值2~4mg/L的PRSP对治疗结局无不利影响，但青霉素剂量必须加大为10万~30万U/(kg·d)，分成4~6次给予，阿莫西林则为90~100mg/(kg·d)；对MIC值>4mg/L的PRSP肺炎、重症PRSP-CAP和（或）PRSP菌血症者可选用头孢曲松或头孢噻肟等，直至万古霉素。

CAP抗菌药物推荐方案具体可参见“《儿童社区获得性肺炎管理指南》（2013修订）解读”。

（4）医院内肺炎（NP/HAP）[7]：轻度HAP可选用重度CAP方案。轻度HAP伴有下列特殊危险因素之一者：原有心肺疾病、恶性肿瘤、机械通气及长期收住ICU、长期使用抗生素或糖皮质激素或其他免疫抑制剂、糖尿病或肾功能不全患儿等，可采用以下方案之一：重度CAP方案+甲硝唑，适用考虑合并厌氧菌感染；或“替卡西林+克拉维酸”或“哌拉西林+三唑巴坦”，适用考虑假单胞菌。轻度HAP并存多种危险因素者或重度HAP，初始治疗联合用药通常是1种β内酰胺类或碳青霉烯类抗生素联合1种氨基糖苷类抗生素；无多重耐药危险因素的病例，无论其严重程度，可能的病原菌有肺炎链球菌、流感嗜血杆菌、MSSA、敏感的肠杆菌（大肠埃希菌、肺炎克雷伯菌、变形杆菌、粘质沙雷菌等），可选择头孢曲松、氨苄西林/舒巴坦或欧他培南（其对铜绿假单胞菌无抗菌活性）。有多重耐药危险因素的病例，考虑病原菌若是产ESBLs大肠埃希菌、肺炎克雷伯菌和铜绿假单胞菌，这些细菌对所有青霉素类、头孢菌素类和单环类抗生素（氨曲南）等均可能耐药，治疗应该选择碳青霉烯类，包括亚胺培南、美洛培南、帕尼培南等。考虑到病原菌产ESBLs者对氨基糖苷类和喹诺酮类药物有一定交叉耐药，应根据体外药敏试验决定选用与否。头孢吡肟、头孢他啶可否在产ESBLs细菌感染时使用，可以结合实际测定的MIC值予以判断。若是产Amp C酶细菌，可以选择头孢吡肟和碳青霉烯类。若是不动杆菌，可以选择头孢哌酮/舒巴坦、氨苄西林/舒巴坦、碳青霉烯类等。若为嗜麦芽窄食单胞菌，可以选择替卡西林/克拉维酸。铜绿假单胞菌HAP，抗菌药物宜联合治疗，可以选择抗假单胞菌的碳青霉烯类或头孢菌素（头孢吡肟、头孢他啶）或哌拉西林/三唑巴坦，联合抗假单胞菌的氟喹诺酮（以左氧氟沙星为好）或氨基糖苷类（丁胺卡那、庆大霉素、妥布霉素）。鉴于说明书使用抗菌药物可能引起不良反应，使用前应告知家长、征得其同意并签署知情同意书。

HAP抗生素疗程：根据不同病原微生物、病情轻重、有无脓毒症、有无肺外合并症、机体免疫功能等，个体差异很大。铜绿假单胞菌肺炎、不动杆菌肺炎、革兰阴性菌引起的坏死性肺炎，疗程可以14~21天甚至更长，但无原则延长疗程并不能预防HAP复发。

3. 抗菌药物目标治疗[5-7] 无论CAP/HAP，病原菌一旦明确，选择抗菌药物就是针对其病原的目标治疗。

肺炎链球菌：PSSP首选青霉素，PISP首选大剂量青霉素或阿莫西林，PRSP首选头孢曲松、头孢噻肟、万古霉素。流感嗜血杆菌、卡他莫拉菌：首选阿莫西林 / 克拉维酸、氨苄西林 / 舒巴坦，备选第 2~3 代头孢菌素或新一代大环内酯类。葡萄球菌：MSSA、MSCNS 首选苯唑西林、氯唑西林，备选第 1~2 代头孢菌素和头孢地尼。MRSA、MRCNS 首选万古霉素、利奈唑胺或联用利福平。肠杆菌科细菌（大肠埃希菌、肺炎克雷伯杆菌、变形杆菌等）：ESBLs 阴性菌首选头孢他啶、头孢哌酮、替卡西林 / 克拉维酸、哌拉西林 / 三唑巴坦等，产 ESBLs 菌首选亚胺培南、美罗培南、帕尼培南。产 AmpC 酶者可首选头孢吡肟。铜绿假单胞菌：轻度者首选头孢哌酮 / 舒巴坦、头孢他啶、头孢吡肟、哌拉西林 / 三唑巴坦等，重度者联合抗假单胞菌的氟喹诺酮（以左氧氟沙星为好）或氨基糖苷类（丁胺卡那、庆大霉素、妥布霉素）；不动杆菌：可以选择头孢哌酮 / 舒巴坦、氨苄西林 / 舒巴坦、碳青霉烯类等。B 族链球菌：首选大剂量青霉素、阿莫西林、氨苄西林。厌氧菌：首选青霉素联用克林霉素或甲哨唑，或阿莫西林、氨苄西林。单核细胞增多性李司特菌：首选阿莫西林、氨苄西林。嗜肺军团菌：首选大环内酯类，可联用利福平。百日咳杆菌、肺炎支原体、衣原体：首选大环内酯类，8 岁以上可选择多西环素。

四、常见临床问题解析

1. 整体看待 ARTIs 病原微生物与机体的免疫炎性反应 病原微生物侵入呼吸道引起 ARTIs，但病原微生物感染机体后，也可能会引起病理性免疫炎症反应、损伤组织和器官，甚至造成严重全身炎性反应，单核巨噬细胞吞噬活性异常增强。激活的中性粒细胞、肥大细胞、嗜碱细胞、上皮细胞等会引起细胞因子级联效应，炎性反应会不断放大，届时对人体就十分有害、甚至危及生命。这在呼吸道病毒感染，尤其在人、禽、牲畜可能会共患的一些呼吸道病毒感染时表现得很突出。SARS 冠状病毒、H_5N_1 高致病性人禽流感病毒、2009 新 H_1N_1 甲型流感病毒、EV_{71} 病毒、H_7N_9 人禽流感病毒等所致重症病例均存在过强的病理性免疫炎症反应。要理解：病原微生物仅是致病的一个方面，机体的炎性反应和免疫应答是另一方面，临床表现的征象则是两者的综合。治疗 ARTIs 应该有整体概念，不应该只针对引起感染的病原微生物。

2. ARTIs 致病菌与定植寄生菌间的关系和困扰 我们并不常规推荐对所有 ARTIs 包括肺炎患儿开展病原微生物检测，但对肺炎住院患儿，临床怀疑细菌性肺炎，尤其是婴幼儿、经验治疗无效、有并发症的重症患儿，应常规进行血培养；有胸腔积液者则应尽可能进行胸腔积液涂片染色与细菌培养。标本应取自真正感染部位，这是不同部位 ARTIs 送检病原菌培养的共性原则，例如化脓性扁桃体炎标本应取自扁桃体表面、隐窝或咽后壁，操作时避免接触悬雍垂和软腭，以免污染。鼻窦炎病原学标本应取鼻窦部穿刺分泌物，而鼻分泌物的直接涂片和培养无诊断意义。化脓性中耳炎者应取中耳渗液送培养而不是外耳道渗液。因此，肺炎患儿鼻咽部培养出的细菌不能代表肺炎的病原菌，因为口鼻咽部有大量寄生定植菌，这些细菌通常并不致病，仅在机体免疫功能下降或呼吸道屏障功能受损等条件下致病。“合格的痰标本”应含白细胞、脓细胞或支气管柱状上皮细胞较多，而受污染的标本则以扁平鳞状上皮细胞为主。“高质量痰液标本”涂片细胞学检查：中性粒细胞 >25 个 / 低倍视野（×100 倍），鳞状上皮细胞 <10 个 / 低倍视野（×100 倍）或白细胞 / 鳞状上皮细胞≥10[28]。为鉴别感染与污染或定植，最好对呼吸道标本进行定量培养。2013CAP 指南特别提及“直接通过鼻咽部吸痰或咽拭子标本送检对肺炎病原学判断价值很小”，因为我们无法区分病原

菌和正常定植寄生菌。而后者往往又是在外院或本院门急诊抗菌药物频繁使用下被选择出来的高度耐药菌株,将其作为 CAP 病原菌就有可能造成病原菌耐药的假象、得出 CAP 病原菌错误的构成比、有可能导致抗菌药物的过度使用,终使抗菌药物选择性压力增加。2013 指南建议可以参考 2011 年日本指南中所述:用无菌生理盐水漂洗痰液标本后再培养可明显提高其诊断价值,尤其是经漂洗的痰标本病菌生长量明显多于鼻咽或咽拭子标本培养结果时,通常提示该细菌是 CAP 病原菌。痰液漂洗标本涂片革兰染色如发现在肺泡巨噬细胞周围或细胞内有病菌也有较高的诊断价值。

3. ARTIs 抗菌药物使用警示 根据《国家抗微生物治疗指南》[8],氨基糖苷类抗菌药物有明显耳、肾毒性,小儿应尽量避免使用。氨基糖苷类包括链霉素、庆大霉素、卡那霉素、丁胺卡那霉素、新霉素、核糖霉素、小诺霉素、妥布霉素,以及新一代的奈替米星、西索米星等。这类药物在内耳外淋巴液中浓度超过在其他组织中浓度的 670 倍,而且一旦进入内耳,半衰期比其在血清中延长 15 倍。耳毒性在一般剂量发生率 2.8%,大剂量时达 44%。且有效血清浓度和中毒浓度甚接近,例如庆大霉素有效血清浓度 5~12mg/L,>12mg/L 就可能致聋,丁胺卡那血清有效浓度 15~25mg/L,>30mg/L 就可能致聋。氨基糖苷类仅在应用指征明确且又无其他毒性低的抗菌药物可供选用时方可选用,并在治疗过程中严密观察不良反应,有条件者应进行血药浓度监测、个体化给药。氨基糖苷类不宜作为儿科轻 ~ 中度感染和门急诊的一线用药。氟喹诺酮,如左氧氟沙星、加替沙星和莫西沙星等对骨骼发育尤其长骨软骨发育可能产生不良影响,应避免用于 18 岁以下患儿。四环素类抗菌药物引起牙齿黄染及牙釉质发育不良,不可用于 8 岁以下患儿。阿奇霉素静脉制剂在我国小儿 ARTIs 治疗中有过度使用现象,阿奇霉素对胃肠道的不良反应以及可能引起的严重过敏反应,其静脉制剂在小儿的使用应该严格控制。多肽类抗生素包括多粘菌素、万古霉素、杆菌肽等,其抗菌谱窄、选择性强,目前在儿科全身使用的仅万古霉素,主要针对 MRSA、MRCNS 以及 MDRP,应该在指征明确下方可选用这类药物。利福霉素类的利福平、利福定、利福喷丁均有一定的肝功能损害,儿科限用于结核病、麻风病和 MRSA 感染时联合用药。磷霉素是一类低毒广谱抗菌药物,单独使用抗菌作用不强,儿科常将此药与 β 内酰胺类抗生素联合使用。磺胺类可能引起肝肾损害、高铁血红蛋白血症等,故在婴幼儿原则不用。

五、结语

制定指南是一种系统化帮助,要有相应的行政法规和基础性政策的支持,加强处方监督、改变医生不良的处方行为、禁止在动物饲料中添加人用抗菌药物等。

要对医生、病人和公众广泛宣教,改变患儿家长对抗菌药物的过分依赖。要扩大疫苗接种计划,对高危易感人群进行 SP 疫苗、b 型流感嗜血杆菌疫苗接种。总之,尽可能地达到合理使用抗菌药物和控制细菌耐药的目的。

应该看到,系列指南的推荐多是原则性的,指南主要针对的是 ARTIs 共性问题,而实践中的每一位 ARTIs 患儿常出现特有的个性问题,这就需要我们灵活应用指南去具体对待。指南有其局限性和时限性,应该鼓励各级医疗机构在国家指南的总则下,结合自身特点制订适宜本院的 ARTIs 管理方案。我们要遵循实践 - 认识 - 再实践 - 再认识的规律,从临床实践出发,制订指南、规范诊治,回到实践去检验,适时再对原指南更新和修订,以达成新的共识、达到新的高度和新的起点。医学科学总是在不断进步之中,我们必须顺应这一规律,并付诸于实践。

（陆　权）

参考文献

[1] 中华医学会儿科学分会呼吸学组,《中华儿科杂志》编辑委员会．急性呼吸道感染抗生素合理使用指南(上部分)．中华儿科杂志,1999,37(12):748-750.

[2] 中华医学会儿科学分会呼吸学组,《中华儿科杂志》编辑委员会．急性呼吸道感染抗生素合理使用指南(下部分)．中华儿科杂志,2001,39(6):379-383.

[3] 中华医学会儿科学分会呼吸学组,《中华儿科杂志》编辑委员会．儿童社区获得性肺炎管理指南(试行)(上)．中华儿科杂志,2007,45(2):83-90.

[4] 中华医学会儿科学分会呼吸学组,《中华儿科杂志》编辑委员会．儿童社区获得性肺炎管理指南(试行)(下)．中华儿科杂志,2007,45(3):223-230.

[5] 中华医学会儿科学分会呼吸学组,《中华儿科杂志》编辑委员会．儿童社区获得性肺炎管理指南(2013修订)(上)．中华儿科杂志,2013,51(10):745-752.

[6] 中华医学会儿科学分会呼吸学组,《中华儿科杂志》编辑委员会．儿童社区获得性肺炎管理指南(2013修订)(下)．中华儿科杂志,2013,51(11):856-862.

[7]《中华儿科杂志》编辑委员会,中华医学会儿科学分会呼吸学组,中华医学会儿科学分会急救学组,中华医学会儿科学分会免疫学组．儿童医院获得性肺炎管理方案．中华儿科杂志,2011,49(2):106-115.

[8] 中华人民共和国卫生部医政司,合理用药专家委员会．国家抗微生物治疗指南．北京:人民卫生出版社,2012:132-134,158-166.

[9] 中华医学会儿科学分会呼吸学组,《中华儿科杂志》编辑委员会．反复呼吸道感染的临床概念和处理原则．中华儿科杂志,2008,46(2):108-109.

[10] 陆权．中国儿童普通感冒规范诊治专家共识(2013年)．中国实用儿科杂志,2013,28(9):651-657.

[11] 中华医学会儿科学分会呼吸学组,《中华儿科杂志》编辑委员会．儿童侵袭性肺部真菌感染诊治指南．中华儿科杂志,2009,47(2):96-98.

[12] 中华医学会儿科学分会,中华预防医学会．儿童肺炎链球菌性疾病防治技术指南．中华儿科杂志,2010,48(2):104-111.

[13]《中华儿科杂志》编辑委员会,中华医学会儿科学分会呼吸学组．毛细支气管炎诊断、治疗与预防专家共识．中华儿科杂志,2015,53(3):168-171.

[14] 卫生部星火计划培训教材:抗菌药物临床合理应用．北京:人民卫生出版社,2008.

[15] 卫生部萌芽计划培训教材:临床微生物与感染．北京:中国医药科技出版社,2010.

[16] Wise R, Hart T, Cars O, et al. Antimicrobial resistance. is a major threat to public health. Brit Med J, 1998, 317(7159):609-610.

[17] Mainous AG, Evans ME, Hueston WJ, et al. Patterns of antibiotic resistant streptococcus pneumoniae in children in a day-care setting. J Fam Pract, 1998, 46(2):142-146.

[18] 杨永弘,陆权．合理使用抗生素,控制耐药细菌．中华儿科杂志,1999,37(12):719-720.

[19] 赵晓东,卢仲毅,杨锡强,等．重庆医科大学儿童医院1996~2001年抗生素使用情况分析．中华儿科杂志,2002,40(8):467-469.

[20] Zhanel GG. Influence of pharmacokinetic and pharmacodynamic principle on antibiotics selection. Curr Infect Dis Rep, 2001, 3(1): 29-34.

[21] Bradley JS, Byington CL, Shah SS, et al. The management of community acquired pneumonia in infants and children older than 3 months of age: clinical practice guidelines by the pediatric infectious diseasessociety and the infectious diseases society of America. Clin Infect dis, 2011, 53(7): 25-76.

[22] Harris M, Clark J, Coote N, et al. On behalf of the British Thoracic Society Standards of Care Committee. British thoracic society guidelines for the management of community acquired pneumonia in children: update 2011. Thorax, 2011, 66(Suppl 1): 1-23.

[23] Shulman ST, Bisno AL, Clegg HW, et al. Clinical practice guideline for the diagnosis and management of group a streptococcal pharyngitis: 2012 update by the infectious diseases society of America. Clin Infect Dis, 2012, 55(10): 86-102.

[24] Lieberthal AS, Carroll AE, Chonmaitree T, et al. Clinical practice guideline of the diagnosis and management of acute otitis media. Pediatrics, 2013, 131(3): 964-999.

[25] Chow AW, Benninger MS, Brook I, et al. IDSA clinical practice guideline for acute bacterial rhinosinusitis in children and adults. Clin Infect Dis, 2012, 54(8): 1041-1045.

[26] McEwan J, Giridharan W, Clarke RW, et al. Paediatric acute epiglottitis: not a disappearing entity. Int J Pediatrn Otorhinolaryngol, 2003, 67(3): 317-321.

[27] Heffelfinger JD, Dowell SF, Jorgensen JH, et al. Management of community-acquired pneumonia in the era of pneumococcal resistance. Arch Intern Med, 2000, 160(10): 1399-1408.

[28] Murdoch DR, O' Brien KL, Driscoll AJ, et al. Laboratory methods for determining pneumonia etiology in children. Clin Infect Dis, 2012, 54(Suppl 2): 146-152.

[29] Uehara S, Sumkara K, Eguchi H, et al. Japanese guidelines for the management of respiratory infectious diseases in children 2007 with focus on pneumonia. Pediatrics Internations, 2011, 53(2): 264-276.

《儿童社区获得性肺炎管理指南(2013 修订)》解读

指南摘要:

社区获得性肺炎(community acquired pneumonia,CAP)是指原本健康的儿童在医院外获得的感染性肺炎,包括感染了具有明确潜伏期的病原体而在入院后潜伏期内发病的肺炎,其大量病例分布在基层医疗卫生机构中。CAP 是小儿临床肺炎的主体,中华医学会儿科学分会呼吸学组和中华儿科杂志编辑委员会曾于 2006 年 10 月制定了我国首部《儿童社区获得性肺炎管理指南》[1,2],2013 年则对其进行了修订。在循证医学基础上对儿童 CAP 管理的相关问题制定了科学性、实用性较强的规范。修订后的指南分成上、下两篇,上篇包括前言、CAP 定义、指南的证据水平和推荐等级、病原学、临床特征、严重度评估、放射学诊断评估、实验室检查、治疗、特异性预防等 10 个部分,下篇则有指南概要、附表 1-3(不同年龄儿童 CAP 的病原情况、CAP 患儿病情严重度评估、儿童 CAP 常用抗微生物药物的剂量和用法)和参考文献等。参与此次修订和审议的专家来自儿童呼吸科、感染科、重症监护等专业,并广泛征求了包括放射科、检验科、胸外科、药剂科、公共卫生和社区儿科等专业人员的意见和建议。

本文就我国 2013 版《儿童社区获得性肺炎管理指南》[3,4](以下简称 2013 指南)作系统解读,重点聚焦在儿童 CAP 的定义和概念、CAP 病原学、CAP 的诊断与评估、CAP 抗微生物治疗和特异性疫苗预防。

适用范围:

2013 指南适用于生后 >28 天的各年龄期儿童,不涉及新生儿肺炎,也不涉及免疫缺陷或免疫功能低下(含 HIV 感染)患儿的肺炎,不涉及真菌、结核分枝杆菌、原虫等病原所致的 CAP,也未包涵重症 CAP 的呼吸机支持等疗法。

原文出处:

中华儿科杂志,2013,51(10):745-752.

中华儿科杂志,2013,51(11):856-862.

一、指南的知识要点

CAP 是指原本健康的儿童在医院外获得的感染性肺炎,包括感染了具有明确潜伏期的病原体而在入院后潜伏期内发病的肺炎。CAP 是相对于医院内肺炎(nosocomial pneumonia,NP 或称 hospital acquired pneumonia,HAP)而言的。2013 指南强调患儿年龄能很好地预示其 CAP 的可能病原,并列表说明不同年龄组患儿 CAP 的常见细菌、病毒和非典型微生物病原,这一点对基层医疗单位、对门急诊乃至对住院 CAP 患儿初始经验选用抗菌药物都很有帮助。CAP 诊断应该综合临床征象(发热、呼吸频率增快、呼吸困难和吸气性凹陷以及喘鸣等)、实验室检查包括病原学检测和胸部影像学等。2013 指南列举了肺炎链球菌性肺炎、葡萄球菌性肺炎、流感嗜血杆菌性肺炎、大肠埃希菌性肺炎、百日咳杆菌性肺炎、肺炎支原体性肺炎、沙眼衣原体性肺炎和病毒性肺炎的临床特征。并定义了难治性肺炎支原体肺炎。2013 指南列出 CAP 严重度的评估标准,CAP 有轻重之分,熟悉重度 CAP 的标准等于掌握了 CAP 的住院指征,因为轻度 CAP 并不需要住院。2013 指南对轻、重度 CAP 初始经验选择抗菌药物有具体的推荐方案,病毒性肺炎则仅推荐奥司他韦口服。CAP 病原菌一旦明确,则给予相应的病原目标治疗。抗菌药物疗程是用至热退、全身症状明显改善和呼吸道症状改善后 3~5 天,要充分考虑机体对感染的抵御功能和免疫能力,完整地评估组织器官修复能力,而不是单一依靠抗菌药物治疗、无原则地延长其疗程。关于特异性疫苗预防,2013 指南推荐儿童尤其婴幼儿接种肺炎链球苗疫苗、b 型流感嗜血杆菌疫苗、流感病毒疫苗和百日咳疫苗等。对 RSV 高危婴幼儿可给予 RSV 单克隆抗体(Palivizumab 等)作预防治疗,但目前国内尚无该制剂。

二、指南的解读内容

1. CAP 的概念 CAP 是指原本健康的儿童在医院外获得的感染性肺炎,包括感染了具有明确潜伏期的病原体而在入院后潜伏期内发病的肺炎,其大量病例分布在基层医疗卫生机构中。该定义强调:(1)肺炎,而不是通常泛指的儿童“下呼吸道感染”。肺炎是一种急性感染,有发热、咳嗽、呼吸增快、呼吸困难和胸壁吸气性凹陷等征象,并有胸部 X 线的异常改变。本指南不涉及吸入性、过敏性、风湿性、尿毒症性、放射性等非感染性肺炎;(2)CAP 发生在院外、但又有与住院相关联的时间概念:CAP 包括部分患儿肺炎发生在社区,但发病在医院,也即入院时处于肺炎潜伏期内的肺炎;(3)原本健康的儿童,这是出于 CAP 病原学评估的考虑,研究 CAP 病原学应该注意患儿是否使用过抗菌药物,如果已使用过抗菌药物,CAP 常见病原菌可能被抑制或杀灭,并因此会造成病原学的假象;(4)任何指南都有适用的特定对象,2013 指南不涉及新生儿肺炎,不涉及免疫缺陷或免疫功能低下患儿、HIV 感染患儿的肺炎,不涉及真菌、结核分枝杆菌、原虫等病原所致的 CAP,也未包涵重症 CAP 的呼吸机支持等疗法。

2. CAP 的病原学 有条件的医疗单位对住院 CAP 患儿可进行多病原联合检测,明确病原是合理使用抗菌药物的基础。但事实上,无论发达国家或发展中国家,CAP 的初始治疗均是经验治疗,届时综合考虑可能的病原、患儿年龄、有无基础疾病、CAP 严重度、实验室检查、胸 X 线片特征、当地流行病学资料以及本次发病过程中抗菌药物的使用情况等。

2013 指南强调患儿年龄能很好地预示其 CAP 的可能病原,并列表说明 >28 天 ~3 月龄、>3 月龄 ~5 岁和 >5 岁 ~15 岁这 3 个年龄组患儿 CAP 的常见细菌、病毒和非典型微生物病原,这一点对基层医疗单位、对门急诊乃至对住院 CAP 患儿初始经验选用抗菌药物都很有帮助(表 9)。

病毒病原的重要性是小儿 CAP 有别于成人的一个特点,病毒是婴幼儿 CAP 最常见的病原,尤其在肺炎起始阶段。>28 天 ~3 月龄患儿主要为呼吸道合胞病毒、副流感病毒,>3 月龄 ~5 岁组尚有腺病毒和流感病毒,而 >5 岁 ~15 岁组流感病毒成为最主要病毒。我们还必须警惕新发病毒(如 SARS 冠状病毒、人禽流感病毒 H5N1、H7N9、人类偏肺病毒、MERS 冠状病毒)和变异病毒(如2009年新型H1N1人流感病毒)。细菌病原在发展中国家尤为重要,以肺炎链球菌(SP)、流感嗜血杆菌(HI)、金黄色葡萄球菌(SA)和卡他莫拉菌(MC)最常见,其中SP是生后20天以上各年龄段小儿CAP首位致病菌,HI好发于婴幼儿,而肠杆菌属、B群链球菌好发于6个月以内小儿。近年有社区获得甲氧西林耐药SA(CA-MRSA)所致CAP的报道,多发生在年幼儿。大肠埃希菌、肺炎克雷伯菌和铜绿假单胞菌也偶可引起CAP。非典型微生物在CAP有重要的病原学地位,沙眼衣原体(CT)是6个月以内尤其3个月以内小儿CAP病原之一;肺炎支原体(MP)、肺炎衣原体(CP)在各年龄小儿均可致病,尤其学龄前期和学龄期儿童;嗜肺军团菌(LP)则可能是引起重症CAP的独立病原或混合病原之一。最后,我们必须正视多病原的混合感染,我院资料混合感染率26.6%,而1岁以下小儿高达37.6%。婴幼儿混合感染多是病毒基础上混合细菌感染,而年长儿则是非典型微生物混合细菌感染。

表9 不同年龄儿童CAP的病原情况[1,2,5]

年龄组	常见病原	少见病原
>28d~3月龄	细菌	细菌
	肺炎链球菌	非发酵革兰阴性菌
	大肠埃希菌	百日咳杆菌
	肺炎克雷伯杆菌	流感嗜血杆菌(b型、不定型)卡他莫拉菌
	金黄色葡葡球菌	
	沙眼衣原体	
	病毒	病毒
	呼吸道合胞病毒	巨细胞病毒
	副流感病毒Ⅰ型、Ⅱ型、Ⅲ型	流感病毒
		腺病毒
		人类偏肺病毒
>3月龄~5岁	细菌	细菌
	肺炎链球菌	肺炎克雷伯杆菌
	流感嗜血杆菌(b型、不定型)	大肠埃希菌
	卡他莫拉菌	结核分枝杆菌
	金黄色葡萄球菌	
	肺炎支原体	嗜肺军团菌
		肺炎衣原体
	病毒	病毒
	呼吸道合胞病毒	鼻病毒
	腺病毒	人偏肺病毒
	副流感病毒Ⅰ型、Ⅱ型、Ⅲ型	肠道病毒
	流感病毒	禽流感病毒
		新型冠状病毒
		EB病毒
		麻疹病毒

续表

年龄组	常见病原	少见病原
>5 岁 ~15 岁	细菌 肺炎链球菌	细菌 化脓性链球菌 金黄色葡萄球菌 结核分枝杆菌 流感嗜血杆菌(b 型、不定型)
	肺炎支原体	肺炎衣原体 嗜肺军团菌
	病毒 流感病毒 A、B	病毒 腺病毒 EB 病毒 新型冠状病毒 人禽流感病毒

3. CAP 的临床特征

(1) 发热:是 CAP 的重要症状,腋温 >38.5℃伴三凹征,尤其下胸壁吸气性凹陷和呼吸增快(除外因哭吵、发热等所致者)应视为病情严重;

(2) 呼吸频率(RR)增快:在所有临床征象中,发现 RR 增快对放射学已诊断肺炎的患儿有最高的敏感性(74%)与特异性(67%)[6],对 1 岁以下肺炎患儿 RR 增快还有助于判定肺炎严重度,RR>70 次 /min 与低氧血症的相关敏感性为 63%、特异性高达 89%[7]。2013 指南列出不同年龄 CAP 患儿呼吸增快的判断值:<2 月龄 RR≥60 次 /min,2 月龄 ~RR≥50 次 /min,1~5 岁 RR≥40 次 /min,>5 岁 RR≥30 次 /min;

(3) 呼吸困难和吸气性凹陷:对肺炎的提示意义比呼吸增快更大;

(4) 喘鸣:病毒性肺炎和 MP 肺炎时可能出现,但喘鸣对判定肺炎的严重程度没有帮助。

2013 指南列举了肺炎链球菌性肺炎、葡萄球菌性肺炎、流感嗜血杆菌性肺炎、大肠埃希菌性肺炎、百日咳杆菌性肺炎、肺炎支原体性肺炎、沙眼衣原体性肺炎和病毒性肺炎的临床特征。并定义了难治性 MP 肺炎,即 MP 肺炎经大环内酯类抗菌药物正规治疗 7 天及其以上,临床征象加重、仍持续发热、肺部影像学所见加重者,可考虑为难治性 MP 肺炎(RMPP)。

4. CAP 严重度的评估

WHO 对小儿肺炎严重度的判定标准是:2 月龄 ~5 岁 CAP 儿童出现下胸壁吸气性凹陷或鼻翼煽动或呻吟之一表现者,提示有低氧血症,为重度肺炎;如果出现中心性紫绀、严重呼吸窘迫、拒食或脱水征、意识障碍(嗜睡、昏迷、惊厥)之一表现者为极重度肺炎。这种简易判断标准,适用于基层地区和门急诊 CAP 患儿。对于住院患儿或条件较好的地区,CAP 严重度评估应根据所列标准综合评估和判断(表 10)。

5. CAP 放射学诊断评估

2013 指南明确指出:对于一般状况良好且可以在门诊治疗的疑似 CAP 患儿,无需行常规胸片检查;对于临床上肺炎已康复,一般状况良好的患儿,也无需行胸片复查;胸部 CT 扫描和胸部 X 线侧位片则不宜列为常规。对于初始抗菌药物治疗失败、病情加重的患儿以及需要证实是否存在肺炎并发症时,应及时行胸片检查。除外肺不张、肺梗塞、肺出血等病症之后,胸片的实变征象是有助于诊断肺炎的,但仅凭胸片征象去判定 CAP 可能病原的提示性差,胸片征象也无助于治疗的决策。

表 10 CAP 患儿病情严重度评估

项目	轻度 CAP	重度 CAP
一般情况	好	差
拒食或脱水征	有	无
意识障碍	无	有
呼吸频率	正常或略增快	明显增快*
紫绀	无	有
呼吸困难(呻吟、鼻翼煽动、三凹征)	无	有
肺浸润范围	≤1/3 的一侧肺	多肺叶受累或≥2/3 的一侧肺
胸膜腔积液	无	有
脉搏血氧饱和度(SpO2)	>0.96	<0.90
肺外并发症	无	有
判断标准	出现上述所有表现	存在以上任何一种情况
呼吸明显增快		RR≥70 次 /min(婴儿) RR≥50 次 /min(年长儿)

6. CAP 实验室检查

2013 指南对实验室检查包括病原学检测有较多的描述和客观评价。CAP 患儿应常规检测外周血白细胞计数、中性粒细胞计数和相对百分数,也可检测 C 反应蛋白、红细胞沉降率、降钙素原等,但不可能仅凭某一指标去区分细菌性或病毒性 CAP,应该综合这些指标并结合患儿实际病情。CAP 死亡的危险性与低氧血症程度密切相关,指南推荐所有住院肺炎和疑似低氧血症的患儿,有条件者都应监测血氧饱和度。临床怀疑细菌性 CAP、病情严重者,或有并发症的住院患儿应常规进行血培养;怀疑病毒性 CAP 可应用免疫荧光法快速检测常见呼吸道病毒的抗原;怀疑 MP 感染者应进行 MP 抗体检测,单份血清 MP-IgM 滴度≥1∶160,或急性期和恢复期双份血清特异性 MP-IgG 抗体有 4 倍以上滴度的升高或下降到原来的 1/4 是 MP 感染的确诊依据;有胸腔积液者则应尽可能进行胸腔积液涂片染色与细菌培养。

7. CAP 抗微生物治疗

(1) 治疗原则:轻度 CAP 可以在门诊或家庭治疗、可以在基层医疗单位治疗,可以口服抗菌药物治疗,不强调抗菌药物联合使用,过多考虑病原菌耐药是不必要的。重度 CAP 应收住院乃至收入 ICU 抢救治疗,多选择胃肠道外途径使用抗菌药物,注意选择的抗菌药物要覆盖 CAP 的主要病原菌,以降低初始治疗失败的危险性。2013 指南为此制定了 CAP 收住医院指征和收住 ICU 指征。

(2) 推荐方案:

1）轻度 CAP：若考虑病原为细菌或非典型微生物，推荐治疗方案：① >28 天 ~3 月龄：要警惕沙眼衣原体、百日咳杆菌和肺炎链球菌，可以首选大环内酯类口服，如红霉素、阿奇霉素、克拉霉素、罗红霉素等；② 4 月龄 ~5 岁：除 RSV 病毒外，主要病原是 SP、HI、SA 和 MC，首选口服阿莫西林，剂量加大至 80~90mg/（kg.d），也可选择阿莫西林 / 克拉维酸（7∶1 剂型）、头孢羟氨苄、头孢克洛、头孢丙烯、头孢地尼等口服。如怀疑早期 SA 肺炎，应优先考虑口服头孢地尼。我国 SP 对大环内酯类抗菌药物高度耐药，建议将阿奇霉素、克拉霉素等大环内酯类作为替代选择；③ >5 岁 ~18 岁：主要病原除 SP 外，非典型微生物病原学地位突出，可以首选大环内酯类口服，8 岁以上儿童也可以口服多西环素或米诺环素。若起病急、伴脓痰，应怀疑合并 SP 感染，可联合阿莫西林口服，剂量 80~90mg/（kg.d）。

2）重度 CAP：若考虑病原为细菌或非典型微生物，推荐治疗方案：①阿莫西林 / 克拉维酸（5∶1）或氨苄西林 / 舒巴坦（2∶1）或阿莫西林 / 舒巴坦（2∶1）；②头孢呋辛或头孢曲松或头孢噻肟；③怀疑 SA 肺炎，选择苯唑青霉素或氯唑青霉素，高度怀疑 CA-MRSA 者可选择万古霉素，备选利奈唑胺，严重感染可联合使用利福平；④考虑合并有 MP 或 CP 肺炎，可以联合使用大环内酯类 + 头孢曲松 / 头孢噻肟。

3）一旦明确 CAP 的致病菌，2013 指南推荐有相对应的病原目标治疗。

4）关于病毒性肺炎的抗病毒病原治疗：①流感病毒肺炎：根据病情和年龄，可选择不同的流感病毒神经氨酸酶的抑制剂，其对甲型、乙型流感病毒均有效：口服奥斯他韦（oseltamivir）、吸入扎那米韦（zanamivir）或静滴帕拉米韦（peramivir），以口服奥斯他韦最常用。强调在发病 36~48 小时内用药，对病情严重或进行性恶化者即使超过 48 小时仍应使用。不推荐全身或雾化吸入利巴韦林（ribavirin，病毒唑）的治疗。② RSV 肺炎：不推荐利巴韦林气雾长时间吸入治疗。近年系统综述和双盲随机对照研究证明这种疗法是无确切疗效的[8,9]。③巨细胞病毒肺炎：推荐使用更昔洛韦（ganciclovir，GCV）治疗。④腺病毒肺炎：尚无特异性病原治疗，对症支持疗法为主，可以试用 α- 干扰素和静脉丙种球蛋白。

（3）病情评估和疗程：初始治疗 48 小时要作病情和疗效评估，重点观察体温的下降，全身症状包括烦躁、气促等症状的改善，而外周血白细胞和 C 反应蛋白的恢复多有滞后，胸 X 线片肺部病灶的吸收更需时日，因此不能作为抗菌药物疗效评估的主要依据。初始治疗 72 小时症状无改善或一度改善又恶化，应再次进行临床或实验室评估，如果仍确认 CAP 诊断则应更换抗菌药物。

（4）抗菌药物疗程：CAP 抗菌药物疗程是用至热退、全身症状明显改善和呼吸道症状改善后 3~5 天，要充分考虑机体对感染的抵御功能和免疫能力，完整地评估组织器官修复能力，而不是单一依靠抗菌药物治疗、无原则地延长其疗程。病原微生物各异、病情轻重不等、存在菌血症与否、机体免疫功能状况、依从性和个体差异等因素均影响 CAP 疗程，一般 SP 肺炎疗程 7~10 天，HI 肺炎、MSSA 肺炎 14 天左右，而 MRSA 肺炎疗程宜延长至 21~28 天，革兰阴性肠杆菌肺炎疗程 14~21 天，MP 肺炎、CP 肺炎疗程平均 10~14 天，个别严重者可适当延长，嗜肺军团菌肺炎 21~28 天。

8. CAP 特异性疫苗预防 2013 指南推荐儿童尤其婴幼儿接种肺炎链球苗疫苗、b 型流感嗜血杆菌疫苗、流感病毒疫苗和百日咳疫苗等，疫苗的预防接种对降低 CAP 患病率的效果是肯定的。RSV 高危婴幼儿可给予 RSV 单克隆抗体（Palivizumab 等）作预防治疗，但目前国内尚无该制剂。

三、指南中合理用药解析

1. CAP 抗微生物药物的合理使用 合理使用包括使用指征、药物选择和剂量、使用途径和方法、疗程和联合治疗与否、药物不良反应以及用药依从性等。抗菌药物治疗应限于细菌、MP、CT、CP 所致 CAP,单纯病毒性肺炎无使用抗菌药物指征。2011 年美国儿童 CAP 指南[10]指出:对学龄前期儿童、无全身中毒症状的 CAP 者,强烈推荐并有高质量证据支持无常规使用抗菌药物指征。WHO 认为控制细菌耐药最有效的措施是减少任何抗菌药物的不必要使用;对明确病原菌者应选用窄谱抗菌药物,使用足够而恰当的剂量,注意感染组织部位抗菌药物有效浓度;保证疗效前提下尽可能缩短疗程,以减小耐药选择性;要合理使用现有的抗菌药物,尽可能延长其“生命”。这些观点均折射出 CAP 合理使用抗菌药物的策略。

2. CAP 有轻重之分,不存在中度 CAP 病情严重度的评估有助于分级治疗,轻度 CAP 不需要住院,故熟悉了重度 CAP 的标准等于掌握了 CAP 的住院指征。轻度 CAP 可以在门诊或家庭治疗、可以在基层医疗单位治疗,可以口服抗菌药物治疗,不强调抗菌药物联合使用,过多考虑病原菌耐药是不必要的。2011 年英国儿童 CAP 指南[5]指出:CAP 患儿口服抗菌药物是安全而有效的,即使在重症肺炎也可推荐口服治疗(证据水平达到最高级别[A+]),不能接受口服液体或口服抗菌药物无法吸收(例如伴呕吐)的 CAP 患儿可静脉使用抗菌药物。重度 CAP 则应收住院乃至收入 ICU 抢救治疗,多选择胃肠道外途径使用抗菌药物,注意选择的抗菌药物要覆盖 CAP 的主要病原菌包括非典型微生物,并应考虑主要病原菌的耐药现状,以降低初始治疗失败的危险性。

3. 抗菌药物宜选择安全、有效、依从性良好、相对价廉的抗菌药物 足量抗菌药物才能保证药效并减少耐药菌产生的机会。儿科特别要注意年龄的个体差异和肝肾功能发育不完善的特点,要注意抗菌药物血清浓度和感染组织部位浓度。静脉使用 β 内酰胺类抗菌药物,应考虑该类抗菌药物归属时间依赖性抗菌药物,为了达到最高细菌清除率,为了使其血清浓度超过最低抑菌浓度之后持续的时间(T>MIC)达到用药间隔时间的 40%~50% 以上,就必须每 6~8 小时使用 1 次。参照国家抗微生物治疗指南[11],氨基糖苷类有明显耳、肾毒性,小儿应尽量避免应用,仅在有明确应用指征、又无其它毒性低的抗菌药物可供选用时,方可选用该类药物,治疗过程中应进行血药浓度监测。氟喹诺酮类由于对长骨软骨发育可能产生的不良影响,应避免用于 18 岁以下未成年人。四环素类引起牙齿黄染及牙釉质发育不良,不可用于 8 岁以下患儿。

4. 为什么国内外儿童 CAP 指南均优先推荐阿莫西林或阿莫西林 / 克拉维酸(AMO/Clav) 这是因为该药对儿童 CAP 的病原菌有效,且接受度高而价廉。针对肺炎链球菌耐药,我们需要加大阿莫西林剂量,而针对流感嗜血杆菌和卡他莫拉菌产 β 内酰胺酶所致的耐药,我们需要并用克拉维酸但剂量恰恰不需要太大,这就为调整 AMO/Clav 的比例创造了机会,从 4∶1 变为 7∶1~8∶1,再变为 14∶1~16∶1,以克服细菌耐药。AMO/Clav 成为改变剂型、克服细菌耐药的典范。

5. 为什么重症细菌性 CAP 者推荐选择头孢曲松或头孢噻肟 这是因为迄今 SP 仍是生后 20 天以上各年龄段小儿 CAP 首位致病菌,而在第三代头孢中对 SP 抗菌活性最强者是头孢曲松或头孢噻肟,即使在细菌耐药困扰的今天,头孢曲松对 SP 敏感性依然保持在 80% 以上,且 SP 血清型变化并不影响头孢曲松的敏感性,加之头孢曲松半衰期达 6~9h,可以每日 1 次用药，依从性高。当然，我们也应大力提倡和选择抗菌药物序贯疗法（SAT），也就是对有使用抗菌药物指征的 CAP 患儿，可以先静脉用药 2~3 日，病情得到控制并稳定后适时地改成口服同类或抗菌谱相似的抗菌药物，可以出院继续家庭治疗。

6. 为什么病毒性肺炎重点推荐奥司他韦 这是因为流感病毒是小儿病毒性肺炎的重要病原，尤其在学龄期儿童；因为除流感病毒肺炎外，其他病毒性肺炎没有特异性病原治疗药物；而使用奥司他韦的最佳时机是在流感发病早期、即发病后 36~48hr 内给予，以期最大疗效。当然，治疗流感患儿等于阻断传染源、切断了流感的传播。

7. CAP 糖皮质激素的应用[12]

（1）CAP 患儿无常规使用糖皮质激素的指征，更不能将糖皮质激素作为退热剂使用。

（2）下列情况下可以短疗程（3~5d）使用糖皮质激素：喘憋明显伴呼吸道分泌物增多者；中毒症状明显的重症肺炎，例如合并缺氧中毒性脑病、休克、脓毒症者，有急性呼吸窘迫综合征者；胸腔短期有大量渗出者；肺炎高热持续不退伴过强炎性反应者[13,14]。近年，对难治性肺炎支原体肺炎（RMPP）或重症肺炎支原体肺炎（SMPP）推荐使用糖皮质激素[15]。有细菌感染者必须在有效抗菌药物使用的前提下加用糖皮质激素。

（3）糖皮质激素的剂量：泼尼松 / 泼尼松龙 / 甲泼尼龙 1~2mg/（kg·d）或琥珀酸氢化可的松 5~10mg/（kg·d）或地塞米松 0.2~0.4mg/（kg·d）。

四、常见临床问题解析

1. 整体看待 CAP 病原微生物与机体的免疫炎性反应 病原微生物侵入肺部引起肺炎，但病原微生物感染机体后，也可能会引起病理性免疫炎症反应、损伤组织和器官，甚至造成严重全身炎性反应，单核巨噬细胞吞噬活性异常增强，发生巨噬细胞活化综合征（MAS）和噬血细胞淋巴组织细胞增生症（HLH）。激活的中性粒细胞、肥大细胞、嗜碱细胞，上皮细胞等会引起细胞因子级联效应，炎性反应会不断放大，届时对人体就十分有害、甚至危及生命。进入 21 世纪的今天，曾经并还在威胁人类健康的 SARS 冠状病毒、H5N1 高致病性人禽流感病毒、2009 新 H1N1 甲型流感病毒、EV71 病毒、H7N9 人禽流感病毒等所致重症 CAP 病例均存在过强的病理性免疫炎症反应。儿科医生要理解：病原微生物仅是致病的一个方面，机体的炎性反应和免疫应答是另一方面，CAP 的治疗应该有整体化理念，而不只是针对引起感染的病原微生物。

2. 临床肺炎不等同社区获得性肺炎 世界卫生组织（WHO）和联合国儿童基金会（UNICEF）发布文件中泛指的小儿肺炎是“临床肺炎”（clinical pneumonia，CP）。文献上经常使用的名词“小儿肺炎”也是指 CP 而不是 CAP。CP 涵盖了 HAP 和 CAP，CAP 则是 CP 的主体，但两者不可等同与混淆。多种原因造成中国儿童在门急诊和观察室场所广泛使用抗菌药物，由此产生的门急诊相关肺炎（outpatient associated pneumonia，OPAP）有别于 CAP；而医疗保健相关性肺炎（healthcare associated pneumonia，HCAP）是一种介于社区和医院环境之间、易于出现病原菌耐药的特殊类型肺炎[16]。理清这些概念对了解 CAP 的主要病原及其耐药现状、对 CAP 初始经验选用抗菌药物的原则都很有益。目前，临床上在总结小儿肺炎资料时经常喜欢冠以 CAP 名称，似乎从门急诊收住院、外医院转入院的肺炎都是 CAP，殊不知时间概念是需要延伸到外院治疗阶段、延伸到本院门急诊和观察室阶段的。

3. 鼻咽部培养出的细菌不能代表 CAP 的病原菌 2013 指南不推荐对所有 CAP 患儿

常规开展病原微生物检测,但对住院CAP患儿、临床怀疑细菌性CAP尤其是经验治疗无效或有并发症的重症患儿,应常规进行血培养;有胸腔积液者则应尽可能进行胸腔积液涂片染色与细菌培养。

2013指南特别提及“直接通过鼻咽部吸痰或咽拭子标本送检对肺炎病原学判断价值很小”,因为我们无法区分病原菌和正常定植寄生菌。而后者往往又是在外院或本院门急诊抗菌药物频繁使用下被选择出来的高度耐药菌株,将其作为CAP病原菌就有可能造成病原菌耐药的假象、得出CAP病原菌错误的构成比、有可能导致抗菌药物的过度使用,终使抗菌药物选择性压力增加。2013指南建议可以参考2011年日本指南中所述[17]:用无菌生理盐水漂洗痰液标本后再培养可明显提高其诊断价值,尤其是经漂洗的痰标本病菌生长量明显多于鼻咽或咽拭子标本培养结果时,通常提示该细菌是CAP病原菌。痰液漂洗标本涂片革兰染色如发现在肺泡巨噬细胞周围或细胞内有病菌也有较高的诊断价值。

五、结语

2006年10月中华医学会儿科学分会呼吸学组和《中华儿科杂志》编辑委员会共同制定了《儿童社区获得性肺炎管理指南》。时隔7载,又推出2013修订指南,包括10个部分并配有指南概要、附表和130篇参考文献等,为我国儿童CAP的规范化诊治提供了全面的指导原则。但是,指南的推荐多是原则性的,指南主要针对的是CAP共性问题,而实践中的每一位CAP患儿常出现特有的个性问题,这就需要我们灵活应用指南去具体对待。指南有其局限性和时限性,应该鼓励各级医疗机构在2013指南的总则下,结合自身特点制订适宜本院的CAP管理方案。我们也应该清醒地看到:2013指南在52条推荐意见中,A级证据者仅8条(占15.4%),主要是B级证据(28条,53.8%)和C级证据者16条(30.8%)。这折射出目前国内儿科呼吸道感染领域临床研究的滞后,缺乏循证证据。我们要遵循实践-认识-再实践-再认识的规律,从临床实践出发,制订指南、规范诊治,回到实践去检验,适时再对原指南更新和修订,以达成新的共识、达到新的高度和新的起点。医学科学总是在不断进步之中,我们必须顺应这一规律,并付诸于实践。

(陆 权)

参考文献

[1] 中华医学会儿科学分会呼吸学组,《中华儿科杂志》编辑委员会. 儿童社区获得性肺炎管理指南(试行)(上). 中华儿科杂志,2007,45(2):83-90.

[2] 中华医学会儿科学分会呼吸学组,《中华儿科杂志》编辑委员会. 儿童社区获得性肺炎管理指南(试行)(下). 中华儿科杂志,2007,45(3):223-230.

[3] 中华医学会儿科学分会呼吸学组,《中华儿科杂志》编辑委员会. 儿童社区获得性肺炎管理指南(2013修订)(上). 中华儿科杂志,2013,51(10):745-752.

[4] 中华医学会儿科学分会呼吸学组,《中华儿科杂志》编辑委员会. 儿童社区获得性肺炎管理指南(2013修订)(下). 中华儿科杂志,2013,51(11):856-862.

[5] Harris M,Clark J,Coote N,et al On behalf of the British Thoracic Society Standards of Care Committee. British Thoracic Society guidelines for the management of community acquired pneumonia in Children:update 2011. Thorax,2011,66(Suppl 1):1-23.

[6] Palafox M, Guiscafré H, Reyes H, et al. Diagnostic value of tachypnoea in pneumonia defined radiologically. Arch Dis Child, 2000, 82(1): 41-45.

[7] Smyth A, Carty H, Hart CA. Clinical predictors of hypoxaemia in children withpneumonia. Ann Trop Paediatr, 1998, 18(1): 31-40.

[8] Ralston SL, Lieberthal AS, Meissner HC, et al. Clinical practice guideline: The diagnosis, management, and prevention of bronchiolitis. Pediatrics, 2014, 134(5): 1474-1502.

[9]《中华儿科杂志》编辑委员会,中华医学会儿科学分会呼吸学组. 毛细支气管炎诊断、治疗与预防专家共识(2014 版). 中华儿科杂志, 2015, 53(3): 168-171.

[10] Bradley JS, Byington CL, Shah SS, et al. The Management of Community Acquired Pneumonia in infants and children older than 3 months of age: clinical practice guidelines by the Pediatric Infectious diseases Society and the Infectious diseases Society of America. Clin Infect dis, 2011, 53(7): 25-76.

[11] 中华人民共和国卫生部医政司,合理用药专家委员会. 国家抗微生物治疗指南. 北京:人民卫生出版社, 2012: 132-134, 158-166.

[12] 江载芳,申昆玲. 肺炎 // 胡亚美,江载芳. 诸福棠实用儿科学. 第 7 版. 北京:人民卫生出版社. 2002: 1174-1206.

[13] Lu A, Wang L, Zhang X, et al. Combined treatment for child refractory mycoplasma pneumoniae pneumonia with ciprofloxacin and glucocorticoid. Pediatr Pulmonol, 2011, 46: 1093-1097.

[14] Kabra SK, Lodha R, Pandey RM. Antibiotics for community-acquired pneumonia in children[J/CD]. Cochrane Database Syst Rev, 2010(3): CD004874.

[15] 刘瀚旻,陆权,洪建国,等. 儿童肺炎支原体感染治疗的系统评价. 中华儿科杂志, 2016, 54(2): 111-118.

[16] 中华医学会儿科学分会呼吸学组,《中华儿科杂志》编辑委员会. 儿童医院获得性肺炎管理方案. 中华儿科杂志, 2011, 49(2): 106-115.

[17] Uehara S, Sumkara K, Eguchi H, et al. Japanese guidelines for the management of respiratory infectious diseases in children 2007 with focus on pneumonia. Pediatrics Internations, 2011, 53(2): 264-276.

《中国儿童普通感冒规范诊治专家共识（2013年）》解读

共识摘要：

普通感冒即急性鼻咽炎，是上呼吸道感染的一个最常见类型，也是儿科容易滥用抗菌药物的疾病[1,2]。普通感冒可发生于任何年龄期，年幼儿尤其多见，其影响患儿的健康和学习，可能并发鼻窦炎、中耳炎、气管-支气管炎乃至肺炎等。另一方面，小儿肝脏解毒和肾脏排泄等功能发育尚不完善，普通感冒者用药不当较易引起不良反应。目前，儿科临床对本病存在有治疗上的盲目性、重复用药尤其不恰当联合用药、存在有过多使用抗菌药物和抗病毒药物等现象。本着改善儿科医师对普通感冒的认识，避免因治疗不当所致的危害，提高临床对本病的诊治水平，国内27所三级甲等儿童专科医院或综合医院儿科，汇集37位临床呼吸病专家于2013年9月共同制定了《中国儿童普通感冒诊治专家共识》。

本共识分成前言、普通感冒病因及危险因素、临床表现、并发症、诊断与鉴别诊断、治疗和治疗中的几个问题以及预防等方面，共识推出普通感冒临床治疗路径以提供诊治之思路，并列表显示儿童常用的普通感冒治疗药物成分、列表提醒读者目前市售的普通感冒常用复方制剂的组分，以期临床医生能避免不合理的重复用药。

普通感冒具有相当的自限性，应以对症治疗为主，重点在鼻黏膜减充血剂、抗组胺药、解热镇痛药、镇咳药和祛痰药的使用，读者可以同时参阅《儿童呼吸安全用药专家共识：感冒和退热用药》[3]《儿童咳嗽中西医结合治疗专家共识》[4]等相关文献。

适用范围：

本共识适用于各年龄期儿童。

原文出处：

中国实用儿科杂志，2013，28(9)：651-657.

一、共识知识要点

普通感冒即急性鼻咽炎，是上呼吸道感染（upper respiratory tract infections，URTIs）的一个最常见类型，也是儿科容易滥用抗菌药物的疾病[1,2]。在儿童人群（0~14岁）中普通感冒的人均年患病次数可达5~7次[5]，见于任何年龄期儿童尤其是年幼儿。该病影响患儿的健康和学习，可能并发鼻窦炎、中耳炎、气管-支气管炎乃至肺炎等；另一方面，小儿肝脏解毒和肾脏排泄等功能发育尚不完善，普通感冒用药不当较易引起不良反应，甚至对健康造成的危害甚于疾病本身。2010 年中国哮喘联盟和中国循证医学中心共同组织进行的关于“普通感冒的诊治现状与认知程度的调查”表明[6]:临床医生对该病的认知程度存在不足,对本病存在有治疗上的盲目性、重复用药尤其不恰当联合用药、存在有过多使用抗菌药物和抗病毒药物等现象。本着改善儿科医师对普通感冒的认识,避免因治疗不当所致的危害,提高临床的诊治水平,国内部分儿科临床医学专家参考国内外有关指南和研究资料,共同制定了《中国儿童普通感冒诊治专家共识》。

本共识对普通感冒的病因及危险因素、临床表现、并发症、诊断与鉴别诊断、治疗和治疗中的几个问题以及预防等方面做了较详尽而结合临床实践的剖析。

二、共识解读内容

1. 病因 普通感冒是急性上呼吸道感染性疾病,病毒的病原学地位突出,以鼻病毒最常见(30%~50%),其次为冠状病毒(10%~15%)、呼吸道合胞病毒(5%)、副流感病毒(5%)、腺病毒(<5%)和肠道病毒(<5%)等,而肺炎支原体、衣原体、A 群链球菌、肺炎链球菌、流感嗜血杆菌及葡萄球菌等作为普通感冒的原发病原不足 10%。普通感冒的诱因则有营养不良、贫血、维生素 AD 缺乏、过度疲劳、着凉或缺乏锻炼、居住环境拥挤、大气污染等。注意:免疫缺陷或免疫功能低下的普通感冒患儿症状多较严重[7]。普通感冒常发生在季节交替之际尤其冬春季。

2. 临床表现 普通感冒通常起病较急,以鼻咽部卡他症状为主,可有喷嚏、鼻塞、流涕、咽部充血等症状,始于感染后的 10~12 小时,2~3 天达到高峰,持续时间约 7~10 天,部分患儿症状可持续到 3 周甚至更长[1,8-10]。年长儿可能主诉咽痒、咽痛和咽部烧灼感,耳咽管阻塞者可出现听力减退,也可有流泪、味觉迟钝、呼吸不畅、咳嗽和少量咳痰等症状。普通感冒的全身症状轻、发热不明显或仅有低热。需注意:婴幼儿往往鼻咽部卡他症状不显著而全身症状较重,骤然起病,呈高热、咳嗽、食欲减退,可伴有腹痛、呕吐、腹泻、烦躁等,甚至热性惊厥[7,11],给早期确诊带来困难。特应性体质的儿童易患普通感冒,而变应性鼻炎的症状又常易与普通感冒相混淆。普通感冒的并发症多见于婴幼儿,波及邻近器官或向下蔓延、或可继发细菌感染,引起中耳炎、鼻窦炎、扁桃体咽炎、咽后壁脓肿、颈淋巴结炎、喉炎、气管炎、支气管肺炎等。而患 A 群链球菌性(扁桃体)咽炎者,2~4 周后可能并发急性肾炎、风湿热等。

3. 诊断与鉴别诊断 普通感冒主要依据临床症状而诊断,实验室检查无特异性。病毒感染者外周血白细胞总数不高或偏低,淋巴细胞比例相对增加,部分病人可有白细胞总数和淋巴细胞数下降。细菌感染者外周血白细胞可增高,中性粒细胞增高。病毒学检查多用于流行病学研究,临床一般并不开展普通感冒的病毒学检查。

普通感冒与有上呼吸道感染症状的部分疾病鉴别要点见表 11。

4. 治疗原则

(1) 普通感冒具有相当的自限性,症状较轻者无需药物治疗,症状明显影响日常生活者则需服药,以对症治疗为主,并适当卧床休息,多饮水、清淡饮食,保持鼻、咽及口腔卫生,避免继发细菌感染等[14]。

(2) 药物治疗首选口服途径,避免盲目静脉补液。静脉补液用于以下情况:①因感冒导致患儿原有基础疾病加重,或出现并发症而需要静脉给药;②因患儿严重腹泻或高热导致脱水、电解质紊乱者;③因胃肠不适、呕吐而进食甚少者[14]。

表11 普通感冒与有上呼吸道感染症状的部分疾病鉴别要点[3,7,12,13]

疾病	病原	季节性	主要症状	体征	平均病程	实验室检查
普通感冒	鼻病毒或冠状病毒等	季节性不明显	鼻咽部卡他症状、咳嗽、发热等	一般无异常体征出现	7d	病毒感染者外周血白细胞数正常或偏低,淋巴细胞比例相对增加
疱疹性咽峡炎	柯萨奇A组病毒	好发于夏秋季	高热、咽痛、流涎、厌食、呕吐	咽部充血,在咽腭弓、软腭、悬雍垂的黏膜上可见疱疹和小溃疡	7d	同普通感冒
咽结合膜热	腺病毒3、7型	秋冬季	高热、咽痛、眼部刺痛,有时伴消化道症状	咽部充血、可见白色点块状分泌物,周边无红晕,易于剥离;一侧或双侧滤泡性眼结合膜炎,可伴球结合膜出血;颈及耳后淋巴结增大	7~14d	同普通感冒
流行性感冒	流感病毒	有明显季节性	临床症状常因年龄不同而各具特点:年长儿症状与成人相似,起病急骤,有高热、畏寒、头痛、背痛、四肢酸痛、疲乏等,不久即出现咽痛、干咳、流鼻涕、眼结膜充血、流泪等,偶诉腹痛、腹泻、腹胀等	颜面潮红、眼球结膜轻度充血、局部淋巴结肿大、肺部可出现粗啰音	5~10d	外周血白细胞总数大多减少,平均约为$4\times10^9/L$,中性粒细胞显著减少,淋巴细胞相对增加。并发肺炎者白细胞总数可能大幅度下降,低达$1\sim2\times10^9/L$
急性细菌性鼻窦炎	肺炎链球菌、金葡菌等	秋冬和春季	鼻塞、流脓鼻涕、嗅觉减退、发热	鼻窦部压痛	>10d	鼻窦引流物培养可见致病菌
链球菌性扁桃体咽炎	A群β型溶血性链球菌为主	冬春季	咽喉痛、吞咽困难、发热、身体不适	扁桃体肿大,猩红热样皮疹	7d	咽扁桃体拭子培养可见GAS
变应性鼻炎	非感染性	季节性或全年	鼻塞、鼻及咽部发痒、流清水样鼻涕、打喷嚏	鼻黏膜苍白、水肿或呈紫色	不定	鼻分泌物涂片可见嗜酸粒细胞增多

(3) 目前尚无专门针对普通感冒的特异性抗病毒药物,普通感冒者无需全身使用抗病毒药物[14]。利巴韦林对患儿及健康医务者有潜在的毒性作用、其确切疗效尚有争议,故不推荐常规使用。

(4) 抗菌药物:过多使用甚至滥用抗菌药物是普通感冒治疗的误区,重庆医科大学附属儿童医院资料分析发现62%普通感冒患儿接受抗菌药物治疗[15]。普通感冒患儿没有常规使用抗菌药物的指征,抗菌药物并不能缩短其病程,也不能因使用而预防继发的细菌感染。

(5) 对症治疗:普通感冒者最常用的对症治疗药物是第一代抗组胺药(简称A)和鼻黏膜减充血剂(简称D),两者复合即为通常所谓的AD制剂。抗组胺药通过阻断组胺受体抑制鼻黏膜小血管扩张,降低其通透性,消除或减轻普通感冒患儿的打喷嚏和流涕等症状。鼻黏膜减充血剂则能使肿胀的鼻黏膜血管收缩,以减轻鼻充血,缓解鼻塞、流涕、打喷嚏等症状[16,17]。AD制剂能有效减轻或缓解上呼吸道卡他症状。针对普通感冒患儿发热、咽痛和全身酸痛等症状,对于体温≥38.5℃和(或)出现明显不适患儿,可以适当使用解热镇痛药,儿科常用对乙酰氨基酚和布洛芬。两者都是通过减少前列腺素合成,使体温调节中枢的调定点下调,产生周围血管扩张、出汗散热而发挥解热作用。不推荐使用阿司匹林和尼美舒利制剂。普通感冒患儿常用的镇咳药是右美沙芬[14],由于鼻分泌物向后滴流也会带来类似"痰液"的感觉,届时可适当使用祛痰药,常用愈创木酚甘油醚。

(6) 中药:临床实践中,普通感冒的中西医结合疗法已被广泛采用,但中药的泛用、误用及其不良反应的报道近年有所增多,许多治疗普通感冒的药物又同时含有中药和西药。临床医生必须注意中国临床实际和药物活性成分,避免过多和重复用药。

5. 预防 普通感冒的密切接触者有被感染的可能,故要注意相对隔离;勤洗手是减少普通感冒的有效方法;养成健康的生活习惯,均衡膳食、充足的睡眠、室内开窗通风、适度运动和避免被动吸烟;普通感冒易发季节应少去人多拥挤的公众场所,可戴口罩。

由于导致普通感冒的病毒及其血清型众多,且RNA病毒变异频繁,迄今尚未研发出普通感冒疫苗。流感病毒疫苗对普通感冒无效[13]。

三、共识中合理用药解析

普通感冒治疗中不合理用药现象普遍存在,重复用药、不恰当联合用药和盲目用药等问题突出,例如盲目过多地使用抗菌药物、将含退热成分的复方感冒制剂与退热药联用、无发热患儿使用含退热成分的复方感冒制剂,同时服用两种以上感冒药、中药制剂与西药联用等,凡此种种造成医疗资源浪费、医疗费用增加、药物浪费、药物不良反应出现等,甚至造成不必要的医患纠纷。或许,普通感冒的药物治疗也是中国与发达国家之间差异最大的一种现象。

1. 对症治疗用药切勿过度

(1) 鼻黏膜减充血剂的连续使用不宜超过7天。伪麻黄碱是儿科最常用的口服鼻黏膜减充血剂。注意鼻腔局部长期使用减充血剂有可能导致药物性鼻炎和鼻黏膜充血反弹[3,11,16,17]。

(2) 普通感冒选用抗组胺药多选用第一代抗组胺药,如马来酸氯苯那敏和苯海拉明等,这是因为第一代抗组胺药尚具有抗胆碱作用,有助于减少鼻咽分泌物、减轻咳嗽症状,而第二代抗组胺药则无抗胆碱的作用。所以AD制剂通常作为经典复方制剂被推荐用于普通感冒早期的对症用药。

(3) 解热镇痛药:诊断不明者应慎用解热镇痛药以免掩盖病情而影响诊断,肛温<39.0℃者可作物理降温观察,肛温≥39.0℃和(或)出现明显不适时,可采用退热药物治疗。应根据儿童年龄、体重计算药量,避免用药过量或过频,注意过量使用解热镇痛药物可能会损伤肝脏和消化道黏膜[11,18,19]。宜选择毒性低、不良反应少、儿童易接受的剂型,不推荐儿童使用针剂退热。世界卫生组织(WHO)推荐儿童使用的解热镇痛药是对乙酰氨基酚和布洛芬。应避免同时服用多种解热镇痛药,不可滥用糖皮质激素退热。普通感冒发热不使用阿司匹林(乙酰水杨酸),WHO主张急性呼吸道感染引起发热的儿童不应使用阿司匹林,其可引起胃肠道不良反应,甚至可引起胃溃疡和胃出血,损害肝、肾功能,严重者可致肾乳头坏死、肝性脑病甚致死,还可引起瑞氏综合征。尼美舒利在儿童可引起严重的肝脏毒副作用,不推荐作为退热药物。

(4) 普通感冒儿童禁用具有成瘾性的中枢镇咳药,如可待因及含可待因的复方制剂[3]。

2. 慎重对待抗菌、抗病毒药物 普通感冒患儿没有常规使用抗菌药物的指征,抗菌药物并不能缩短其病程,也不能因使用而预防继发的细菌感染。Arroll等比较11项抗菌药物与安慰剂随机对照研究,荟萃分析结论不支持使用抗菌药物(两组间疗效比较$P>0.05$)[20]。普通感冒者无需全身使用抗病毒药物[11],包括利巴韦林。

3. 合理使用中药 要注意以下几点:①对中药方剂的组分应充分了解;②选择最适宜的中药方剂或中西医混合药物,避免错误用药;③需重视理化性质的配伍,避免形成难溶性物质、有毒化合物或酸碱中和等而造成的疗效下降;④注意药理作用的配伍,避免引起生物效应的拮抗作用。中医治疗的原则是辨证施治,感冒有风热型、风寒型、内伤型等,详细中药方剂可参考《儿童咳嗽中西医结合诊治专家共识》[4]。

四、常见临床问题解析

1. 普通感冒不等同上呼吸道感染(URTIs) 普通感冒即急性鼻咽炎,是URTIs的一个最常见类型,但两者不能等同。上呼吸道包括鼻、咽、喉、会厌以及邻近的鼻窦、中耳等组织,所以URTIs包括普通感冒、鼻窦炎、中耳炎、扁桃体咽炎、喉炎和会厌炎等。临床上对具体患儿,必须作病变部位的定位诊断而不宜笼统诊断为URTIs,否则极易在客观上为过多使用抗菌药物创造条件。普通感冒患儿没有常规使用抗菌药物的指征,对症治疗居重要地位,仅对并发细菌感染者可选用抗菌药物。

2. 警惕传染病的前驱期 诊断普通感冒要排除其他疾病[1,12],尤其要注意小儿多种传染病的前驱期症状与普通感冒症状相似,如麻疹、流行性脑脊髓膜炎、百日咳、猩红热、脊髓灰质炎、乙型脑炎、手足口病等。届时应结合传染病的流行病史、接触史、症状和体征以及实验室资料等综合分析,并密切观察病情演变加以鉴别[11]。

3. 注意普通感冒的自然病程与其并发症 普通感冒以鼻咽部卡他症状为主,可有喷嚏、鼻塞、流清水样鼻涕等症状,持续时间约7~10天,10%~20%患儿卡他症状可持续到3周甚至更长[1,8~10],届时患儿多无发热,这是疾病的自然病程而非感冒“迁延不愈”,毋需额外过分干预。

普通感冒可继发细菌感染,引起中耳炎、鼻-鼻窦炎、扁桃体咽炎、咽后壁脓肿、颈淋巴结炎、喉炎、气管炎、支气管肺炎等并发症,届时必然有各部位感染的证据。过敏性鼻炎患儿有鼻塞、鼻及咽部发痒、流清水样鼻涕、打喷嚏等症状，极易与普通感冒混淆、误认为“反复感冒”，但始终无发热等感染征象却多有过敏症的其他表现，鼻分泌物涂片可见嗜酸性粒细胞增多。

普通感冒是儿童 URTIs 中最常见的一种疾病，不仅在各级医院门急诊、更多在基层医疗机构的就诊患儿中占了很高比例，倡导此专家共识对于加强儿科医师对普通感冒的认识，避免因治疗不当所致的危害及提高临床的诊治水平有很大帮助。

（陆　权）

● 参考文献

[1] Heikkinen T, Jarvinen A. The common cold. Lancet, 2003, 361(4): 51-59.

[2] 殷凯生 . 普通感冒的流行病学与疾病负担 . 中华内科杂志, 2012, 51(4): 259-260.

[3] 陈爱欢, 陈慧中, 陈志敏, 等 . 儿童呼吸安全用药专家共识: 感冒和退热用药 . 中国实用儿科杂志, 2009, 24(6): 442-446.

[4] 陆权, 王雪峰 . 儿童咳嗽中西医结合诊治专家共识 . 中国实用儿科杂志, 2010, 25(6): 439-443.

[5] 中华医学会儿科学分会呼吸学组,《中华儿科杂志》编辑委员会 . 反复呼吸道感染的临床概念和处理原则 . 中华儿科杂志, 2008, 46(2): 108-109.

[6] 苏楠, 林江涛, 刘关键, 等 . 我国各级医院医师对普通感冒认知与诊治现状的调查 . 中华内科杂志, 2012, 51(4): 266-269.

[7] 胡亚美, 江载芳 . 诸福棠实用儿科学 . 第 7 版 . 北京: 人民卫生出版社, 2002: 1167-1170.

[8] Winther B, Arruda E, Witek TJ, et al. Expression of ICAM-1 in nasalepithelium and levels of soluble ICAM-1 in nasal lavage fluid during human experimental rhinovirus infection. Arch Otolaryngol Head Neck Surg, 2012, 128(2): 131-136.

[9] Arruda E, Pitkaranta A, Doyle CA, et al. Frequency and natural history of rhinovirus infections in adults during autumn. J Clin Microb, 1997, 35(11): 2864-2868.

[10] Hay AD, Wilson AD. The natural history of acute cough inchildren aged 0 to 4 years in primary care: a systematic review. Brit J of General Pract, 2002, 52(5): 401-409.

[11] 中国医师协会呼吸医师分会, 中国医师协会急诊医师分会 . 普通感冒规范诊治的专家共识 . 中华内科杂志, 2012, 51(4): 330-333.

[12] Covington TR, Henkin R, Miller Sh, et al. Treating the common cold. An expert panel consensus recommendation for primary care clinicians. EBCME, 2004, 5(4): 1-11.

[13] 卫生部流行性感冒诊断与治疗指南编撰专家组 . 流行性感冒诊断与治疗指南(2011 年版). 中华结核和呼吸杂志, 2011, 34(10): 725-734.

[14] Pratter MR. Cough and the common cold: ACCP evidence-based clinical practice guidelines. Chest, 2006, 129: 72-74.

[15] 赵晓东, 卢仲毅, 杨锡强, 等 . 重庆医科大学儿童医院 1996~2001 年抗生素使用情况分析 . 中华儿科杂志, 2002, 40(8): 467-469.

[16] Taverner D, Danz C, Economos D. The effects of oral pseudoephedrine on nasal patency in the common cold: a double-blind single-dose placebo controlled trial. Clin Otolaryngol & Allied Science, 1999, 24(1): 47-51.

[17] Taverner D, Latte J, Draper M. Nasal decongestants for the common cold(Review). Cochrane Database

of Systematic Reviews, 2004(3). CD001953. Published by John Wiley & Sons, Ltd, 2006: 14-15.

[18] 刘旭东, 王炳元. 我国药物性肝损害2003~2008年文献调查分析. 临床误诊误治, 2010, 23(5): 487-488.

[19] Stine JG, Lewis JH. Drug-induced liver injury: a summary of recent advances. Expert Opin Drug Metab Toxicol, 2011, 7(7): 875-890.

[20] Arroll B, Kenealy T. Antibiotics for the common cold and acute purulent rhinitis. Cochrane Database of Systematic Reviews, 2005(3). CD000247. Published by John Wiley & Sons, Ltd, 2010: 1-46.

《中国儿童慢性咳嗽诊断与治疗指南（2013修订）》解读

指南摘要：

慢性咳嗽是儿科常见的临床症状之一，严重影响儿童的生活、学习和健康，由于在疾病的危险因素和疾病种类方面，儿科具有与成人不同的特点。此外，由于儿童慢性咳嗽病因的复杂性、诊断的易混淆性，已成为儿科临床诊断治疗的难点和关注的热点。指南对儿童慢性咳嗽的定义、病因、诊断及鉴别诊断流程、治疗等做了详尽的介绍。从事儿科工作的医务人员，应全面了解、正确掌握儿童慢性咳嗽的诊断与治疗。

适用范围：

从事儿科临床、保健、教学及研究的人员。

原文出处：

中华儿科杂志，2014，52(3)：184-188.[1]

一、指南知识要点

儿童的咳嗽根据病程的长短，分为急性咳嗽（病程在 <2 周）、迁延性咳嗽（病程在 2~4 周）和慢性咳嗽（病程 >4 周）。我国曾制定了《儿童慢性咳嗽诊断与治疗指南（试行）》（2008 年版）。之后，国内的儿科专家陆续就慢性咳嗽发表了多篇述评、专题讨论、综述以及临床研究报道。2009 年 5 月在中华医学会临床医学慢性呼吸道疾病科研专项基金的资助下，在上海儿童医院陆权教授带领下[2]，全国 19 个省、直辖市和自治区的 29 所医院参与进行了基于儿科门诊的中国儿童慢性咳嗽病因构成比的多中心研究，研究历时 2 年，采用统一的调查问卷，前瞻性地对 4529 例慢性咳嗽患儿进行了系统分析研究，并进行了 3 个月随访观察，研究的总结报告《中国儿童慢性咳嗽病因构成比多中心研究》（以下简称为《构成比研究》）及《中国儿童慢性咳嗽的治疗现状》（以下简称为《儿童慢咳治疗现状》先后于 2012 年 2 月及 2014 年 3 月在《中华儿科杂志》发表[3]。随着儿童慢性咳嗽诊断治疗研究的不断深入，为了更好地指导临床实践，中华医学会的儿科专家们完成了《中国儿童慢性咳嗽诊断与治疗指南（2013 年修订）》，该指南提供了最新的、较为详实的中国儿童慢性咳嗽的有关临床诊断治疗的指导，它将使我国儿科医师对儿童慢性咳嗽的认识有新的提升，对慢性咳嗽的诊治水平有进一步的提高。

本解读，将对儿童慢性咳嗽的定义、儿童慢性咳嗽的病因、儿童慢性咳嗽的诊断、儿童慢性咳嗽治疗等内容进行介绍，以指导临床对儿童慢性咳嗽进行正确的诊断和及时正确的治疗。

二、指南解读内容

1. 指南学习要点及针对性解决问题

(1) 儿童慢性咳嗽的定义:当儿童咳嗽为主要或惟一的临床表现,病程 >4 周,胸部 X 线未见明显异常者,称之为慢性咳嗽。按照潜在的病因将慢性咳嗽分为特异性咳嗽和非特异性咳嗽。特异性咳嗽指咳嗽是某一诊断明确的病因、疾病的症状之一;非特异性咳嗽又称"狭义性咳嗽"、"孤立性咳嗽",即目前找不到致病原因、也无法做出某种疾病诊断的咳嗽,目前临床所称的及本指南所涉及的儿童慢性咳嗽主要是指"非特异性咳嗽"。"特异"和"非特异"在时限上有时是相对的,可能目前是"非特异"的,随着病情发展,可能就能明确具体疾病的诊断和病因了,这时该病人的慢性咳嗽就属于"特异性的慢性咳嗽"。所以在临床上对儿童慢性咳嗽,即目前的"非特异性咳嗽"要积极寻找病因,争取能对因治疗。

(2) 儿童慢性咳嗽的病因:2012 年的《构成比研究》[4]表明我国儿童慢性咳嗽病因构成比前 3 位的分别是:咳嗽变异性哮喘(cough variant asthma,CVA)(41.95%)、上气道咳嗽综合征(upper airway cough syndrome,UACS)(24.71%)、呼吸道感染和感染后咳嗽(post-infection cough,PIC)(21.73%),所以对《2008 儿童慢咳指南》曾建议的诊断性治疗顺序 UACS、CVA、胃食管反流性咳嗽(gastroesophageal reflux cough,GREC)进行了修正。而多病因者占 8.54%,首位是 UACS 合并 CVA(50.13%)、PIC 合并 UACS(26.10%)。其他儿童慢性咳嗽的病因包括:非哮喘性嗜酸粒细胞性支气管炎、心因性咳嗽(psychogenic cough,PC)、异物吸入、先天性呼吸道疾病、抽动症、药物性咳嗽等。

同时《构成比研究》指出不同病因在不同性别间和不同年龄间的分布是有显著差异的,不同病因致慢性咳嗽的好发时相各有特点。所以在临床工作中我们需要注意的是不同年龄段病因分布的不同,这与成人慢性咳嗽的病因有很大的区别,如婴儿期、学龄前期(0~6 周岁)常见病因包括 PIC、CVA、UACS、迁延性细菌性支气管炎、胃食管反流等,学龄期(>6 周岁至青春期)的常见病因包括 CVA、UACS、PC。

由于儿科具有与成人不同的特点。如孩子患先天性畸形包括支气管、肺、心、胸发育畸形或原发性纤毛运动功能障碍或免疫缺陷病、增殖体肥大、呼吸道异物等情况时也有慢性咳嗽的症状,而且儿童患各种呼吸道感染的机会较成人高,故感染后咳嗽的几率显著高于成人。儿童慢性咳嗽一方面与遗传因素、自身的特应性体质有关;另一方面由于儿童处于生长发育阶段,机体的解剖、生理、免疫功能等方面还有待不断成熟;此外,各年龄阶段儿童的饮食、所处的不同环境等,都可能成为导致慢性咳嗽的危险因素。

部分慢性咳嗽存在一定的遗传易感因素,如父母有哮喘,自身有特应性皮炎和(或)吸入变应原致敏是咳嗽变异性哮喘的危险因素。婴儿时期因解剖与免疫特点,呼吸道感染甚至反复呼吸道感染是慢性咳嗽的主要危险因素。随着年龄的增长,幼儿时期气道异物为主要危险因素。有研究证实:父母过敏史、母亲或父亲吸烟、室内通风差及室内装修后 <3 个月入住是儿童慢性咳嗽的危险因素,尤其是室内环境因素。环境污染是诱发和加剧咳嗽的重要因素,空气微粒污染水平与咳嗽、咳痰、咽喉炎等密切相关。致敏原如尘螨、花粉、宠物、空气污染对慢性咳嗽也存在影响。

(3) 儿童慢性咳嗽的诊断:对于慢性咳嗽患儿,关键是要做出正确的病因诊断。但对所有的慢性咳嗽患儿进行“包围式”的检查显然不现实，所以要注意选择恰当的检查项目以协助病因诊断。支气管激发及舒张试验、诱导痰等检查因需要患儿配合以致在年幼儿中实施有一定的难度，因而，对于有诊断价值而不能配合检查的病人，综合分析临床资料，进而发现有价值的诊断线索可以起到事半功倍的效果。

（4）除了年龄与病因的关系外，病史和体格检查可作为选择检查的切入点。对病史的采集可了解是否存在危险因素，对咳嗽的性质、昼夜规律、诱发因素、有无咳痰、痰液的性状等对病因的诊断有重要的作用。如犬吠样咳嗽提示喉炎、金属音调咳嗽提示气管软化、突发痉挛性咳嗽提示百日咳等。有研究表明夜间咳嗽多见于 CVA，UACS 咳嗽以清晨或体位改变时为甚。本指南首次引入了“干咳”、“湿咳”的概念。了解痰液是黏液痰或脓性痰还是球形痰，是否带血丝或血块痰均有临床价值。呼吸道感染多为脓性痰，PIC 表现为咳嗽为刺激性干咳或伴少许白色黏痰。体格检查同样也可以为我们提供许多诊断线索，如咽腭扁桃体和（或）增值体有无肥大 / 肿大，鼻窦炎检查鼻窦区可有压痛，鼻窦开口是否有黄白色分泌物流出，咽后壁有无滤泡增生，有无呈鹅卵石样改变，有无分泌物粘附等。

辅助检查在诊断慢性咳嗽病因中不可或缺，但应该严格掌握检查指征，特别是放射学检查。慢性咳嗽患儿应常规做胸部 X 线检查，如胸部 X 线片仍不能确定诊断，可以进行胸部 CT 检查以明确诊断。胸部高分辨率 CT 可评估小气道的完整性及诊断支气管扩张、肺间质性疾病等。鼻窦部 CT、MRI 不宜作为常规检查，特别是在 1 岁以下的小儿。肺功能是 5 岁以上儿童的常规检查，可根据肺功能结果判断是否需要进行支气管舒张试验或支气管激发试验。支气管镜（纤维支气管镜、电子支气管镜等）可发现异物、气道发育异常及进行病原微生物检查。其他检查，如诱导痰、病原微生物培养、PPD、特异性 IgE、皮肤点刺试验、24 小时食管下端 pH 监测、呼出气 NO 测定、咳嗽感受器敏感性检测等也有助于慢性咳嗽的病因诊断。

慢性咳嗽的多病因诊断如 UACS 合并 CVA、UACS 合并 PIC，在诊断了 UACS 仅只是一个开始，在进一步明确鼻窦炎、增殖体肥大等疾病时，还需要多学科联合诊治。

对于儿童慢性咳嗽的诊断及思考要遵照从简单到复杂，从常见病到少见病的基本原则。本指南再次提出了儿童慢性咳嗽诊断治疗流程图，强调治疗后随访和再评估的重要性，即：观察（watch）、等待（wait）和随访（review）的临床治疗过程。

2. 指南针对疾病的诊疗进展 / 药物治疗进展

（1）咳嗽变异性哮喘（CVA）：是引起我国儿童尤其是学龄前和学龄期儿童慢性咳嗽的最常见原因。临床上以慢性持续性干咳为惟一或主要临床症状。有学者认为 CVA 是典型支气管哮喘的前期状态，CVA 如果治疗不及时，反复发作，就可能发展为支气管哮喘。有报道，接近 30% 的 CVA 病人最终可发展成支气管哮喘。目前认为 CVA 和支气管哮喘发病机制相似，主要是以慢性气道炎症与气道高反应性为本质。支气管舒张剂的良好治疗反应是其诊断最可靠的依据。《儿童支气管哮喘诊断与防治指南（2016 年版）》中 CVA 的诊断依据：①咳嗽持续 >4 周，常在运动、夜间和（或）清晨发作或加重，以干咳为主，不伴有喘息；②临床上无感染征象，或经较长时间抗生素治疗无效；③抗哮喘药物诊断性治疗有效；④排除其他原因引起的慢性咳嗽；⑤支气管激发试验阳性和（或）PEF 日间变异率（连续监测 2 周）≥13%；⑥个人或一、二级亲属过敏性疾病史，或变应原检测阳性。以上 1~4 项为诊断基本条件。儿童 CVA 诊断关注的是临床特征和诊断线索，注重的是病史和症状。作为

CVA诊断性治疗予以口服β_2受体激动剂(如丙卡特罗、特布他林、沙丁胺醇等)1~2周,也有使用透皮吸收型β_2受体激动剂(妥洛特罗),咳嗽症状缓解者则有助于诊断。CVA的临床诊断需要依靠病史、症状、体检及辅助检查,确诊依赖于支气管舒张剂对咳嗽症状的明确治疗效果。如吸入甲胆碱激发试验阴性,可基本排除CVA的诊断。

一旦确诊CVA应尽早进行规范抗哮喘治疗,须按哮喘长期规范治疗,包括选择性吸入糖皮质激素(ICS)或口服白三烯受体拮抗剂或两者联合,疗程8周。5岁以上儿童如果单用ICS治疗效果不佳,可以联合长效β_2受体激动剂治疗。对门诊≤5岁的CVA患儿,按其咳嗽严重程度,用布地奈德混悬液每次0.5~1mg雾化吸入,2次/天。如经支气管舒张剂和ICS治疗2周,患儿的咳嗽症状仍未能得到控制,应对疾病进行重新评估。如果显示气道嗜酸性粒细胞增多,可以考虑附加白三烯受体拮抗剂治疗。白三烯受体拮抗剂可以作为高剂量ICS的附加治疗以减少ICS的剂量。有研究显示:白三烯受体拮抗剂可有效改善CVA病人的咳嗽,并抑制CVA病人对吸入辣椒素的咳嗽敏感性。由于茶碱治疗CVA作用机制未明,茶碱治疗CVA的近期和长期疗效的资料尚缺乏,考虑到药物的有效性和安全性,不作为单一药物治疗儿童CVA。

(2)上气道咳嗽综合征(UACS):是指各种鼻炎、鼻窦炎、腺样体肥大、慢性咽喉炎、腭扁桃体炎等上气道疾病引起的以咳嗽为主要表现的临床综合征,是引起儿童尤其是学龄前与学龄期儿童慢性咳嗽第2位主要病因。上气道疾病种类较多,可单一存在,亦可多种疾病共存,或单独引起慢性咳嗽,或与CVA、呼吸道感染等共同引起慢性咳嗽。UACS的临床特征和诊断线索:①持续咳嗽>4周,伴有白色泡沫痰(过敏性鼻炎)或黄绿色脓痰(鼻窦炎),咳嗽以晨起或体位变化时为甚,伴有鼻塞、流涕、咽干并有异物感和反复清咽等症状;②咽后壁滤泡明显增生,有时可见鹅卵石样改变,或见黏液样或脓性分泌物附着;③抗组胺药、白三烯受体拮抗剂和鼻用糖皮质激素对过敏性鼻炎引起的慢性咳嗽有效,化脓性鼻窦炎引起的慢性咳嗽需要抗菌药物治疗2~4周;④鼻咽喉镜检查或头颈部侧位片、鼻窦X线片或CT片可有助于诊断。

UACS病因:鼻源性和咽喉源性两类,鼻源性UACS病因主要包括各种类型鼻炎及鼻窦炎,如儿科最常见的有变应性鼻炎(allergicrhinitis,AR)、常年性非变应性鼻炎、感染性鼻炎及急慢性鼻窦炎。慢性咳嗽的患儿如果伴有鼻塞、流涕、鼻痒和(或)喷嚏等症状,就要考虑有AR存在了,可同时伴有眼痒、结膜充血等眼部症状。对于反复流脓涕、黏涕、鼻塞且主诉有头面部胀痛的患儿,要考虑鼻窦炎,予鼻内镜检查可见鼻窦开口处有黄白色分泌物流出。鼻窦炎分急性和慢性,以病程12周为界。急性鼻窦炎多伴发热,年龄越小全身症状越明显。慢性鼻窦炎临床可分为两型:慢性鼻窦炎不伴息肉(CRSsNP)和慢性鼻窦炎伴有息肉(CRSwNP),后者在儿科少见。咽喉源性UACS的病因主要有腺样体肥大、慢性腭扁桃体炎及慢性咽喉炎。腺样体位于鼻咽顶后壁中线处,为咽淋巴环内环的组成部分,6~7岁发育至最大,青春期后逐渐萎缩。腺样体肥大可影响鼻腔鼻道的引流而导致鼻及鼻窦炎发作,鼻炎、鼻窦炎分泌物倒流亦可使腺样体处于长期慢性炎症状态,两者相互影响,引起慢性咳嗽。腺样体肥大可有睡眠时打鼾及随体位改变的咳嗽。

UACS的治疗原则:主要是针对原发病进行治疗。对于AR引起的UACS,主要是通过减轻潜在的鼻部炎症反应,从而减轻咳嗽症状。常用药物有抗组胺药、白三烯受体拮抗剂及鼻用糖皮质激素。目前临床使用较多的是第二代抗组胺药,如西替利嗪、氯雷他定,可明显缓解流涕、喷嚏、鼻痒等症状,但对于鼻塞的改善疗效弱于白三烯受体拮抗剂和鼻用糖皮质激素。鼻用糖皮质激素是控制 AR 最有效的药物,一般主张在症状控制后逐渐降级至最低需要量并维持较长时间,至少 3~4 个月或更长。对过敏原明确的,年龄 >4~5 岁的 AR 患儿,可进行特异性免疫治疗,目前有皮下注射和舌下含服两种方法。感染性鼻炎用第一代抗组胺药和减充血剂治疗有效,考虑细菌或非典型病原感染时可加用口服抗生素,如青霉素类或头孢类或大环内酯类药物。对于儿童慢性鼻窦炎,以保守治疗为主,使用 2~4 周的抗生素,同时予鼻腔冲洗。抗生素的选择以大环内酯类药物为主,有研究推荐小剂量(常规剂量的 1/2)长期口服,疗程不少于 12 周。黏液促排剂也多用于慢性期,可稀化呼吸道黏液并改善纤毛活性,疗程至少 4 周。腺样体肥大的治疗包括药物和手术治疗两种方法。使用药物主要为鼻用糖皮质激素及口服白三烯受体拮抗剂的联合方案。

(3)(呼吸道)感染后咳嗽(post-infection cough,PIC):PIC 是引起幼儿和学龄前儿童慢性咳嗽的常见原因。PIC 的临床特征和诊断线索:①近期有明确的呼吸道感染病史;②咳嗽持续 >4 周,呈刺激性干咳或伴有少许白色黏痰;③胸部 X 线片检查无异常或仅显示双肺纹理增多;④肺通气功能正常,或呈现一过性气道高反应;⑤咳嗽通常有自限性,如果咳嗽时间超过 8 周,应考虑其他诊断;⑥除外其他原因引起的慢性咳嗽。近年来,迁延性细菌性支气管炎((protracted bacterial bronchitis,PBB)作为儿童慢性湿性咳嗽的重要病因,已越来越受到重视。PBB 为传导性气道的慢性细菌性感染,常见病原菌为未分型流感嗜血杆菌、肺炎链球菌及卡他莫拉菌。与急性感染不同,引发 PBB 的病原菌不易从呼吸道被清除,细菌在气道形成生物膜、黏膜纤毛清除功能减退、气道发育异常、气道软化、免疫功能缺陷等因素常与本病形成相关。其主要症状包括痰咳、喘息以及喘鸣,肺部体征可有湿啰音及或哮鸣音。PBB 临床特征和诊断线索:①湿性(有痰)咳嗽持续 >4 周;②胸部高分辨 CT 片可见支气管壁增厚和疑似支气管扩张,但很少有肺过度充气,这有别于哮喘和细支气管炎;③抗菌药物治疗 2 周以上咳嗽可明显好转;④支气管肺泡灌洗液检查中性粒细胞升高和(或)细菌培养阳性;⑤除外其他原因引起的慢性咳嗽。国际指南推荐抗生素治疗,2 周的阿莫西林克拉维酸能够使绝大多数 PBB 患儿咳嗽症状达到缓解,如经过 2 周的抗生素治疗效果较好,用药可持续 4~6 周,以彻底清除定植的病原菌;部分治疗效果不佳者,可能与感染季节(如冬季)等因素有关,但伴气道软化者抗生素疗程宜适当延长;如经过 2 周抗生素治疗患儿咳嗽症状仍反复,可考虑加用理疗及静脉用药,大环内酯及头孢菌素类抗生素也可作为替代用药。儿科临床可优先选择 7∶1 阿莫西林克拉维酸制剂或第 2 代以上头孢菌素或阿奇霉素等口服,通常疗程需 2~4 周。

(4)胃食管反流性咳嗽(gastroesophageal reflux cough,GERC):胃食管反流不仅仅是胃和食管的疾病,其呼吸道系统并发症正越来越受到关注,如慢性咳嗽、慢性咽炎、支气管哮喘、吸入性肺炎等。同时,长期咳嗽也可能导致儿童胃食管反流。GERC 约半数在临床上单独呈现为慢性咳嗽,而无典型的胃食管反流样症状,与其他原因引起的慢性咳嗽相比无特异性,其诊断与治疗有一定难度。《构成比研究》报告中 GERC 仅占 0.62%,但在完成 24 小时食管下端 pH 监测的病例中,其占 30.77%。24 小时食管下端 pH 监测是诊断 GERC 的金标准。儿童 GERC 的临床特征与诊断线索:①阵发性咳嗽最好发的时相在夜间;②咳嗽也可在进食后加剧;③ 24 小时食管下端 pH 监测呈阳性;④除外其他原因引起的慢性咳嗽。GERC 的治疗主张使用 H_2 受体拮抗剂西咪替丁和促胃动力药多潘立酮,年长儿也可以使用质子泵抑制剂。改变体位取半卧位或俯卧前倾 30 度,改变食物性状,少量多餐等对疾病的治疗也有效果。

(5) 心因性咳嗽(psychogenic cough):常见于学龄期和青春期的儿童。该病应在除外多发性抽动症,并且经过行为干预或心理治疗后咳嗽能得到改善时才能诊断。

心因性咳嗽的临床特征与诊断线索:①年长儿多见;②日间咳嗽为主,专注于某件事情或夜间休息咳嗽消失,可呈雁鸣样高调的咳嗽;③常伴有焦虑症状,但不伴有器质性疾病;④除外其他原因引起的慢性咳嗽。该病的治疗可采用心理疗法。

(6) 其他原因引起的慢性咳嗽

1) 非哮喘性嗜酸粒细胞性支气管炎(non-asthma eosionphilic bronchitis,NAEB):《构成比研究》报告中 NAEB 仅占 0.57%。NAEB 的临床特征与诊断线索:①刺激性咳嗽持续 >4 周;②胸部 X 线片正常;③肺通气功能正常,且无气道高反应性;④痰液中嗜酸粒细胞相对百分数 >3%;⑤支气管舒张剂治疗无效,口服或吸入糖皮质激素治疗有效;⑥除外其他原因引起的慢性咳嗽。为及时正确诊断该病,对慢性咳嗽的患儿,在临床上需特别关注末梢血象的嗜酸粒细胞,如相对百分数 >3%,就需要做诱导痰的嗜酸粒细胞计数,以诊断该病。支气管舒张剂对该病治疗无效,吸入或口服糖皮质激素治疗有效。

2) 过敏性(变应性)咳嗽(atopic cough,AC):有些慢性咳嗽患儿,具有特应性体质,抗组胺药物、糖皮质激素治疗有效,但又不是支气管哮喘、CVA 或 NAEB 等。AC 临床特征与诊断线索:①咳嗽持续 >4 周,呈刺激性干咳;②肺通气功能正常,支气管激发试验阴性;③咳嗽感受器敏感性增高;④有其他过敏性疾病病史,变应原皮试阳性,血清总 IgE 和(或)特异性 IgE 升高;⑤除外其他原因引起的慢性咳嗽。该病可以使用抗组胺药物、糖皮质激素治疗。

3) 药物诱发性咳嗽:在使用血管紧张素转换酶抑制剂、B 肾上腺素受体阻断剂如心得安等药物时出现慢性咳嗽,通常表现为持续性干咳,夜间或卧位时加重,停药 3~7 天咳嗽明显减轻乃至消失。这时最好的治疗方法是停药观察。

4) 耳源性咳嗽:当中耳发生病变时,迷走神经受到刺激会引起慢性咳嗽。耳源性咳嗽是儿童慢性咳嗽的一个少见原因。

3. 应用本指南指导临床 ①学习领会指南:儿童慢性咳嗽是儿科重要的临床症状之一,由于不同的年龄病因可以不尽相同,加之疾病可涉及多系统、器官,故在诊断过程中易造成误诊。故我们必须认真学习、深刻领会本指南,提高对儿童慢性咳嗽的认识。②掌握应用指南:通过详细的病史采集、细致的体格检查,选择最合理的检查,找出病因,做出正确的诊断,制定出个性化的治疗方案。诊断及思考要遵照从简单到复杂,从常见病到少见病的基本原则。对治疗后的儿童适时观察、随访,如效果欠佳时通过进一步的检查或多学科会诊,及时修正诊断,以有效治疗儿童慢性咳嗽。对一时不能找出病因的儿童慢性咳嗽患儿要根据病因构成比——CVA、UACS、PIC 等的排序,进行诊断性治疗性,按照本指南——儿童慢性咳嗽诊断治疗流程图,强调治疗后随访和再评估的重要性,即:观察(watch)、等待(wait)和随访(review)的临床治疗过程。

4. 指南中合理用药解析 《儿童慢咳治疗现状》研究中显示首诊时尽管病因诊断不明,但接受药物治疗的比例高达 77.2%,重复和联合用药者十分普遍,3 种以上药物联合治疗者达 56.06%,很显然这是过度的,更多是习惯性和盲目性使然。

慢性咳嗽的治疗强调观察、等待、随访。慢性咳嗽的药物治疗包括祛痰、抗组胺、抗感染、支气管舒张剂、镇咳等药物及消化系统用药。在病因不明时，可进行经验性对症治疗，诊断性治疗的顺序是 CAV、UACS、PIC。慢性咳嗽的非药物治疗包括：回避过敏原、改善居住环境、良好的护理，鼻窦炎可行生理盐水鼻腔冲洗，对气道异物者及时取出异物，心因性咳嗽则可行心理干预治疗，对于药物诱发的咳嗽停用该药观察。

在治疗中我们应注意以下几个问题：①慎用镇咳药：可待因禁用于各类咳嗽。异丙嗪禁用于两岁以下儿童。②治疗起效时间判定：CVA 支气管舒张剂治疗 2~7 天多能改善咳嗽症状，吸入糖皮质激素治疗一般在 2~4 周有效。急性鼻窦炎引起的 UACS，抗生素治疗时间应在临床症状控制后继续治疗 1 周，慢性鼻窦炎则至少需要 2 周。GERC 使用质子泵抑制剂及促进胃肠动力药物治疗起效时间一般在 2~4 周。过敏性鼻炎引起的 UACS，抗组胺药物 + 减充血剂的治疗起效时间多需要 1 周。

三、常见临床问题解析

由于儿童慢性咳嗽病因复杂，有时缺乏特征性的临床征象，故临床医师应建立正确的诊断与鉴别诊断思路，理清思路，合理选择检查、正确进行治疗。

1. 辩证对待特异性咳嗽与非特异性咳嗽 特异性咳嗽与非特异性咳嗽在临床上有时是有一定重叠的。特异性咳嗽的鉴别诊断过程往往在非特异性咳嗽之中，而非特异性咳嗽中必然混杂有不典型的特异性咳嗽。“非特异”慢性咳嗽的病因诊断是一个暂时的过程，一旦明确病因诊断，则归属于特异性咳嗽。在《构成比研究》中，在 3 个月观察期间，已界定为非特异性咳嗽病例的病因诊断总修正率为 18.83%，其中第一次随访诊断修正率为 15.39%（697 例次），第三次随访诊断修正率为 5.239%（237 例次）。说明病情在变化，症状、体征和辅助检查在随访中也在改变，这一切均需及时修正诊断。有研究认为：①肺部听诊发现干啰音、爆裂音或喀喇音、异常呼吸音或高调喘鸣音；②注意咳嗽性质与出现的时间，如令人窒息样咳嗽，或出生不久就出现的咳嗽常提示特异性咳嗽；③有心脏畸形或心脏杂音；④伴有胸痛或胸廓畸形；⑤每天都有湿性或有痰咳嗽；⑥有杵状指（趾）；⑦活动性或休息时的呼吸困难；⑧与百日咳、结核病病人有密切接触史；⑨生长发育迟缓；⑩存在喂养困难或吞咽困难；⑪咳血；⑫原发或继发免疫缺陷；⑬有药物使用史（ACE 抑制剂）；⑭神经系统发育障碍；⑮反复肺炎者等常提示特异性咳嗽。以上研究结果，对儿童慢性咳嗽的特异性与非特异性的鉴别诊断有一定的指导作用。

2. 综合评估慢性咳嗽患儿的气道炎症 在慢性咳嗽病因中，CVA、NAEB、AC 均可表现为阵发性、刺激性干咳或咳出少量白色黏痰，常常有诱发因素，普遍认为是激素敏感性咳嗽，气道炎症是其主要发病机制之一。我们如何判断其气道的炎症情况？我们知道，目前常用于评估气道炎症的无创检查有外周血炎症细胞、呼出气一氧化氮浓度（FeNO）、肺功能气道高反应性（BHR）检查等。BHR 是评价气道炎症的一个重要参考指标，在慢性咳嗽的诊断、鉴别诊断中有重要地位。BHR 是 6 岁以上 CVA 患儿诊断标准之一，其 BHR 严重程度以轻度居多，中度次之，经过抗哮喘治疗，中度 BHR 常可减轻为轻度。但我们也知道，BHR 并非 CVA 独有，AR、鼻窦炎、PIC 或 NAEB 也不同程度存在。UACS 患儿经非抗感染治疗，咳嗽症状缓解后，其气道高反应性可大部分转为阴性，同 CVA 患儿比较，其程度轻、持续时间短。我们还需知道，PIC 或呼吸道感染（如病毒、肺炎支原体、衣原体等）也可存在暂时性

BHR。

疑诊 CVA 者,支气管激发试验阳性,在平喘治疗无效或抗感染动态随访中无效,不符合 CVA 诊断者,要注意评估是否存在支气管激发试验假阳性。使用支气管舒张剂进行诊断性治疗的时间不应超过 2 周,有建议儿童用吸入糖皮质激素诊断性治疗的时限为 2~4 周,如症状控制不理想应重新进行评估。也许可能需要使用多种不同的诊断性治疗方案。相反,若 BHR 阴性,支气管舒张剂及 ICS 标准治疗 2~4 周仍不能缓解症状者,若排除了吸入技巧、依从性问题、CVA 有并发症或多病因并存,基本不考虑 CVA。

FeNO 可用于检测气道炎症及气道高反应性,FeNO 与其他无创炎症检查技术相比,更简单方便、精确可靠、重复性好,是一种理想的无创评估气道炎症性疾病的检查方法。FeNO 高低与支气管诱导痰、支气管肺泡灌洗液中嗜酸粒细胞及血清 IgE 水平相一致。FeNO 能客观地反映呼吸道的炎性反应,一定程度上可作为 CVA 的辅助诊断及治疗反应监测指标之一。但对于 6 岁以上疑诊 CVA 患儿,肺功能与 BHR 的评估对诊断意义更大;5 岁以下患儿由于不能较好地配合肺功能检查,FeNO 可以作为评估气道炎症的无创检测方法。2015 年 GINA 推荐 5 岁以下儿童哮喘评估气道炎症,建议有条件者查 FeNO。

3. 慢性咳嗽少见病因的诊断思路 引起儿童慢性咳嗽的三大病因(CVA、UACS、PIC)占儿童慢性咳嗽的 87.39%,进行针对性的经验性干预治疗,从治疗反应确定慢性咳嗽的最终病因。若病因治疗无效时,在排外多病因并存、治疗依从性不佳外,尚需考虑少见或特殊病因存在,从做出正确诊断,如尽管 GERC、呼吸道畸形或心血管疾病不是慢性咳嗽的常见病因,但在 3 岁以下儿童应列为重点排查的病因,年龄越小发病者越需考虑。儿童慢性咳嗽最重要的是排除性诊断,经验性治疗后观察治疗反应以最后明确诊断。针对慢性咳嗽常见病因,若诊断条件不具备时,可根据临床特征进行诊断性治疗,但诊断性治疗后需注重评估治疗反应,无效时需重新考虑原诊断是否正确。针对慢性咳嗽少见或罕见病因,则应遵从于慢性咳嗽的诊治程序,进行相应的检查。慢性咳嗽仅仅是一个呼吸道的症状,它不是诊断的终点,而应该是鉴别诊断的起点。

四、典型病例分享及解析

患儿万某,男性,3 岁 6 个月;因“咳嗽 2 个月、伴流脓涕 10 天,加重伴发热 3 天”于 2016 年 4 月 12 日来院就诊。

现病史:患儿近 2 个月咳嗽、单声咳嗽,有痰、量少、黏稠、多为黄白色,晨起为重。病程中偶有不规则发热,体温波动于 38℃左右,时有鼻痒、打喷嚏。无盗汗、乏力,无咯血、喘息、气促、胸闷、胸痛、发绀等,无呕吐、进食后呛咳等。每次予抗感染治疗 3~5 天左右咳嗽、咳痰有减轻,但间隔不久又反复。近 10 天有流脓涕,近 3 天咳嗽、流涕加重伴发热、体温 38℃,并伴打鼾来院就诊。起病以来患儿精神尚可,食纳稍差,大、小便正常。当地已用阿奇霉素、氨溴特罗等口服治疗。

既往史:无肺炎、麻疹等病史,无喘息发作史、异物吸入史及结核接触史。

个人史:G_1P_1,足月顺产,无产后窒息抢救史。

家族史:体温 38.9℃,父母健康状况良好。否认家族性遗传性疾病。

体格检查:体温 38℃,体重 19kg,营养良好,神志清楚,精神反应良好,呼吸平稳,无皮疹,卡疤阳性,双肺呼吸音粗,无啰音,心、腹部无异常。

辅助检查:血常规:白细胞 13.8×10^9/L,中性粒细胞百分比 80.2%,淋巴细胞百分比 12%,血小板 200×10^9/L,CRP 48mg/L;血沉 15mm/h;ASO、肝肾功能、心肌酶、IgE、肺炎支原体、肺炎衣原体、结核抗体均正常;经口呼出气一氧化氮 6PPb;胸片:肺纹理粗;鼻窦 CT:副鼻窦炎、腺样体肥大;皮肤过敏原测定:屋尘螨、粉尘螨各(++);脓涕培养无致病菌生长。

诊断:慢性咳嗽、上气道咳嗽综合征(副鼻窦炎、腺样体肥大)。

治疗:阿莫西林克拉维酸 0.75g 静滴 bid;口服桉柠蒎肠溶软胶囊 0.12g tid;氯雷他定片 5mg qn 及孟鲁司特钠片 4mg qn;糠酸莫米松鼻喷剂每侧鼻孔 1 喷(每喷为 50μg),qd。生理盐水鼻腔冲洗 qd。

三天后复诊,体温正常,脓涕消失、咳嗽明显好转;化验血常规、CRP 及血沉正常。继续使用桉柠蒎肠溶软胶囊、氯雷他定片及孟鲁司特钠片口服;糠酸莫米松鼻喷剂喷鼻。改阿莫西林克拉维酸钾 156.25mg tid 口服。

解析:上气道咳嗽综合征(UACS)是指各种鼻炎、鼻窦炎、腺样体肥大、慢性咽喉炎、腭扁桃体炎等上呼吸道疾病引起的以咳嗽为主要表现的临床综合征。在 2012 年《构成比研究》中显示,UACS 是慢性咳嗽的第二位病因,占 24.71%。

UACS 引起慢性咳嗽的机制尚不完全清楚,有研究认为主要有以下 3 种机制。

1)鼻后滴漏学说:是指鼻腔和鼻窦的分泌物流到咽喉部,使咽喉部或者下气道的咳嗽中枢传入神经受到理化刺激,引起咳嗽的发生。2006 年前 UACS 的诊断名称是鼻后滴漏(流)综合征。

2)气道炎症学说:新近的研究显示,慢性咳嗽常伴有下气道炎症,UACS 致咳嗽的机制可能系下气道释放炎性介质激活咳嗽感受器后引起。

3)感觉神经敏感性增高学说:活化的鼻神经可增加咳嗽高敏性,外界刺激鼻黏膜产生组胺等炎性介质,组胺激活鼻感觉神经和三叉神经的分支鼻睫神经,信号通过迷走神经上达咳嗽中枢。20 世纪 90 年代,有学者提出了喉部高反应性的概念,也称为喉部激惹,表现为组胺激发中声门吸气中断并内收,吸气气流量下降,反应的指标为最大吸入性中段气流量(MIF50)的下降。认为病人咽喉部敏感性增加,较对照组在接受相同量刺激后更容易引起咳嗽的发生。也有学者提出咳嗽高敏感性综合征的概念,之后又有学者提出了感受器高反应性的概念,这两个概念的本质是相同的,均指慢性咳嗽病人气道感受器神经元反应性增高。感受器神经元的高敏性使得低剂量的刺激亦可引起咳嗽的发生,这其中辣椒素受体 1 参与其中,表达上调,给予辣椒素受体 1 抑制剂可降低感受器高反应性及咳嗽敏感性。

本例病人有 2 个月的慢性咳嗽病史,在病史、体检、辅助检查等方面均支持"慢性咳嗽、上呼吸道咳嗽综合征(副鼻窦炎、腺样体肥大)"的诊断。在 2 个月病程中,可能有过敏性鼻炎的存在,但未进行系统的治疗,目前有发热、脓涕,考虑出现了"急性鼻窦炎"。在治疗上应用鼻腔冲洗和口服有黏液溶解性祛痰药作用的桉柠蒎肠溶软胶囊,以利脓涕的排除。在 UACS 的治疗方面要兼顾治标和治本。第二代抗组胺药,如西替利嗪、氯雷他定,可明显缓解流涕、喷嚏、鼻痒等症状,是主要的治标药物,鼻用糖皮质激素及白三烯受体拮抗剂则是治本的关键药物。由于鼻窦炎常常由肺炎链球菌、金黄色葡萄球菌、流感嗜血杆菌等细菌感染引起,在临床上可以选择阿莫西林克拉维酸治疗,而且需要 2~4 周的足疗程治疗。

(陈　强)

参考文献

[1] 中华医学会儿科学分会呼吸学组慢性咳嗽协作组,《中华儿科杂志》编辑委员会. 中国儿童慢性咳嗽诊断与治疗指南(2013 年修订). 中华儿科杂志,2014,52(3):184-188.

[2] 陆权. 儿童慢性咳嗽——一个常见的临床症状. 中华儿科杂志,2008,46:81-82.

[3] 中国儿童慢性咳嗽病因构成比研究协作组. 中国儿童慢性咳嗽的治疗现状. 中华儿科杂志,2014,52(3):163-171.

[4] 中国儿童慢性咳嗽病因构成比研究协作组. 中国儿童慢性咳嗽病因构成比多中心研究. 中华儿科杂志,2012,50(2):83-92.

《儿童肺间质疾病诊断程序专家共识》（2013 年）解读

共识摘要：

肺间质疾病（interstitial lung disease，ILD）是一大类在临床（氧合障碍）、影像（弥漫性病变征象）、病理（炎症和纤维化）上具有共同特征，而病因不同的异质性疾病的总称。目前已知 ILD 病因谱约 200 多种疾病，因其病因谱广泛而复杂，诊断和治疗的难度大，故一直被视为呼吸专业的疑难病症。因一些 ILD 病变在侵犯肺间质的同时，还可累及肺泡、肺毛细血管内皮细胞和细支气管等，而出现如肺泡炎、肺泡腔内蛋白渗出等肺实质改变，在胸部影像学上表现为肺泡 - 间质性疾病类型，故 ILD 也被称为弥漫性肺实质疾病（diffuse parenehymal lung disease，DPLD）；也称之为弥漫性肺疾病（diffuse lung disease，DLD）。

“全国儿童弥漫性肺实质疾病 / 肺间质疾病（chDPLD/chiLD）协作组”在总结 4 年来的临床研究成果，并参考国际类似研究的基础上，制定出中国儿童 DPLD/ILD 的诊断程序，旨在提高我国儿科医生对此类疾病的诊断水平和临床科研能力，以减少其误诊和漏诊，提高该类疾病的及时救治率。

适用范围：

儿科医生。

原文出处：

中华儿科杂志，2013，，51（2）：101-102.

一、共识知识要点

肺间质疾病的定义、肺间质疾病的共同表现、肺间质疾病的疾病谱、肺间质疾病的诊断。

二、共识解读内容

1. 共识学习要点及针对性解决问题 儿童的肺间质疾病属临床少见病，目前尚无准确的发病率。据法国新近的统计数字，其发病率估计为 0.36/100 000 儿童；英国儿科罕见肺疾病登记制度 BPOLD REGISTRY 资料显示，儿童肺间质疾病发病率 1.4/100 000 儿童，其中大约 50% 的患儿是特发的，病死率为 15%。儿童肺间质疾病的高诊治难度和高病死率给儿科呼吸专业提出了巨大挑战。

（1）肺间质性疾病的定义：肺间质疾病（interstitial lung disease，ILD）是一大类在临床、影像以及病理上具有共同表现,但病因不同的异质性疾病的总称。一些 ILD 病变在累及肺间质的同时,还可广泛地累及肺泡、肺毛细血管内皮细胞和细支气管等,而出现如肺泡炎、肺泡腔内蛋白渗出等肺实质改变,在胸部影像学上表现为肺泡 - 间质性疾病类型。因此,ILD 也称之为弥漫性实质性肺疾病(diffuse parenchymal lung disease,DPLD)。

(2) 肺间质疾病的表现

病理表现:特征为肺组织炎症和损伤,经治疗后可消失或进展为间质纤维化,引起肺氧合障碍。

临床表现:非特异性,常见咳嗽,随着疾病进展,可出现呼吸增快和呼吸困难。一些疾病可伴有发热。

影像学表现:为双肺弥漫性间质病变,多见磨玻璃影、结节阴影、斑片阴影以及网结状阴影等,也可以表现为肺泡实变阴影。

肺功能表现:限制性或混合性通气功能障碍。

(3) 肺间质疾病的疾病谱:肺间质疾病包括二百余种不同的疾病,儿科常见的病因归为以下四大类:①与暴露相关的 ILD;②与全身疾病相关的 ILD;③与肺泡结构紊乱相关的 ILD;④婴儿期特殊 ILD。

与暴露相关的 ILD 主要包括过敏性肺泡炎和药物性肺损害。与全身疾病相关的 ILD 常见为结缔组织疾病、朗格汉斯细胞组织细胞增多症以及遗传代谢性疾病如糖原累积症等。与肺泡结构紊乱有关的 ILD 包括感染性病因、肺泡蛋白沉积症、嗜酸细胞性肺炎、特发性间质性肺炎等。婴儿期特殊 ILD 包括神经内分泌细胞增生症等。

(4) 肺间质疾病的诊断评价:首先根据临床、影像学表现以及肺功能表现判断是否为肺间质疾病,一旦明确为肺间质疾病,应行进一步检查以确定具体疾病。在具体疾病的诊断中,应先考虑与暴露有关的 ILD,如过敏性肺泡炎和药物性肺损害。若能除外与暴露有关的 ILD,其次应考虑与全身疾病有关的 ILD,再次考虑感染性病因、肺泡蛋白沉积症、嗜酸细胞性肺炎等。儿童特发性间质性肺炎少见,诊断之前须除外上述疾病。目前国际化诊断模式是,由临床医生、放射科医生和病理科医生多科综合对病人进行临床 - 放射 - 病理学诊断(clinico-radiologic-pathologic diagnosis,C-R-P diagnosis,简称 C-R-P 诊断)"。

在 C-R-P 诊断三要素中,获得完整临床资料和提高对 ILD 的警觉是第一要素,想到有这么一类非肿瘤、非感染性疾病需要我们去诊断和鉴别诊断,把病史和体检中的相关细节与它们联系起来,有条件和病情许可时要进行肺功能(含运动肺功能、弥散肺功能)、支气管镜、结缔组织病相关检测、某些特殊项目检测等相关辅助检查;而不能简单地停留在"肺结核"、"肺部真菌感染"、"间质性肺炎"等疾病的诊断思路上且一味地应用抗生素。

胸部 X 线,尤其胸部高分辨率 CT(HRCT)显示双侧弥漫性或多灶性影像学征象是 ILD 不可缺少临床胸部 X 线,尤胸部高分辨率 CT(HRCT)显示双侧弥漫性或多灶性影像学征象是 ILD 不可缺少的临床诊断依据,对极少数尚无症状的患儿来说,有时还可能是惟一的临床诊断依据。HRCT 影像表现还可以提供病理活检的取材部位。临床医生应该掌握阅片基本功,熟悉各类影像特征及其与临床症状的相关性。基层医院医生也可以通过网络上传胸部 X 线影像进行病例的远程会诊或获得上级医院专家的指教。值得提及的是,影像学征象虽是 ILD 不可缺少的临床诊断依据,但因多数疾病其缺乏特异性,故单凭影像学征象是不能做出确诊。

组织病理学资料是 C-R-P 诊断中最重要的元素，俗称金标准，但却又是最难获得的资料。尤其对 ILD 诊断而言。组织病理标本的获取常采取侵袭性手段，国际 ILD 领域的专家认为，目前采取侵袭性手段获取病理组织学资料，是为了有一天再也不需要这样做，因为逐步积累的基于组织病理学资料的疾病诊断知识能帮助我们最终省去肺活检这一步，对某些病例只需临床和放射学资料就可以做出诊断。病理科医生要求标本量足够，病变表现明确。目前依然沿用经 HRCT 和超声技术指导取材部位的经皮肺穿刺、经支气管镜肺活检、经胸腔镜肺活检和开胸肺活检四种方式。经胸腔镜肺活检（VATS）以其损伤小、标本代表性强的特征，越来越被广泛采用。

2. 共识针对疾病的诊疗进展 近年来国际儿科界对儿童肺间质疾病的研究进展很快，美、英、法等国都有相关的研究协作组或攻关小组，各国研究团队展开了网络登记、病因分析、诊治策略、遗传因素探讨等多方位研究。中华医学会儿科学分会呼吸学组儿童弥漫性肺实质疾病 / 肺间质疾病协作组自 2009 年成立以来以国际化诊断模式（临床 - 影像 - 病理诊断，clinico-radiologic-pathologic diagnosis，C-R-P diagnosis）为样板，在提高协作组的 chDPLD/chILD 诊断水平方面取得了阶段性的进展，制定出中国儿童肺间质疾病诊断程序专家共识，在此指导下通过多中心研究，诊断了一些以往未诊断或少诊断的疾病，在国内外刊出的相关文章以较为丰硕的病例资料阐述了儿童此类疾病临床 - 放射 - 病理诊断的思路和分类，已步入国内 ILD 领域的先进行列。同时也要清醒地认识到与国际接轨，在我国儿科采用并坚持 C-R-P 诊断方式是我们诊断 ILD 的必经之路，也是一个困难、复杂但颇具挑战性的过程。

3. 如何应用共识指导临床 在应用儿童肺间质疾病诊断程序专家共识时，应注意以下几点：

（1）病史：起病缓急、病程长短、症状和治疗等病史有助于确定病因范围，如与引起过敏性肺泡炎的环境接触以及用药史有助于过敏性肺泡炎以及药物肺损害的诊断。

（2）体格检查：体格检查能辅助病因诊断，如特征性皮疹有助于朗格汉斯组织细胞增多症、SLE、韦格内肉芽肿等诊断。贫血有助于肺出血诊断。杵状指提示 IPF 和肺血管疾病。关节炎提示 JRA、SLE 等。爆裂音（Velcro）提示特发性间质性肺炎。

（3）影像学表现：胸部 X 线片表现是诊断间质性肺疾病的重要依据。CT 能够更清楚地显示疾病的部位、程度、性质和特征，高分辨 CT（HRCT）能显示小叶水平的病变和细微的间质或结节性改变，对于间质性肺疾病的病因诊断，HRCT 表现对一些疾病如过敏性肺泡炎、朗格汉斯组织细胞增生症等有提示意义。

（4）无创性辅助检查：常规项目为血、尿、便常规、血沉以及 CRP。选择项目为病原体培养（细菌、真菌）、血清检查（病原体抗体、自身抗体、ANCA 等）、血气分析、肺功能检查、免疫功能检查。怀疑肺血管疾病时，行心电图、超声心动图检查。

（5）有创性检查：如果无创性检查不能做出明确诊断，又没有禁忌证，可进行有创性检查，包括支气管镜检查、肺外组织（皮肤、表浅淋巴结）活检和肺活检。

（6）基因诊断：在婴幼儿期，遗传因素所致的 ILD 占有重要的地位，相关基因的突变或缺失与部分婴幼儿 ILD 密切相关，近年来基因技术的不断更新，也使得婴幼儿 ILD 的诊断水平进一步提高，美国的指南已经把基因诊断列为婴幼儿 ILD 的主要诊断手段之一[16]。尤其是先天性肺表面活性物质代谢障碍，这种疾病的遗传方式为常染色体隐性遗传或常染色体显性遗传，散发，起病年龄从新生儿、婴儿、儿童乃至成年人，临床上表现为急性 RDS 或慢性

ILD,甚至病理表现也多种多样,如肺泡蛋白沉着症(PAP)、非特异性间质性肺炎(NSIP)、脱屑型间质性肺炎(DIP)、慢性肺炎等,有时即使采用国际化诊断模式 C-R-P 诊断程序也难以做出正确诊断,而基因突变是可以确诊的。因此目前主张对于病因不明的婴幼儿 ILD 应先做 *SFTPB*、*SFTPC*、$ABCA_3$、TTF_1、*GMCSFR* 基因筛查,而肺活检则是在上述基因检测无异常的情况下才考虑进行。这也比较适合我国目前婴幼儿肺活检有一定难度的具体情况。

三、常见临床问题解析

(1) 普遍缺乏对肺间质性疾病的认识,包括临床医生、影像学医生,而简单地诊断为“肺炎”。

(2) 对于弥漫性肺泡出血症的病人,过多地诊断为“特发性肺含铁血黄素沉着症”,而忽略了真正引起肺泡出血的病因。

(3) 注意关注婴幼儿时期特有的肺间质疾病,这是一类仅存在于婴幼儿时期的特殊类型,而且其临床、影像、病理具有一定特征,但目前我国儿科医生对其的认识更薄弱,更容易误诊。而这些患儿的临床表型的严重性却不容忽视:导致新生儿期的致死性、无法解释的常规治疗无效的急性呼吸窘迫(ARDS)或慢性呼吸衰竭(CHF),或发展为青少年以至成人慢性肺疾病等。部分疾病可以基因明确诊断。

四、典型病例分享及解析

患儿,男性,7 岁 11 个月,因“反复咳嗽、咳痰 2 年”入院。患儿于 2 年前无明显诱因下出现咳嗽、咳痰,咳嗽为阵发性连声咳,有黄色黏痰,量较多,以晨起为著,无发热,无血丝痰及咯血,无气促、喘息及胸痛,无盗汗、消瘦及午后潮热,曾多次在当地医院就诊,拟“肺炎”治疗后咳嗽、咳痰可减轻,但停药后反复加重。近 5 月来活动后出现稍气促。为进一步诊治入院,发病以来,精神、食欲、睡眠尚可,二便正常,体重无明显改变。

既往史、个人史及家族史:出生史及生长发育史无特殊。既往有长期鼻窦炎病史。

体格检查:T:36.4℃,P:92 次 / 分,R:24 次 / 分。卡疤(+)。全身浅表淋巴结无肿大。无贫血貌。双侧上额窦区压痛(+),咽部无充血,双侧扁桃体 I° 肿大,表面未见脓性分泌物,口唇无发绀,气管居中,三凹征(-),胸廓对称,双侧呼吸运动一致,双肺叩诊呈清音,可闻及少量粗中湿啰音,未闻及胸膜摩擦音。心率 92 次 / 分,心律齐,心音有力,各瓣膜区未闻及杂音。未见杵状指(趾),肢端无发绀。腹部及神经系统检查未见异常。

血常规:WBC 6.10×10^9/L,N 0.397,L 0.482,Hb142g/L,PLT 397×10^9/L;免疫球蛋白三项:IgG 8.860g/L,IgA 1.117g/L,IgM 2.752g/L。细胞免疫功能:总 T 细胞 73.70%,$CD4^+$T 细胞 36.50%,$CD8^+$T 细胞 28.40%,CD4/CD8 1.29,NK 细胞 7.28%。痰涂片未找到细菌、真菌,痰涂片未见恶性细胞,找到极少许含铁血红素细胞。痰培养出肺炎链球菌,血清支原体抗体阴性。冷凝集试验阴性。肝肾功能、电解质、凝血功能、血沉、CRP 未见异常。胸部 CT 平扫提示(图 9、图 10)两肺可见小叶中心结节影、“树芽征”及斑片状密度增高影。鼻咽部 CT:左侧上颌窦、右侧蝶窦及两侧筛窦炎症。支气管镜检查诊断:气管、支气管黏膜轻度充血,管腔内有分泌物溢出。肺泡灌洗液涂片:未见恶性细胞,见纤维柱状上皮细胞及少量炎症细胞。

诊断:弥漫性泛细支气管炎。

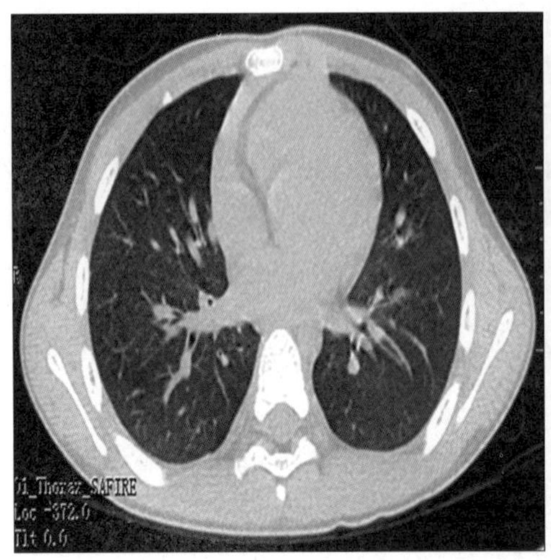

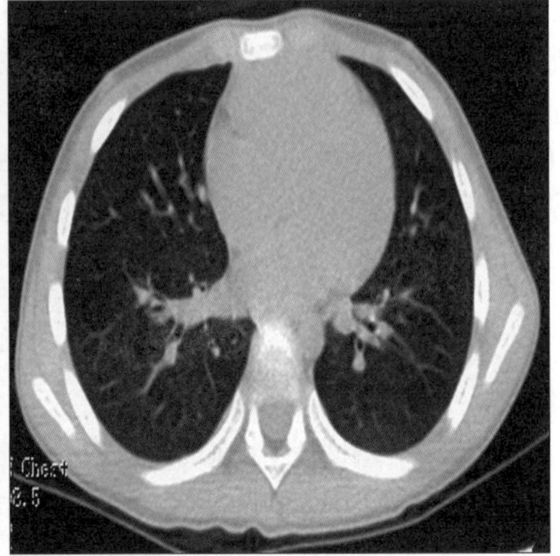

图 9　胸部高分辨率 CT

可见小叶中心结节影、“树芽征”及斑片状密度增高影，治疗后上述征像明显减少

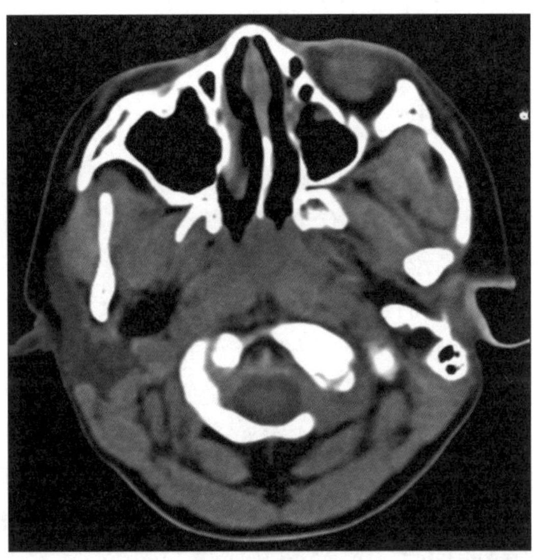

图 10　鼻窦 CT

左侧上颌窦、右侧蝶窦及两侧筛窦炎症，鼻中隔偏曲，腺样体肥大

治疗经过：予阿奇霉素 10mg/(kg·d)，服 3 天，停 4 天，2 个月后复查，咳嗽、咳痰减少，活动后气促减轻；服用阿奇霉素 8 个月，基本无咳嗽、咳痰，复查胸部高分辨率 CT 示病灶基本吸收。

病例解析：

内科医师甲：患儿病例特点：①慢性病史；②临床表现为长期咳嗽、咳脓痰；③平素经常流脓涕；④无结核接触史及结核病家族史；⑤查体：双上颌窦压痛(+)，可闻及少量粗中湿啰音；⑥常规免疫功能检查正常；⑦胸部高分辨率 CT 可见小叶中心结节影、“树芽征”及斑片状密度增高影；⑧鼻窦 CT 提示左侧上颌窦、右侧蝶窦及两侧筛窦炎症。

根据患儿长期咳嗽、咳脓痰，且有长期鼻窦炎病史，考虑为鼻窦 - 支气管疾病谱中的某种疾病，遂进行了胸部HRCT及鼻窦CT检查，患儿肺部HRCT表现为两肺小叶中心性结节影、“树芽征”符合弥漫性泛细支气管炎(DPB)的早期表现，故考虑诊断为DPB。

内科医师乙：根据该患儿的病史、体检，结合HRCT及肺组织病理检查，诊断DPB成立。DPB是一种主要累及呼吸性细支气管的弥漫性进展性小气道疾病，以弥漫存在于两肺呼吸性细支气管及其周围区域的慢性炎症为特征。“弥漫性”(diffuse)是指病变在双侧肺部广泛分布，“泛”(pan)表示炎症累及呼吸性细支气管壁全层。

日本学者于1969年根据病理学改变首先报道了DPB，20世纪70年代日本学者本间等提出将DPB确立为一种独立疾病[1]；20世纪90年代欧美教科书对DPB加以描述，使其成为世界公认的新疾病。

DPB是一种鼻窦-支气管综合征，其临床症状和特征无特异性。多数病人起病隐匿，成人常在40岁或50岁后发病，儿童DPB多于10岁以后发病。常见的三大主症为持续咳嗽、咳痰、活动后气促。肺部可有湿性啰音，病程长者可见桶状胸，肋间隙增宽，肺部叩诊呈过清音，呼吸音减弱。可有轻度发绀，约1/3病人可见杵状指。本病常常合并反复肺部感染导致病情反复或加重。病程早期痰液常培养出流感嗜血杆菌，晚期常并发铜绿假单胞菌或其他单胞菌感染。病程较长者可继发支气管扩张、肺源性心脏病、呼吸衰竭以至死亡。病人大多伴有慢性鼻窦炎，鼻部症状常可早于肺部症状。有的病例几乎没有自觉症状，偶从确诊为慢性鼻窦炎时被早期发现，但活动后呼吸困难较一般人明显。

胸部影像学具有特征性改变，是诊断本病的重要依据之一。肺功能表现为进行性的气流受限，以重度阻塞性通气功能障碍及轻-中度限制性通气功能障碍为特征，弥散功能可正常。病人血清冷凝集试验(CHA)效价可增高。即使未合并感染，外周血白细胞常增高，CRP、红细胞沉降率增快，IgA、IgG轻度升高。

DPB在国际上尚无统一的诊断标准，目前我国DPB的临床诊断参考日本厚生省1998年修订的临床诊断标准[2]。诊断包括必须项目和参考项目：A. 必须项目：①持续咳嗽咳痰及活动后呼吸困难(两年以上)；②合并慢性副鼻窦炎或既往史；③胸部X线见两肺弥漫结节影，或胸部CT或HRCT见两肺弥漫小叶中心结节影和树芽征。B. 参考项目：①听诊闻胸部间断性湿啰音；②一秒用力呼气容积占预计值百分比(FEV1/FVC)<70%，动脉血氧分压<80mmHg(非吸氧条件下)；③CHA增高(>1∶64)。临床确诊：符合必须项目①②③，以及参考项目2项以上。一般诊断：符合3个必须项目。可疑诊断：符合必须项目①②。病理诊断有助于确诊。典型病例经临床结合HRCT即可诊断，临床和影像学改变不典型者，才需肺活检。

值得注意的是，90%日本DPB病人CHA效价升高，多在1∶64以上，但非日本DPB病人CHA阳性率较低，我国成年病人CHA阳性率为54.1%，CHA可能不适用于日本以外其他人种，但若出现阳性结果，则有较高诊断价值。

本例患儿具有反复咳嗽、咳痰及活动后呼吸困难的“三主征”，伴有慢性鼻窦炎，肺部HRCT可见DPB表现，符合三项必须项目。肺部闻湿啰音和肺功能符合两项参考项目，达到临床确诊病例的诊断条件。

因患儿有慢性咳嗽、咯痰和呼吸困难，伴慢性鼻窦炎，因此被认为是鼻窦-支气管疾病谱的一种；需与原发性纤毛不动综合征(PCD)、囊性纤维化、支气管扩张症、原发性免疫缺陷病等引起的反复下呼吸道感染鉴别。

（1）PCD：本病因纤毛结构缺陷导致纤毛功能异常，引起慢性鼻窦炎、慢性中耳炎、反复性或慢性支气管炎、反复肺炎最后导致支气管扩张，也是鼻窦－支气管疾病之一，电镜检查可见呼吸道柱状上皮细胞纤毛超微结构缺陷[3]。本患儿必要时可做呼吸道黏膜活检。

（2）囊性纤维化：是一种侵犯多脏器的遗传性疾病。此病多见于白色人种，为常染色体隐性遗传，可引起鼻窦、肺部疾病及男性不育症。但其致病机制为黏液成分异常，稠厚而很难被纤毛等机制清除，尚有胰腺功能不全及汗液试验阳性（汗氯升高），其病情相对重。肺CT检查可见支气管囊性扩张、斑片状阴影、肺不张及马赛克征，易和DPB混淆。本患儿无外分泌腺功能障碍表现，且无支气管扩张，HRCT见两肺小叶中心结节影和树芽征的表现，可除外囊性纤维化。

（3）支气管扩张症：DPB与支气管扩张症在临床表现上存在许多相似之处，较难鉴别。但DPB咳嗽、咳痰和呼吸困难几乎同时出现，而支气管扩张症呼吸困难出现较晚，且影像学上无弥漫性小叶中心性结节，病理改变主要在传导性气道，肺间质中很少有泡沫细胞聚集；但晚期DPB亦可产生弥漫性支气管扩张，因而有人认为DPB是弥漫性支气管扩张的原因之一。

（4）原发性免疫缺陷引起的反复下呼吸道感染：呼吸系统是免疫缺陷病最易累及的器官，常见的免疫缺陷病如XLA、CVID、IgG亚类缺乏症等常并发反复下呼吸道感染，反复严重肺部感染可继发支气管扩张。但本患儿无肺外感染病灶，且影像学上有弥漫性小叶中心性结节，结合体液及细胞等免疫学检查不支持原发性免疫缺陷病。

放射科医师：DPB胸部影像学具有特征性改变，是诊断本病的重要依据之一。胸部X线片表现为弥漫性的颗粒状小结节影，主要分布于双肺中、下肺野，直径2~5mm，边缘不清，以双下肺为著，常伴有肺过度膨胀以及支气管扩张的“双轨征”、膈肌下降，但肺血管影正常，膈肌弧度仍存在，此为与肺气肿的区别。DPB肺过度膨胀时，可使结节状阴影不易在胸部平片发现；肺部CT尤其是HRCT显示弥漫性分布的小叶中心小结节影和线状阴影以及外周的支气管扩张更为清晰，是诊断本病的主要方法；其特征性表现为：①弥漫小叶中心结节影，大小约2~5mm，分布广泛，不均匀，以某一段、叶或两下肺为主，无融合趋势，结节与胸膜存小间隙。②“树芽征”，为小叶中心分支状阴影或短线状影，边界欠清。“树芽征”由呼吸性细支气管近端增厚的细支气管壁及充满分泌物的扩张的细支气管组成，肺动脉也参与部分该影像组成。③支气管壁增厚，细支气管扩张（双轨征”），病程长者可殃及近端支气管。

随着对DPB影像学的认识，典型病例目前经临床结合HRCT即可诊断；只有临床和影像学改变不典型者，才需行病理活检确诊。

有研究发现[4]，DPB治疗后结节、树芽征、黏液栓减少甚至消失，此为可逆性改变，而小支气管扩张及肺间质纤维化不可逆转，故应及早诊断治疗，控制病情进展恶化。

内科医师丙：DPB以东亚地区的病例居多，欧美报道病例极少，且半数为亚裔。本患儿发病年龄稍偏小，但治疗效果好。

DPB的基础治疗为长期服用小剂量红霉素。除支气管扩张明显外，所有DPB的治疗原则是无论痰液培养结果如何（即使为铜绿假单胞菌）以及是否存在呼吸衰竭，均首选红霉素。成人400~600mg/（kg·d），分2~3次口服，儿童5~10mg/（kg·d），疗程至少持续6个月以上；病情处于进展期的病例需持续治疗2年以上；伴有严重呼吸功能障碍的病人需更长期给药；停药后复发者再用药仍有效[5]。

对于感染症状明显而红霉素治疗1个月无效者,可换用其他14元环或15元环的大环内酯类抗生素,如克拉霉素、罗红霉素或阿奇霉素;但迄今尚未证实16元环的大环内酯类药物(如交沙霉素)的有效性。

当病人出现发热、咳嗽、咯痰加重等合并感染的征象时,可应用针对铜绿假单胞菌或流感嗜血杆菌的抗生素;但应避免长期使用青霉素及头孢菌素抗生素。糖皮质激素有抗感染和免疫抑制作用,但对于DPB的疗效不肯定,可与大环内酯类药物联用,控制症状后逐渐减量。此外,可服用祛痰剂、支气管舒张剂及鼻窦炎的药物治疗,必要时还可予以吸氧及呼吸机治疗。

在应用红霉素治疗之前,DPB的5年和10年的生存率分别为62.1%和33.2%,但随着红霉素长疗程法应用于临床,DPB的5年生存率达91%,死亡率也从10%降至2%,病人预后明显改善。

本患儿予阿奇霉素治疗2个月后复查,咳嗽、咳痰减少,活动后气促减轻;阿奇霉素治疗8个月时,复查胸部HRCT提示结节影基本吸收。

弥漫性泛细支气管炎(diffuse panbronchiolitis,DPB)是一种弥漫存在于两肺呼吸性细支气管的气道慢性炎症性疾病。其临床表现为咳嗽、咳痰和活动后气促,严重者可导致呼吸功能障碍,但无特异性。肺部HRCT表现为两肺广泛分布小叶中心性结节影、"树芽征"及细支气管囊状、柱状扩张,具有特征性。14或15元环的大环内酯类药治疗有效。

(农光民)

参考文献

[1] 中国儿童肺间质性疾病协助组. 儿童肺间质疾病诊断程序共识. 中华儿科杂志,2013,51(2):101-102.

[2] 农光民. 婴幼儿时期特有的肺间质疾病诊治进展. 中华儿科杂志,2014,52(4):257-259.

[3] 农光民,陈慧中. 关注婴幼儿肺间质疾病. 中华儿科杂志,2014,52(4):241-243.

[4] Akira M,Higashihara T,Sakatani M,et al. Diffuse panbronchiolitis:follow-up CT examination. Radiology,2003,189(2):559-562.

[5] Kudoh S,Uetake T,Hagiwara K,et al. Clinical effects of low-dose long-termerythromycin chemotherapy on diffuse panbronchiolitis. Nihon Kyobu Shikkan Gakkai Zasshi. 1987,25(6):632-642.

《儿童常见呼吸道疾病雾化吸入治疗专家共识》（2012年）解读

共识摘要：

雾化吸入是儿科经常应用的治疗儿童呼吸系统疾病的方法，雾化吸入能消除支气管痉挛、降低炎性反应、并改善通气，本文对共识中常用雾化吸入药物及雾化吸入疗法在儿童常见呼吸系统疾病中的应用做了进一步解读。

适用范围：

儿童呼吸系统疾病。

原文出处：

中国实用儿科杂志，2012，27(4)：265-269.

一、共识知识要点

雾化吸入是通过将雾化吸入药物的水溶液或混悬液经雾化器分散成悬浮于气体中的液滴或固体微粒，通过吸入的方式沉积于呼吸道和（或）肺部，达到治疗目的。本共识解读介绍常见雾化吸入药物的药理特点，及如何掌握雾化吸入装置的正确选择。同时对雾化吸入治疗的用药方案以及药物配伍进行解读，并针对不同疾病提出了雾化治疗推荐方案，供临床医师参考。

二、共识解读内容

1. 共识学习要点及针对性解决问题 吸入治疗与雾化吸入疗法：医用吸入治疗（inhalation therapy）起源于4000年前的印度，当时人们将曼陀罗属植物烧成粉末吸入治疗哮喘及其他肺部疾病。19世纪中叶法国人发明了雾化器（nebulizer），这是一种将溶液通过挡板形成颗粒随气流喷出的装置。1920年，"气溶胶"的概念被提出，意为悬浮于大气中的固体或液体颗粒，因此将医用吸入治疗命名为气溶胶治疗（aerosol therapy）更为确切。气溶胶大小是决定雾化治疗作用的主要因素之一，通常用气体动力质量中位数直径（MMAD）来表示。气溶胶呈动态悬浮，由于蒸发或吸收水分子，气溶胶会互相结合和沉积。当吸水性的气溶胶处于潮湿环境中，易吸收水分而体积增大，从而影响气溶胶在呼吸道的沉积。气溶胶在呼吸系统沉积的主要机制有3个：碰撞、重力沉降和弥散。直径较大的气溶胶（MMAD>10μm）由于惯性碰撞通常在上呼吸道或鼻咽部过滤；5~10μm的气溶胶可到达下呼吸道近端；1~5μm的气溶胶则经气道传输至周围气道及肺泡，其中3~5μm的气溶胶易沉积于支气管或传导性气道;<1μm的气溶胶则通过布朗运动弥散至气管壁或肺泡后沉积,但其中大部分会随呼出气呼出。20世纪40年代将射流雾化器(jet nebulizer)和超声雾化器(ultrasonic nebulizer)归类为雾化器。20世纪中叶干粉吸入器(dry powder inhaler,DPI)在压力定量吸入器(pressurized meter dose inhaler,pMDI)的基础上改造而成,之后陆续出现了呼吸驱动的pMDI(breath-actuated pMDI)以及pMDI的辅助装置,并且pMDI的助推剂也由氟氯化碳(CFC)改为氢氟烷烃(HFA)。传统喷射雾化器装置的缺点是持续产生气溶胶,导致呼气相丢失气溶胶,呼吸增强型雾化器(breath-enhanced nebulizer)在此基础上进行了改进,吸气相产生的气溶胶明显增加;而呼吸驱动型雾化器(breath-actuated nebulizer)由于仅在吸气相产生气溶胶。

吸入治疗是局部气道用药,作用直接高效、起效迅速、药物负荷小、不良反应少,为安全有效的主要治疗方法。吸入给药是急性喘息儿童首选给药方法。吸入治疗可以选择雾化液吸入疗法或压力定量气雾剂、干粉吸入剂等药物。研究表明,在急性喘息治疗中,雾化吸入治疗对患儿主动配合程度的要求低、药物微粒在气道的分布更佳,比气雾剂疗效更好。一项研究纳入4078例哮喘病人,对病人的操作和哮喘控制状况进行评估,以确定吸入装置pMDI的操作失误是否会导致哮喘控制不佳。共回收3955份可评估问卷,线性回归分析显示,病人操作失误次数和哮喘不稳定分数相关(r=0.3,P<0.0001)在接受吸入糖皮质激素治疗的哮喘病人中,定量气雾剂操作失误主要是因病人配合不佳所致,操作失误较常见,且与哮喘控制不佳相关。这项研究强调了评估病人的吸入技术以及向所有病人提供适当教育的重要性,尤其在增加吸入糖皮质激素剂量或增加其他药物前。可见,与其他吸入治疗装置相比,雾化吸入具有如下优点:对病人协同性无要求,潮式呼吸即有效,可使用高剂量,可调整剂量,不释放CFC,可同时辅助供氧,可实现联合药物治疗(若药物之间无配伍禁忌)。目前主要的雾化吸入装置有小容量射流雾化器(small volume nebulizer,SVN)、滤网式(mesh)雾化器和超声雾化器(ultrasonic nebulizer,USN)三种,本共识主要介绍射流雾化器装置的应用。

关于射流雾化器与超声雾化器的区别:应用雾化吸入治疗儿童呼吸系统疾病选择合适药物固然很重要,但是选择何种雾化吸入方式也很重要,雾化吸入给药技术通常有两种,一是小容量雾化吸入装置中的射流雾化器(SVN)给药,另一是通过超声雾化器(USN)给药。小容量射流雾化器主要用于雾化吸入药液,如支气管舒张剂、激素、抗生素、表面活性物质、黏液溶解剂等,使用范围广,是本共识推荐的主要装置。

(1)小容量射流雾化器(SVN):雾化器为所有吸入装置中对病人配合要求最低的一种装置,可以平静呼吸吸药,药液不含刺激物。由于释出的药雾微粒较小、药雾沉积时间长,药物在肺内的分布较均衡,适合<5岁儿童、使用pMDI有困难、严重哮喘发作期或有严重肺功能损害的缓解期病人使用。其中喷射式雾化器(小容量射流雾化器,SVN)在儿童使用最广,主要用于危重症监护室和急诊科,现在更广泛用于临床和家庭治疗,特别适用于婴幼儿和无法进行呼吸配合的病人。以压缩空气或氧气为动力,根据流体力学的物理效应,高速气流通过喷嘴在其周围产生负压、使贮液罐中的药液卷入高速气流并被粉碎成大小不一的气溶胶雾滴,雾滴微粒的直径为2~4μm,肺内沉积率为10%。影响其性能及药物输送的因素包括:①驱动的气流和压力,不同设计的喷射雾化器都有其特定的最佳气流,通常为2~8L/min;气源压力一般为50psi(1psi=6.895kPa);如果驱动气流或气源压力低,产生气溶胶的直径易较大。②罐内药量:SVN罐内药液过满会减少药物输出,一般推荐3~4ml。建议根据装置说明加入合适药

量。③驱动气体的密度：驱动气体的密度低，气流输送呈层流，易于气溶胶输送。氦氧混合气因其密度低，可用作危重症哮喘病人雾化治疗的驱动气源。④湿度和温度：随着雾化治疗时水分的蒸发，气溶胶温度下降，会增加溶液的黏滞度，从而减少药物输出。⑤呼吸形式：指导病人进行平静呼吸，间歇深呼吸。当病人呼吸浅快时，气溶胶的吸入量下降，建议增加药物剂量。⑥有的雾化器持续产生气溶胶，在呼气相容易丢失浪费，建议接上延长管或储雾袋；吸气驱动型或手动型喷器，可以有效减少甚至避免雾化药物在呼气相的丢失。射流雾化治疗的具体使用方法：①用清洁的针筒或吸管将药液注入雾化器中，再用清水冲洗针管或吸管后量取适量的稀释液并同置于雾化器中，使总容量为 3~4ml；②盖好雾化器、接上咬嘴或面罩；③用塑料管将雾化器接驳至压缩气泵、压力循环通气机或氧气瓶；④开通动力装置，对于氧气驱动，气流量一般以 5~6L/min 为宜；⑤气雾开始出现时把咬嘴放入口中或将面罩覆盖面部，在安静状态下吸入潮气流，期间做间歇深吸气，呼气前屏气 1~2 秒以利药物在肺部沉积；⑥必须在溶液完全雾化后才能停止吸药，关上电源或阀门，清洗雾化设备；⑦用水漱口、洗脸（图 11）。

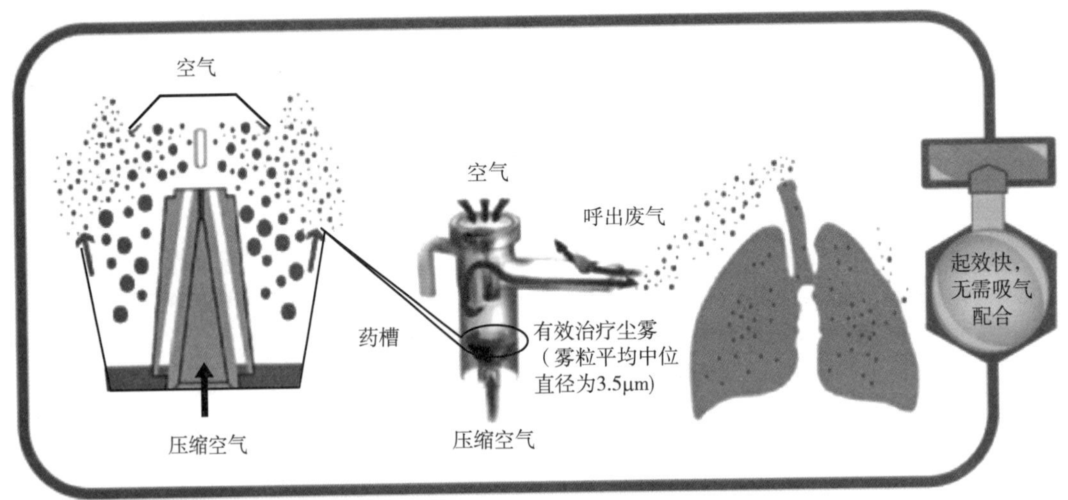

图 11　射流雾化吸入示意图

（2）超声雾化器（USN）：将电能转换成超声薄板的高频振动，使药液转化成气溶胶雾粒，但微粒粒径较大、一般为 3.7~10.5μm，肺内沉降率约 10%。由于产生的气溶胶的密度大、吸入后呼吸道内氧分压相对偏低，吸入时间 >20 分钟后会引起呼吸道湿化过度而致呼吸困难或支气管痉挛，缺氧或低氧血症病人不宜使用。超声雾化器具有一定局限性，如成本较高、难以雾化混悬液和黏性溶液、雾化过程中药液温度上升可能破坏蛋白质等生物大分子以及热敏感型药物的结构等。因此目前超声雾化器并未能在临床广泛应用，且近年在部分国家和地区尚出现下滑趋势。此外，因高频振动可能破坏糖皮质激素的结构、影响疗效，现已很少用于哮喘治疗。

（3）临床常用雾化吸入药物：目前临床最常用的雾化吸入药物为糖皮质激素，其次为 β_2 受体激动剂、抗胆碱能药物、黏液溶解剂、硫酸镁等，共识对此做了一一介绍。

布地奈德混悬液（Budesonide）是目前国内最常用的雾化吸入剂型，出于安全考虑，建议根据病情采用适宜治疗剂量（表 12）。地塞米松经呼吸道局部雾化吸入时，产生的雾化颗粒较大，达不到 3~5μm 的有效颗粒，因而药物只能沉积在大气道。由于其结构中无亲脂性基团,因而与糖皮质激素受体的亲和力较低,局部抗感染作用弱。其水溶性较强,与气道黏膜组织结合较少,肺内沉积率低,很难产生疗效。

表 12　布地奈德与丙酸氟替卡松大致等效剂量(5岁及以下儿童)(μg)

	低剂量	中等剂量	高剂量
布地奈德混悬液	250~500	>500~1000	>1000
丙酸氟替卡松混悬液	125~250	>250~500	>500

有关布地奈德起效时间及高剂量作用机制:吸入性糖皮质激素(ICS)治疗支气管哮喘(哮喘)的起效时间依据给药方案和观察指标的不同而不同。表13列举了关于布地奈德起效时间的部分研究结果。ICS主要作为抑制气道炎症的一线控制药物,但也可用于急性哮喘发作的治疗。有文献报道,哮喘急性发作时在缓解药物治疗的基础上吸入布地奈德雾化溶液,有助于进一步改善症状、减少口服激素及住院天数。因此,2015年版的GINA指出,有循证医学A级证据显示,在急诊室对于原先未接受过全身激素治疗的急性发作的哮喘病人在1小时内给予较大剂量的ICS可以减少住院率。其主要作用是抑制气道炎症(包括基因组效应和非基因组效应)。一般认为,糖皮质激素抗感染作用有经典和非经典两个途径(图12),经典途径主要是通过细胞质受体所介导,包括与DNA直接结合(A)或转录因子失活(B)导致使转录发生改变。相反,非经典途径主要包括与细胞膜受体结合(C)或者与细胞质受体结合(D)以及与细胞膜非特异性相互作用(E),产生快速反应。但布地奈德吸入后引起的一过性、剂量依赖的气道:血流(Q:aw)减少等作用,也有助于急性哮喘症状的减轻。布地奈德吸入给药后可在6分钟内溶解于气道黏液层,药粒溶解时间明显快于其他ICS,可以在相对较短时间内接触气道上皮并产生药理作用,大剂量糖皮质激素直接作用于细胞膜上的激素受体,起效迅速。根据已有资料显示,激素膜受体的数量仅占受体总量的10%~25%左右,它的解离常数又远高于激素胞内受体的解离常数。解离常数越高代表与受体亲和力越弱。膜受体的数量和结合力均明显小于胞内受体。如果吸入激素量不足,则无法充分启动膜受体,发挥作用。因此,只有高剂量激素才可能启动膜受体,快速起效。布地奈德进入气道黏膜细胞后,部分与游离的糖皮质激素受体结合,发挥抗感染作用。多余的布地奈德在酯化作用的帮助下转变成了无活性的布地奈德酯化物,存储在细胞内。当游离的布地奈德浓度下降时,无活性的布地奈德酯化物通过脂解作用转变为有活性的布地奈德,继续与游离的糖皮质激素受体结合发挥抗感染作用。简单来说就是在细胞内建立了一个"蓄水池"。因此,独特的酯化作用使布地奈德在气道局部滞留时间延长,增加了其抗感染活性的维持时间(图13)。因此,大剂量布地奈德溶液雾化吸入可应用于哮喘急性发作时的治疗。在中重度哮喘急性发作患儿中,在支气管舒张剂基础上加用雾化吸入布地奈德(每次给药500mg,间隔20分钟,共3次),在用药后1小时即可观察到FEV及FEV_1占预计值%的显著改善。2~12岁急诊就诊的严重哮喘急性发作患儿,在常规治疗及单剂量泼尼松2mg/kg基础上加入布地奈德雾化吸入1500mg(每次给药500mg,间隔20分钟,共3次),结果显示,治疗组在用药后4小时症状评分较对照组显著改善。《糖皮质激素雾化吸入疗法在儿科应用的专家共识(2014年版)》推荐,中重度哮喘急性发作,在第1小时起始治疗中,联用高剂量、短时间间

隔雾化吸入布地奈德（1mg，每30分钟雾化吸入1次，连用3次）能与吸入速效支气管舒张剂发挥协同作用，更快速有效缓解哮喘急性发作症状，改善肺功能，减少全身糖皮质激素使用，降低住院率，在非危及生命哮喘急性发作时可替代或部分替代全身用糖皮质激素。

表13　布地奈德起效时间的相关研究

参考文献	入组人群	用药方案	起效观察指标	起效时间
阿斯利康布地奈德混悬液说明书[3]	946例儿童持续性哮喘，12个月至8岁	0.25或0.5mg 2次/d *vs* 安慰剂（12周）	白天和夜间症状	2~8d
Respirology（2013年）[4]	118例5~15岁中~重度哮喘急性发作患儿	沙丁胺醇+异丙噻托溴胺+雾化布地奈德（就诊后1h内500μg/20min，共3次）*vs* 沙丁胺醇+异丙噻托溴胺	FEV_1	1h（多个药物的共同效果）
Chest（2014年）[5]	906例2~12岁急诊就诊的中~重度哮喘急性发作患儿	沙丁胺醇+异丙噻托溴胺+单剂量泼尼松2mg/kg+雾化布地奈德（1500μg，第1小时内，500μg/20min，共3次）*vs* 沙丁胺醇+异丙噻托溴胺	哮喘评分	4h（多个药物的共同效果）
J Chin Pharmacol（2001年）[6]	40名健康人	单剂量布地奈德2400μg吸入（DPI）	诱导痰嗜酸粒细胞数	6h
Ann Am Thorac Soc（2014年）[7]	20例中度哮喘患者（接受常规ICS治疗）	单次给药剂量（DPI）720和1440μg	气道血流	1h
Allergy（1991）[8]	30例非急性发作期成人哮喘患者	单次给于布地奈德（1600μg，pMDI）	FEV_1	3h

注：如果以哮喘儿童的白天和夜间症状为观察指标，布地奈德混悬液的起效时间是2~8d；在非急性发作期成人哮喘中单次吸入1600μg布地奈德，以FEV_1为指标，其起效时间约为3h；在中度哮喘患者中，以气道血流为指标其起效时间仅为1h。在中~重度哮喘急性发作的儿童中在支气管舒张剂沙丁胺醇+异丙噻托溴胺的基础上雾化吸入布地奈德混悬液，以肺功能（FEV_1）或哮喘评分为指标，其起效时间分别为1h和4h

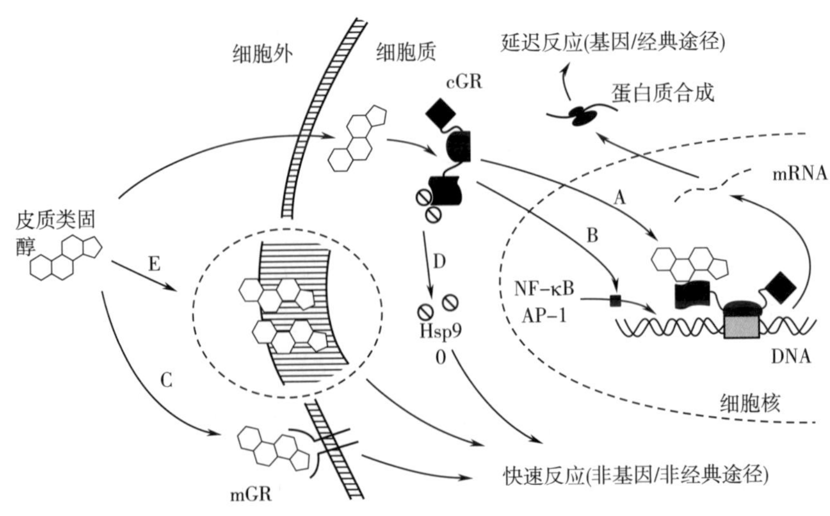

图12　糖皮质激素的抗感染作用机制（经典途经、非经典途径）

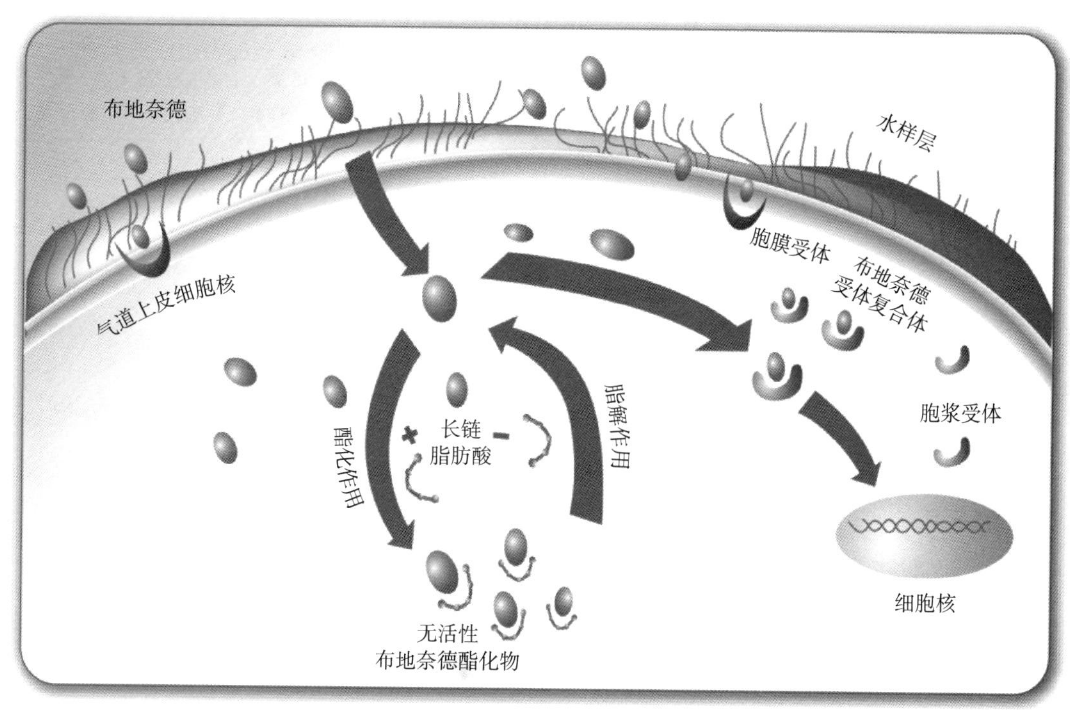

图 13 布地奈德的酯化作用可有效维持局部药物浓度，抗感染持久

目前国内尚有丙酸倍氯米松雾化混悬液应用于临床，剂型为 0.8mg/ 支。国内的初步研究显示，疗效基本等同于布地奈德混悬液。

1）有关速效 β_2 受体激动剂（SABA）吸入给药后对支气管扩张作用比较：常用药物有沙丁胺醇（salbutamol）和特布他林（terbutaline）。沙丁胺醇松弛气道平滑肌作用强，通常在 5 分钟内起效，疗效可维持 4~6 小时，是哮喘 / 喘息急性发作的首选药物，也可用于预防运动性哮喘。特布他林起效慢于沙丁胺醇，达到最大作用时间相对较长，效果较弱。但在一项随机双盲对照研究中，可逆性气道阻塞的病人（n=12）随机吸入增加剂量的沙丁胺醇气雾剂（先给 0.1mg，30 分钟后再给 0.2mg）或特布他林（先给 0.25mg，30 分钟后再给 0.5mg），通过动态肺量测定法和最大呼气流速（PEFR）以及 FEV_1 等观察药物疗效，结果发现，在开始 5 分钟内特布他林和沙丁胺醇的支气管扩张作用即可显著增加。特布他林有一个更显著增大的持续效应：在第 2 次吸入后的第 3、4 小时尤其是第 5 小时 PEFR 值显著大于沙丁胺醇。在一项自身对照研究中，12 例哮喘病人先后给予 250μg 的特布他林和 100μg 的沙丁胺醇吸入，观察给药后 4 小时内的 FEV_1 变化，第 3、4 小时的 FEV_1 值特布他林比沙丁胺醇更显著增大。

2）有关药物配伍的问题（表 14）：共识对各种雾化吸入药物在同一雾化器中配伍使用的相容性和稳定性做了说明。临床上，儿童哮喘治疗药物有很多联合方案，其中 β_2 受体激动剂和糖皮质激素是常用的联合用药方案。从图 14 可知，糖皮质激素可增加 β_2 受体的表达，并防止和 β_2 受体激动剂作用的 β_2 受体下调，而 β_2 受体激动剂可增强糖皮质激素的抗感染作用，因此，β_2 受体激动剂与糖皮质激素联合使用具有协同作用，呈现 1+1>2 的效果。

表 14　常用雾化吸入药物配伍

	沙丁胺醇	异丙托溴铵[1)]	肾上腺素	布地奈德	盐酸氨溴索[2)]	α- 糜蛋白酶	3% 高渗盐水	乙酰半胱氨酸
沙丁胺醇		C	NI	C	NI	NI	NI	C
异丙托溴铵[1)]	C		NI	C	NI	NI	NI	C
肾上腺素	NI	NI		NI	NI	NI	NI	C
布地奈德	C	C	NI		NI	NI	NI	C
盐酸氨溴索[2)]	NI	NI	NI	NI		NI	NI	NI
α- 糜蛋白酶	NI	NI	NI	NI	NI		NI	NI
3% 高渗盐水	NI	NI	NI	NI	NI	NI		NI
乙酰半胱氨酸	C	C	C	C	NI	NI	NI	

注：1）异丙托溴铵和沙丁胺醇有用于雾化吸入的复方溶液（Combivent，勃林格殷格翰），其药品说明书中指出，不要把本品与其他任何药品混在同一雾化器中使用；2）盐酸氨溴索（Mucosolvan，勃林格殷格翰）产品说明书未推荐雾化吸入使用，临床上常用，但目前尚无配伍的药理学研究以及明确的疗效证据；字母 C 深色阴影部分表示临床研究中有证据证实此种配伍的稳定性和相容性，但需注意尽量即刻使用；字母 NI 浅色阴影表示没有足够的证据评价相容性，除非将来获得进一步的证据，否则应避免使用此种配伍

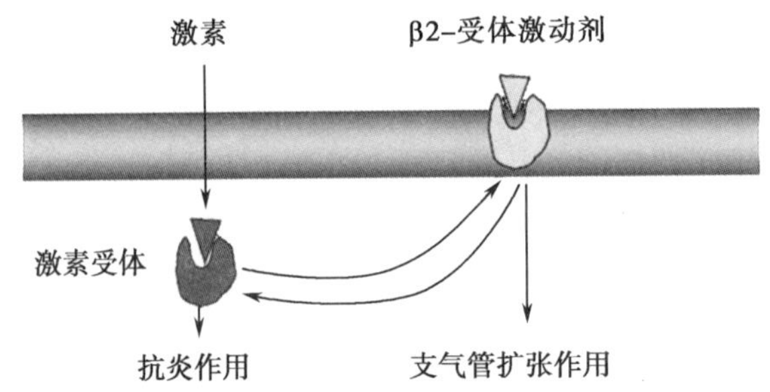

图 14　β_2 受体激动剂与糖皮质激素联合使用具有协同作用

3）药物不良反应：某些药物可以产生肺部或全身不良反应，如肾上腺素类药物可能出现头痛、失眠、心动过速、颤抖、焦虑；抗胆碱能药物吸入易导致口干、皮肤干燥、尿潴留等；持续吸入皮质类固醇激素导致口腔白色念珠菌感染，肺部继发感染。乙酰半胱氨酸、抗生素、类固醇激素、色甘酸钠、病毒唑和蒸馏水，雾化治疗期间可能导致气道阻力增加，出现哮鸣音。抗胆碱能药物可加重眼部症状，如青光眼、视物模糊等。如治疗期间发现任何不良反应，应立即停止治疗。

2. 共识针对疾病的诊疗进展 / 药物治疗进展　3% 高渗盐水雾化的研究进展：近年来关于高渗盐水雾化吸入治疗毛细支气管炎受到广泛关注，本共识结合国内外循证医学证据认为，3% 高渗盐水能有效缩短急性毛细支气管炎患儿住院时间，有效降低毛细支气管炎患儿临床症状评分的严重度。使用方案为毛细支气管炎轻症患儿每日使用 3~4 次，直至出院；重症患儿可采取连续 8 次 3% 高渗盐水雾化后，改为每日 3~4 次，直至出院。如果使用 3% 高渗盐水 48~72 小时患儿临床症状不缓解或有刺激性呛咳，应停用。支气管哮喘患儿禁用。

国内一项研究观察了高渗盐水对毛细支气管炎的作用，患儿均首先给予复方异丙托溴

铵气雾剂 1.25ml、布地奈德混悬液 1ml 雾化吸入，2 次 / 天。分别于治疗前与治疗后 24 小时、48 小时、72 小时评估患儿临床严重度评分。观察治疗后患儿有无支气管痉挛、恶心、呕吐等不良反应。研究发现，雾化吸入 5%、3% 高渗盐水能有效改善门诊中重度毛细支气管炎患儿的临床症状，5% 高渗盐水疗效优于 3% 高渗盐水，但雾化吸入 5% 高渗盐水 2ml 可诱发阵发性咳嗽。另一项研究探讨和研究雾化吸入高渗盐水治疗 X 线胸片呈大叶性肺炎改变的儿童肺炎支原体肺炎的临床疗效，结果显示雾化吸入 3% 高渗盐水辅助治疗 X 线胸片呈大叶性肺炎改变的儿童肺炎支原体肺炎，临床疗效显著。并且此种治疗方法费用低廉、操作简单，值得在临床上加以推广应用。

然而最近一些研究认为，关于高渗盐水对急性毛细支气管炎的治疗作用目前并没有明确的证据支持。因此，近期有美国学者在急诊科进行了一项单中心随机双盲临床试验，旨在证实雾化吸入 3% 高渗盐水（3%HS 组）较生理盐水（NS 组）是否能改善对标准治疗无反应的毛细支气管炎婴儿的呼吸窘迫。该研究共纳入 31 例年龄小于 2 岁、第一次发作支气管炎、经鼻吸痰及雾化吸入沙丁胺醇治疗后呼吸窘迫评分为 4~15 分的患儿。研究者将患儿随机分为接受雾化吸入 3%HS 组或 NS 组。主要终点指标：通过呼吸评估改变评分测定治疗后 1 小时的呼吸窘迫变化（评分下降表明有改善）；次要终点指标：生命体征、氧饱和度、住院治疗、医生的临床判断、父母的评价和不良事件发生情况。结果显示，治疗后 1 小时时，HS 组呼吸参数评分（RACS）改善情况不如 NS 组〔HS 组：-1（-1~-5）分，NS 组：-5（-6~-2）分，P=0.01〕，两组心率、氧饱和度、住院率或其他结果无显著差异。两组也都没有发生不良反应事件。该研究提示：经急诊科标准处理仍然有持续性呼吸窘迫的毛细支气管炎患儿，采用 3% 高渗盐水雾化吸入较生理盐水并没能有效改善病情。基于这些结果和现有的证据，研究者认为，不推荐在急诊救治场所采用单剂量 3% 高渗盐水治疗毛细支气管炎。

美国儿科学会对于毛细支气管炎的临床管理临床实践指南不推荐给予在急诊就诊的毛细支气管炎患儿雾化高渗盐水，可以给予住院毛细支气管炎患儿雾化高渗盐水，雾化高渗盐水可改善肺黏膜纤毛对黏液的清除。目前证据显示，给予住院患儿雾化 30g/L 的高渗盐水是安全有效的，可改善轻中度毛细支气管炎临床症状，缩短患儿住院时间。然而，没有证据显示，在急诊使用高渗盐水雾化可以缩短患儿在医院停留时间。大多数关于高渗盐水的应用研究局限于病情为轻中度的患儿，对于重症患儿尚无相关研究。

综上所述，最新的研究并未完全明确 3% 高渗盐水雾化吸入治疗毛细支气管炎的有效性。住院患儿在严密监测下试用 3% 高渗盐水雾化吸入时，使用前可雾化吸入支气管舒张剂；使用中若患儿咳喘加重需立即停用，并注意吸痰、保持气道通畅。

3. 如何应用共识指导临床 阻塞性气道疾病是雾化吸入治疗的首选适应证，尤其是哮喘急性发作。共识对雾化吸入疗法在支气管哮喘、毛细支气管炎、急性喉气管支气管炎、支气管肺发育不良中的应用及治疗推荐方案做了介绍。这里对哮喘急性发作的雾化吸入治疗做一解读。

哮喘急性发作时的雾化吸入治疗：哮喘急性发作对患儿身心健康、生活质量造成很大影响，增加了家庭和社会经济负担。国内外指南均推荐缓解哮喘急性发作的首选措施是吸入速效 β_2 受体激动剂（SABA），国内陈爱欢等研究发现，对于中重度哮喘急性发作时，高剂量、短时间间隔雾化吸入布地奈德能与吸入速效支气管舒张剂发挥协同作用，快速有效缓解哮喘急性发作症状，改善肺功能，减少全身用糖皮质激素使用。该研究将喘急性发作急诊的儿童按随机数字表法随机分为吸入激素组（21 例）和常规治疗组（19 例），分别以氧动雾化吸入法吸入 0.5% 沙丁胺醇（150μg/kg）+0.025% 溴化异丙托品（1ml）+0.05% 布地奈德（2ml）或 0.5% 沙丁胺醇（150μg/kg）+0.025% 溴化异丙托品（1ml）+ 生理盐水（2ml），每 30 分钟雾化吸入 1 次，连用 3 次。治疗前、完成 3 次雾化吸入后（治疗后 0 小时）、完成后 1 小时（治疗后 1 小时）、完成后 2 小时（治疗后 2 小时）分别测定肺通气功能、心率（HR）、呼吸频率（RR）、经皮测 SaO_2，进行临床计分（CS）。结果吸入激素组和常规治疗组治疗后 CS、RR、SaO_2、FEV_1、1 占预计值 %（FEV_1%）均较治疗前明显改善（均 $P<0.05$），吸入激素组治疗后 2 小时完全缓解率为 85.0%（17/20），明显高于常规治疗组的 50.0%（9/18），因此，在哮喘急性发作期治疗中，应积极使用吸入激素联合吸入速效支气管舒张剂治疗，并对症状严重、吸入治疗后仍有呼吸困难者尽早足量加用全身激素。在给予积极（1 小时内重复 3 次）雾化吸入支气管舒张剂后，治疗反应欠佳的患儿应考虑加用全身激素治疗，以尽快缓解喘憋症状。

国内《糖皮质激素雾化吸入疗法在儿科应用的专家共识（2014 年版）》也推荐，中重度哮喘急性发作，在第 1 小时起始治疗中，联用高剂量、短时间间隔雾化吸入布地奈德（1mg，每 30 分钟雾化吸入 1 次，连用 3 次）能与吸入速效支气管舒张剂发挥协同作用，更快速有效缓解哮喘急性发作症状，改善肺功能，减少全身糖皮质激素使用，降低住院率，在非危及生命哮喘急性发作可替代或部分替代全身用糖皮质激素。

4. 共识中合理用药解析 短效抗胆碱能药物的合理使用：异丙托溴铵是儿科临床常用的抗胆碱能药物，为短效抗胆碱能药物（short-acting muscarinic antagonist，SAMA），经吸入途径给药。该药为非选择性 M 受体阻滞剂，起效时间较 SABA 慢。研究发现，副交感神经通过外周的抗胆碱能受体信号通路，来调节过敏性疾病（包括哮喘）病人的气道口径和气道炎症。其作用的效应组织包括气道的平滑肌和黏液腺体。胆碱能活性增强是气道平滑肌收缩的主要驱动因素，对于哮喘病人而言气道平滑肌收缩增强是导致其症状的主要原因。更重要的是，大多数哮喘病人因为胆碱能活性增加和气道平滑肌肥大会产生气道高反应性。另外，副交感神经通路还可以调节炎症细胞和其他的非炎症细胞包括成纤维细胞，共同导致气道炎症以及气道重塑。动物和人体研究均显示了阻断肺部胆碱能神经活性的好处，不仅是通过调节气道收缩来改善肺功能，而且可以发挥非支气管舒张的作用，包括减少黏液分泌和减轻气道高反应性。

临床研究发现，异丙托溴铵吸入后约 15~30 分钟起效，支气管舒张效应达峰时间为 60~90 分钟，维持时间约 4~6 小时。临床上一般不单一使用 SAMA 治疗儿童急性喘息，多与 SABA 联合雾化吸入，常用于中重度急性喘息发作时的治疗。

与单药治疗相比，重度哮喘急性发作时，联合 SABA 和 SAMA 治疗可更好地改善肺功能，并能够显著降低住院率。但在轻、中度哮喘发作时，联合 SABA 与 SAMA 是否可以获得优于 SABA 单药治疗的临床疗效，尚存在争议，联合应用可能只是导致过度治疗和经济上的浪费。尤其在住院病人中，联合 SABA 与 SAMA 治疗并未表现出比 SABA 单药治疗更加显著的临床疗效。因此，哮喘急性发作时，SAMA 雾化吸入治疗不作首选，仅在 SABA 单药治疗效果不佳时，再考虑联合 SAMA 雾化吸入治疗。药物剂量：异丙托溴铵 250~500μg，加入 SABA 溶液中雾化吸入，治疗间隔时间同 SABA。如果无 SAMA 雾化溶液，也可给予 SAMA 气雾剂吸入。目前尚有吸入用复方异丙托溴铵溶液（2.5ml/ 支，相当于含 2.5mg 沙丁胺醇碱、0.5mg 异丙托溴胺），6 个月 ~6 岁每次 1.25ml，~12 岁每次 1.25~2.5ml，>12 岁每次 2.5ml；需注意，年长儿应用本品时,沙丁胺醇的剂量不足,必要时需考虑补充前者的剂量。

三、常见临床问题解析

硫酸镁的雾化治疗:临床疗效取决于药物的适应证、药物剂量、给药途径等方面,但迄今为止,关于硫酸镁雾化治疗儿童哮喘的疗效还存在争议。2015年GINA对哮喘急性发作的医院管理中建议,对于2岁及以上严重哮喘急性发作的患儿,雾化治疗可作为第1小时的雾化沙丁胺醇和异丙托溴铵标准治疗的辅助治疗。2015年《支气管舒张剂在儿童呼吸道常见疾病中应用的专家共识》推荐,硫酸镁等渗液150mg/次,吸入给药,第1小时内连用3次,仅用于≥2岁儿童危重哮喘发作的附加治疗。

在哮喘发病机制中,嗜酸粒细胞、肥大细胞、前列腺素、组胺、细胞内钙离子等发挥了重要作用。肥大细胞为前列腺素D的重要来源,而前列腺素类对平滑肌的作用依赖于镁离子。Gandia F等用雾化吸入硫酸镁、氟化镁对抗乙酰甲胆碱所致的小鼠支气管收缩取得了明显的支气管扩张效应。迄今,具体机制不清,总结文献报道,可能的机制包括:①扩张支气管、抑制支气管平滑肌的收缩。镁离子为钙离子通道阻滞剂,以各种方式抑制钙离子通过细胞膜,与钙离子竞争结合位点,改变腺苷酸环化酶的活性;抑制胞质内质网中钙离子的释放、激活钠钙泵等,从而降低平滑肌细胞内钙离子的浓度。抑制钙离子与肌球蛋白相互作用,舒张平滑肌细胞,从而发挥支气管扩张效应。此外,镁离子能增加β_2受体受体激动剂与相应受体的亲和力;对β_2受体进行增数调节,增加药物的支气管扩张效应。同时镁离子可通过抑制胆碱能神经终板对胆碱的释放,对抗其导致的支气管平滑肌收缩。②镁离子参与多种酶的反应从而稳定细胞结构。包括稳定T细胞、抑制肥大细胞脱颗粒、降低炎症介质的释放,从而达到抗感染的目的。多形核中性粒细胞在哮喘发病中有重要作用,特别是哮喘的后期反应和哮喘的重度发作,可直接破坏气道上皮层的紧密连接从而引起支气管损害,改变上皮层的通透性。已有研究证实镁离子可降低哮喘病人中性粒细胞的活化作用,降低与之介导的炎症反应。③刺激一氧化氮(NO)及前列环素的合成,可能降低哮喘的严重程度。④对抗缺氧所致毛细血管和小动脉痉挛,降低心脏后负荷,随着肺淤血的减轻间接改善呼吸功能和缺氧。

雾化吸入硫酸镁是否适用于儿童哮喘急性发作,适用于何种分级,单独使用还是联合使用,目前尚无定论。Mahajan P研究轻、中度哮喘急性发作患儿,采用硫酸镁+沙丁胺醇与单用沙丁胺醇比较,前者出现累加效应,起效较对照组快,10分钟内FEV_1有改善,但总体无明显差异。而Meral A等研究哮喘急性发作患儿,并无明确哮喘严重程度分型,单独使用硫酸镁与沙丁胺醇进行治疗,比较FEV_1和PEFR改变,结果硫酸镁组并不能明显改善肺功能或降低住院率。可见硫酸镁联合沙丁胺醇雾化吸入可较快改善儿童轻、中度哮喘急性发作的肺功能,但总体并无显著差异。Blitz M等提出:对于成人非重症哮喘,应用硫酸镁与沙丁胺醇联合雾化吸入可改善肺功能,单独使用则无明显优势,无论联合或单独使用硫酸镁均不能明显降低住院率。但能有效改善成人哮喘严重发作时的肺功能及住院率。推测雾化吸入硫酸镁对儿童哮喘重度发作的疗效可能更明显,但目前并没有相关报道。由于实验数据有限,目前尚无法定论雾化吸入硫酸镁或者联用其他药物是否对儿童哮喘急性发作治疗有效,或者适用于何种级别的哮喘急。Mahajan P等采用在0.5ml(2.5mg)的沙丁胺醇中分别加入2.5ml等渗的硫酸镁(硫酸镁用6.3%的七水硫酸镁或3.18%的无水硫酸镁配制)与2.5ml生理盐水,而 Meral A 等用 2ml 280mmol/L(135mg)的硫酸镁与 2.5ml(2.5mg)的沙丁胺醇雾化吸入进行对照。如前所述,总体并没有改善肺功能。但是高渗硫酸镁雾化对支气管有无扩张或致痉挛作用,目前还有争议。有观点提出,常规使用的雾化吸入药物多为微克级,而硫酸镁雾化吸入有效剂量需要达到毫克级,是前者的 1000 倍,这可能是某些临床观察效果欠佳的原因之一。因此,雾化吸入硫酸镁治疗哮喘的剂量需进一步研究,高浓度的硫酸镁并不产生支气管收缩效应。一项硫酸镁吸入疗法的 Meta 分析主要通过肺功能的改善情况判断雾化吸入硫酸镁对哮喘急性发作患儿的疗效,其结果显示硫酸镁雾化吸入可改善哮喘急性发作患儿肺功能,但单独雾化吸入硫酸镁疗效不如沙丁胺醇,硫酸镁与沙丁胺醇联合雾化吸入相较于单用沙丁胺醇无明显协同作用,并未得出硫酸镁可代替传统治疗或作为传统治疗补充的明确证据。

雾化吸入硫酸镁的主要不良事件有恶心、呕吐、面色潮红、低血压和腱反射减退等。故目前临床上硫酸镁的应用还是以静脉使用为主。

四、典型病例分享及解析

患儿,男性,12 个月。

主诉:发热 1 天,空空样咳 4 小时伴气促。

现病史:患儿于入院前 1 天,无明显诱因下出现发热,体温 39℃左右,来本院门诊就诊,查血常规查血常规 WBC 6.6×10^9/L,RBC 9.7×10^{12}/L,N 63%,Hb 127g/L,PLT 147×10^9/L,CRP 4.4mg/L。予以希刻劳抗感染治疗,4 小时前,患儿出现声音嘶哑,咳嗽有空空声,咳剧时有呕吐,伴气促,仍有发热,即来本院急诊就诊,立即给予博利康尼半支及普米克令舒一支雾化治疗,仍有声音嘶哑,为进一步诊治,拟"喉炎"收治入笔者医院。

既往史:否认肝炎、结核等传染病史。否认手术、外伤史及输血史。否认药物、食物过敏史。常规预防接种史。

个人史:G_2P_2,足月顺产,出生体重 3650g,否认窒息抢救史,生后母乳喂养,及时添加辅食,生长发育同其他正常同龄儿童,否认疫水疫地接触史。父:36 岁,职业:城管,体健;母:34 岁,职业:医务,体健;哥:6 岁,体健。否认家族遗传性病史否认近亲婚配史。

入院体格检查:T:38.2℃ P:140 次 / 分 R:36 次 / 分 W:12kg 神志清楚,查体欠合作,营养良好,发育良好。全身皮肤黏膜未见淤斑、黄染,皮肤弹性好,口唇红润。体表淋巴结未触及肿大。头颅完整无畸形,双眼睑无水肿,结膜无充血、水肿,眼球运动可,双侧瞳孔等大等圆,直径 0.3cm,对光反射正常,眼眶无凹陷,哭时有泪。耳廓无畸形,外耳道无流脓。鼻外形无异常,外鼻道无异常分泌物。咽红,无渗出。颈部无抵抗,气管居中,甲状腺未触及。胸廓无畸形,三凹征阳性,喉部可及喉鸣音,双肺呼吸音粗,未闻及干湿啰音。心前区无异常隆起,心率 140 次 / 分,心尖搏动正常,心律齐,心音有力,各瓣膜听诊区未闻及杂音。全腹平软,未见肠型、蠕动波,脐周压痛,无麦氏点压痛,无肌卫,无反跳痛,未触及包块。肝脾未及肿大,移动性浊音(-),肠鸣音正常。肛门、生殖器未查。脊柱未见异常。双下肢未见水肿。四肢肌力、肌张力正常对称。正常生理反射存在,病理反射未引出。

辅助检查:血常规 WBC 6.6×10^9/L,RBC 9.7×10^{12}/L,N 63%,Hb 127g/L,PLT 147×10^9/L,CRP 4.4mg/L。胸部 X 线片未见异常。

诊断:急性喉炎,Ⅱ度喉梗阻。

诊断标准:需及时进行急性喉炎喉梗阻的准确判断,Ⅰ度喉梗:安静时无呼吸困难、吸气性喉喘鸣及胸廓软组织凹陷。活动或哭闹时有轻度吸气性呼吸困难、稍有吸气性喉喘鸣及胸廓周围软组织凹陷。Ⅱ度喉梗:安静时有轻度吸气性呼吸困难、吸气性喉喘鸣及胸廓周围软组织凹陷,活动时加重,但不影响睡眠和进食,无烦躁不安等缺氧症状。脉搏尚正常。Ⅲ度喉梗:安静时有明显的吸气性呼吸困难,喉喘鸣声较响,吸气性胸廓周围软组织凹陷显著,并出现缺氧症状,如烦躁不安,不易入睡,不愿进食,脉搏加快等。Ⅳ度喉梗:呼吸极度困难。病人坐卧不安,手足乱动,出冷汗,面色苍白或发绀,定向力丧失,心律不齐,脉搏细速,大小便失禁等。Ⅲ度以上喉梗需要及时行气管切开术。

诊断依据:该患儿一天前发热,凌晨突然发病,临床表现为突发声音嘶哑,空空样咳嗽,安静时有吸气性喉鸣和三凹征,伴有发热等症状,无烦躁不安等缺氧症状,喉部闻及喉鸣音。符合急性喉炎诊断及Ⅱ喉梗阻分度标准。

鉴别诊断:需要与气道异物、支气管哮喘急性发作、先天性喉软骨发育不良等相鉴别。

治疗:一般治疗:保持呼吸道通畅,密切观察患儿病情变化、生命体征,给予面罩持续低流量吸氧,心电监护。进一步完善各项检查如血气分析、生化电解质、呼吸道病原学检查、心电图等。

入院后立即再次评估病情,患儿哭声嘶哑,安静时有吸气性喉鸣和三凹征,无烦躁不安等缺氧症状,喉部闻及喉鸣音。符合急性喉炎诊断及Ⅱ喉梗阻分度标准。立即予布地奈德悬液 2mg 采用氧气驱动射流雾化,氧气流量 5L/min。并开放静脉,予甲泼尼龙琥珀酸钠 1~2mg/kg 静脉滴注。密切观察生命体征的变化,及时评估,注意观察声嘶、咳嗽、喘息、喉鸣音、呼吸困难等。根据患儿三凹征、喉鸣、青紫及烦躁等表现正确判断缺氧及喉梗阻的程度,防止窒息,随时做好气管切开的准备,并通知五官科医师。

雾化后半小时 ~1 小时评估,患儿声嘶、咳嗽、吸凹明显好转,精神好,继续予布地奈德悬液 1mg/ 次,一天两次,共三天。

解析:急性喉炎(acute laryngitis,AL)与喉气管支气管炎(acute laryngotracheobronchitis)易引起急性呼吸道梗阻,是儿科、耳鼻喉科常见的急重症。该病起病急骤,进展狭,病情凶险,需要迅速救治,若处理不及时,常需气管切开。严重时可危及患儿生命。急性喉炎、喉气管支气管炎是呼吸道急性弥漫性炎症,病原体多为病毒,但易继发细菌感染。病理改变为喉部黏膜急性水肿,炎性细胞浸润,平滑肌痉挛以及气道内分泌物阻塞。小儿抵抗力差,喉腔狭小、柔嫩,血管、淋巴管丰富,组织疏松,喉软骨发育不完善,故较成年人更容易发生喉梗阻,且常在夜间发作,在常规感染治疗基础上,减轻黏膜水肿和抗感染是治疗的关键。糖皮质激素类药物能够抑制炎症发展,具有抗毒作用,同时能抑制免疫反应,所以能够改善急性喉炎患儿喉头水肿状态,能够有效缓解喉梗阻,改善患儿吸气性呼吸困难。Cochrane 数据分析显示,糖皮质激素可有效减轻急性喉气管支气管炎病人的临床症状。一项地塞米松治疗儿童急性喉气管支气管炎的 Meta 资料分析证实,糖皮质激素可有效作用于住院及门诊病人,使 ICU 转入率由 12% 下降至 3%。Bjornson 等对 8 项相关研究进行了荟萃分析,结果显示肾上腺素雾化吸入治疗 30 分钟后,可显著减轻患儿急性喉气管支气管炎评分,且与安慰剂相比,明显缩短住院时间。

吸入型糖皮质激素具有作用直接、迅速,局部药物浓度高,疗效好,避免或减少全身用药可能产生的不良反应。由于地塞米松需要在肝内进行转化后才能起效,因此起效较慢,且气道上皮细胞中含丰富的11β羟基类固醇脱氢酶，能使地塞米松迅速失活，因此雾化吸入地塞米松的治疗效果并不令人满意。本共识推荐，布地奈德混悬液也可用于急性喉气管支气管炎的临床治疗。布地奈德混悬液是目前唯一可雾化给药的吸入型糖皮质激素，即使给予小剂量的布地奈德，其抗感染效果也较为显著。与地塞米松相比，其非特异性抗感染及抑制变态反应强度是地塞米松的20~30倍。布地奈德混悬液通过氧驱雾化成颗粒，药物颗粒直径合适（3~5mm），有利于大量药物沉积在喉、呼吸道黏膜上，迅速发挥药物作用。布地奈德吸入给药后可在6分钟内溶解于气道黏液层，药粒溶解时间明显快于其他ICS，可以在相对较短时间内接触气道上皮并产生药理作用，大剂量糖皮质激素直接作用于细胞膜上的激素受体，起效迅速。如果吸入激素量不足，则无法充分启动膜受体，发挥作用。因此，只有高剂量激素才可能启动膜受体，快速起效。布地奈德进入气道黏膜细胞后，部分与游离的糖皮质激素受体结合，发挥抗感染作用。多余的布地奈德在酯化作用的帮助下转变成了无活性的布地奈德酯化物，存储在细胞内。当游离的布地奈德浓度下降时，无活性的布地奈德酯化物通过脂解作用转变为有活性的布地奈德，继续与游离的糖皮质激素受体结合发挥抗感染作用。简单来说就是在细胞内建立了一个“蓄水池”。因此，独特的酯化作用使布地奈德在气道局部滞留时间延长，延长局部抗感染作用时间，因此，布地奈德混悬液大大提高呼吸道选择性，且明显延长局部作用时间，从而保证其对喉炎、急性喉气管支气管炎的疗效。我们临床上常常采用布地奈德悬液2mg即刻雾化，往往获得较好疗效，且可减少全身糖皮质激素的使用。雾化后应及时评估，若呼吸困难没有改善或者加重，可再予布地奈德悬液1mg并加肾上腺素0.5mg共同雾化减轻喉头水肿，并及时使用全身激素。若Ⅲ度以上喉梗需要及时行气管切开术。

（周小建　洪建国）

● 参考文献

[1] 洪建国，陈强，陈致敏，等．儿童常见呼吸道疾病雾化吸入治疗专家共识．中国实用儿科杂志，2012，27（4）：265-269.

[2] 中华医学会呼吸病学分会呼吸治疗学组．雾化治疗专家共识（草案）．中华呼吸与结核杂志，2014，37（11）：805-808.

[3] 殷凯生．对“关于布地奈德雾化吸入起效时间的再讨论”的答复．中华呼吸与结核杂志，2015，38（11）：878-879.

[4] 中华医学会儿科学分会呼吸学组，《中华儿科杂志》编辑委员会．儿童支气管哮喘诊断与防治指南（2016年版）．中华儿科杂志，2016，54（3）：167-181.

[5] 王慧，代继宏．雾化吸入硫酸镁治疗儿童哮喘的进展．儿科药学杂志，2012，18（10）：51-54.

[6] 汪东海，陈建川，易静等．雾化吸入硫酸镁对哮喘患儿肺功能影响的系统评价和meta分析．中国循证儿科杂志，2014，9（6）：423-428.

[7] 陈爱欢，陈荣昌，湛洁谊，等．雾化吸入高剂量糖皮质激素对儿童中重度支气管哮喘急性发作的疗效．中华呼吸与结核杂志，2012，35（4）：269-274.

[8] 申昆玲，邓力，李云珠，洪建国，等．支气管舒张剂在儿童呼吸道常见疾病中应用的专家共识．临床儿科杂志，2015，33（4）：373-378.

[9] 申昆玲，邓力，李云珠，等．糖皮质激素雾化吸入疗法在儿科应用的专家共识（2014年修订版）．临

床儿科杂志,2014,32(6):504-511.

[10]《中华儿科杂志》编辑委员会,中华医学会儿科学分会呼吸学组 . 毛细支气管炎诊断、治疗与预防专家共识(2014 年版). 中华儿科杂志,2015,53(3):168-171.

[11] Wu S,Baker C,Lang ME,et al. Nebulized hypertonic saline for bronchiolitis:a randomized clinieal trial. JAMA Pediatr,2014,168(7):657-663.

消 化 系 统

《儿童幽门螺杆菌感染诊治专家共识(2015)》解读

共识摘要：

发展中国家儿童是幽门螺杆菌感染的高危人群，儿童幽门螺杆菌感染在很多方面不同于成人，如感染率、并发症发生率、与年龄相关的诊断方法、药物的耐药率等，因此，成人的研究和共识并不完全适用于儿童。共识对儿童幽门螺杆菌的检测指征、检测方法、治疗适应证和治疗方案等做了详尽的介绍。从事儿科工作的医务人员，应全面了解、正确掌握儿童幽门螺杆菌诊断和治疗，尤其是幽门螺杆菌的个体化治疗，提高首次治疗的根除率，避免耐药菌株的产生。

适用范围：

儿童幽门螺杆菌感染。

原文出处：

中华儿科杂志，2015，53(7)：496-497.

一、共识知识要点

幽门螺杆菌(Helicobacter pylori，Hp)是一种革兰阴性、螺旋状、微需氧菌，其与慢性胃炎、消化性溃疡、胃癌、胃黏膜相关性淋巴样组织(gastric mucosa associated lymphoid tissue lymphoma，MALT)淋巴瘤的发生密切相关，因此，1994 年 WHO 将其列为 I 级致癌原。发展中国家儿童是幽门螺杆菌感染的高危人群，成人的流行病学资料表明：成人幽门螺杆菌感染大多在儿童期获得，一旦感染，很少自然根除，严重者可引起组织恶变[1]。儿童幽门螺杆菌感染在很多方面不同于成人，如感染率、并发症发生率、与年龄相关的诊断方法、药物的耐药率等，儿童幽门螺杆菌感染几乎很少有胃部恶性病变发生。因此，成人的研究和共识并不完全适用于儿童。鉴于此，2014 年中华医学会儿科学分会消化学组及其下设的幽门螺杆菌协作组，在参考国内外儿童、成人 Hp 诊治指南的基础上，结合中国实际情况，经过专家组的多次讨论推敲，制定了《儿童幽门螺杆菌感染诊治专家共识》(下称“共识”)，以期指导和规范中国儿科医生的临床实践。本“专家共识”旨在重点解决三方面问题：哪些患儿需要进行 Hp 检测、如何诊断 Hp 感染以及如何治疗儿童 Hp 感染。

二、共识解读内容

(一) 共识学习要点及针对性解决问题

1. 儿童幽门螺杆菌感染近况 世界胃肠病学组织(WGO-OMGE)报告显示，儿童 Hp 的感染率为 10%~80%，10 岁前超过 50% 的儿童被感染[2]。儿童时期为幽门螺杆菌感染剧增期:以每年 3%~8% 速度递增,至 10 岁约 40%~60% 人受到感染。发展中国家儿童是幽门螺杆菌感染的高危人群。幽门螺杆菌的感染率与居民的经济状况密切相关。国外有关流行病学调查显示,Hp 感染率在欧洲为 7%~33%,南美洲为 48%~78%,亚洲为 37.5%~66%,南非则高达 87%[3]。2009-2011 年在中国 3 个城市无症状儿童中(包括新生儿)调查结果显示 0~18 岁儿童中,Hp 感染率为 6.8%,感染率随年龄明显增加,新生儿至学龄前感染率仅 0.6%,高中期感染率可达 13.5%[4]。2014 年上海闵行区 6~18 岁儿童中的流行病学调查研究显示 Hp 感染率为 32.04%,较 10 年前有所下降(40.93%),大于 16 岁的儿童 Hp 感染率仍较高达 48.53%[5]。

全世界约一半人感染幽门螺杆菌,其中仅少部分人有临床症状。因此目前认为宿主对细菌的反应、暴露的环境和 Hp 的毒理因素共同影响着感染者是否会发展成临床疾病。

2. 幽门螺杆菌感染的危险因素 幽门螺杆菌的传播途径并不十分明确,人是唯一已知的自然宿主。目前国内外学者都认为其主要的传播途径是“口 - 口传播”和“粪 - 口传播”。已知的危险因素包括:家庭成员中有感染者、社会经济状况(人口拥挤、卫生状况差、居住条件拥挤、多人同睡一张床)、缺乏对母亲喂养知识的教育和辅导、不洁净的食用水。

(1) 家庭成员:家庭成员中有 Hp 感染与儿童 Hp 感染有密切关系,76% Hp 感染的儿童中,至少有一名家庭成员感染 Hp[6]。其中母亲被认为是最重要的传染源,70.6% 患儿其母亲 Hp 检测阳性[7]。有研究随访 1066 名健康新生儿至 4 岁,同时随访其兄弟姐妹和父母,结果显示母亲感染 Hp 是儿童时期患儿感染的高危因素。母亲 - 儿童传染可能与母亲负责孩子的日常起居有关[8]。除了母亲,祖母和兄弟姐妹也是重要的传染源,提示亲密接触在其中发挥了重要作用[9,10]。

(2) 社会经济状况:发达国家儿童 Hp 感染率明显低于发展中国家。高收入家庭较中 - 低收入家庭 Hp 感染率低。受过高等教育的人群中 Hp 感染率较低。母亲文化程度越高越能降低小儿 Hp 感染风险,可能因为文化程度越高,母亲的健康意识越强,越能促使小儿更好地养成良好的卫生及饮食习惯[11]。儿童 Hp 感染还与家庭人口数、居住面积等显著相关,低人均居住面积、高家庭人口数使家庭成员接触机会增多,增加了粪 - 口传播或口 - 口传播的可能性[12]。

(3) 个人卫生习惯或生活环境:非洲儿童 Hp 感染率高可能与母亲习惯于先将食物嚼碎后再喂婴儿有关。另外共用餐具、水源受污染及生食受 Hp 污染水浇灌的蔬菜等均是发展中国家儿童感染 Hp 的潜在危险因素。乡村和经济不发达地区儿童 Hp 感染率较高可能与这些地区清洁水源供应缺乏、排泄物和废物处理系统不足等有关。

(4) 其他因素:①宠物与家人亲密接触,尤其是儿童,宠物的呕吐物、粪便更容易被儿童接触到,使其感染风险增加。②喜饮饮料:碳酸饮料是酸性的,会破坏胃黏膜屏障,增加 Hp 感染几率。③口腔中的 Hp 随唾液下行至胃并定植引起胃部 Hp 感染。

3. 儿童幽门螺杆菌感染的检测方法和特点 检测方法包括侵入性和非侵入性两类。侵入性方法依赖胃镜检查及胃黏膜组织活检,包括快速尿素酶试验(rapid urease test,RUT)、胃黏膜组织切片染色和胃黏膜 Hp 培养、核酸检测等。非侵入性检测方法包括尿素呼气试验(urea breath test,UBT)、粪便 Hp 抗原检测(helicobacter pylori stool antigen,HpSA,or stool antigen test,SAT)和血清 Hp 抗体检测等。除了血清抗体检查,其他检查均需停质子泵抑制剂(proton pump inhibitor,PPI)2 周、抗生素和铋剂 4 周。临床常用的 H.pylori 诊断技术的敏感性与特异性见表 15。

表 15 常用幽门螺杆菌检测方法的敏感性及特异性[13]

检测项目	敏感性(%)	特异性(%)
现症感染的诊断方法		
快速尿素酶试验	75~100	84~100
组织学检查(Warthin-Starry 银染或改良 Giemsa 染色)	66~100	94~100
细菌培养	55~96	100
尿素呼气试验	75~100	77.5~100
粪便抗原检测	96.6~98	94.7~100
曾经感染的诊断方法		
血清 Hp 抗体	50~100	70~98

(1) 快速尿素酶试验:操作简便、费用低、省时,但检测结果易受试剂 pH、取材部位、组织大小、细菌量及分布、观察时间、环境温度和胃炎严重程度等因素影响,故存在结果假阴性的情况。同时取 2 块组织进行检测(胃窦和胃体各 1 块)可以提高检测敏感性。

(2) 组织学检测:检测 Hp 的同时,可对胃黏膜病变进行诊断(HE 染色),是唯一能确诊 Hp 感染同时判断其损伤程度的方法,但 Hp 在胃内呈灶性分布,其检出率易受取材部位及大小、细菌数量及一些疾病,如消化道出血、胃黏膜萎缩等的影响;病理医生的经验也影响 Hp 的检出率;胃镜前使用抗生素或 PPI 可使 Hp 由典型的螺旋状转变为球形,从而影响其在显微镜下的检出。

(3) Hp 培养:是诊断 Hp 现症感染的"金标准",培养可进行药敏试验和细菌学研究。但复杂、耗时,需一定实验室条件,标本转送培养需专门的转送液并保持低温,常规开展该检查的临床实验室相对较少。

(4) 尿素呼气试验:可反映全胃 Hp 感染状况,不会出现因细菌灶性分布而造成的假阴性结果。^{13}C 尿素呼气试验无放射性,适用于儿童,可用于诊断 Hp 现症感染,还可用于治疗后的复查。Meta 分析结果显示:年龄 >6 岁的儿童的 ^{13}C-UBT 的敏感度为 96.6%,特异度为 97.7%;年龄≤6 岁的儿童 ^{13}C-UBT 敏感度为 95%,特异度 93.5%,结果提示 ^{13}C-UBT 对于 6 岁以上儿童 Hp 感染有很好的临床价值[14]。胃内存在其他产尿素酶的微生物可导致结果假阳性,胃内 Hp 呈球形可致结果假阴性。

(5) 粪便抗原检测:SAT 是建立在单克隆或多克隆抗体基础上的检验幽门螺杆菌粪便抗原(helicobacter pylori stool antigen,HpSA)的一种方法。检查时不需要口服任何试剂,是唯一一项诊断准确性不受患儿年龄影响的无创性检测方法。该方法的准确性可与尿素呼气试验相当[15]。有研究提示 Hp 治疗后细菌负荷量降低,可导致检测结果假阴性[16]。最新的 Meta 分析显示单克隆抗体检测方法其敏感性和特异性不受治疗因素的影响,可用于 Hp 治疗前诊断和治疗后复查[17]。

(6) 血清抗体检测:血清 Hp 抗体主要是对血清中存在的 Hp 特异性 IgM、IgA 和 IgG

抗体进行检测，其敏感性和特异性具有明显的年龄依赖性，幼儿的抗体平均水平明显低于大龄儿童和成人。血清学 Hp-IgA 抗体检测仅能发现 20%~50% 受感染的儿童，不建议在临床检测中单独使用[18]。血清 Hp 抗体阳性不能用于诊断现症感染，多用于流行病学调查[13]。血清 Hp 抗体阳性不能作为患儿抗 Hp 治疗的指标，必须结合临床和胃镜等进一步检查的结果综合考虑。Hp-IgG 在 Hp 根除后能持续阳性数月甚至数年，因此也不能用于治疗后复查。

（7）分子生物学检测：可用于检测粪便或胃黏膜组织等标本，其中聚合酶链反应试验（polymerase chain reaction，PCR）应用较为广泛，此外通过检测 Hp 23rRNA 基因突变位点，可明确有无克拉霉素耐药。常见的克拉霉素耐药的突变位点包括 A2143G、A2142G、A2142C 和 A2144G。PCR 方法主要用做分子生物学及分子流行病学研究，尤其适用于菌株的 DNA 分型、耐药基因突变的检测，通过检测克拉耐药基因突变位点还可指导临床治疗和评估治疗效果。研究显示 A2143G 突变菌株较 A2142G 和 A2142C 根除率低[19]。通过收取粪便 PCR 检测克拉霉素是否耐药，这种方法较常规胃黏膜培养方便、快速、可重复性好、不受细菌负荷量的影响[20]。目前已有商业化的试剂盒取粪便标本 real-time PCR 检测克拉霉素有无耐药，其特异性达 100%，敏感性稍低（63%[21]，89.2%[22]，83.3%[23]），敏感性低可能与粪便解冻过程中 DNA 破坏、儿童胃肠排空时间短有关。在没有条件行胃黏膜培养的情况下，可尝试这种非侵入性方法进行药敏检测。

4. 儿童幽门螺杆菌感染的检测指征 ①消化性溃疡；②胃黏膜相关淋巴组织淋巴瘤（gastric mucosa associated lymphoid tissue lymphoma，MALT 淋巴瘤）；③慢性胃炎；④一级亲属中有胃癌的患儿；⑤不明原因的难治性缺铁性贫血；⑥计划长期服用非甾体消炎药（non steroid anti-inflammatory drug，NSAID）（包括低剂量阿司匹林）；⑦不建议常规检测：目前尚无足够的证据显示 Hp 感染与中耳炎、牙周疾病、食物过敏、特发性血小板减少性紫癜和生长发育迟缓有关[24]。

5. 儿童幽门螺杆菌感染的诊断标准 符合下述四项之一者可判断为 Hp 现症感染：①细菌培养阳性；②组织病理学检查和尿素酶试验均阳性；③若组织病理学检查和尿素酶试验结果不一致，需进一步行非侵入性检测，如尿素呼气试验或粪便抗原检测；④消化性溃疡出血时，病理组织学或快速尿素酶试验中任一项阳性[24]。成人只要 1 项检测方法阳性即可诊断 Hp 感染。儿童胃癌的发生率较低，另外涉及抗生素使用问题，儿童 Hp 的诊断标准较成人更为严格。

6. 幽门螺杆菌感染根除治疗的适应证 消化性溃疡、胃 MALT 淋巴瘤必须根治，以下情况可考虑根治：①慢性胃炎；②胃癌家族史；③不明原因的难治性缺铁性贫血；④计划长期服用非甾体消炎药（包括低剂量阿司匹林）；⑤监护人、年长儿强烈要求治疗[24]。

7. 幽门螺杆菌感染的根除治疗 根除 Hp 的常用药：①抗生素：阿莫西林 50mg/（kg·d），分 2 次（最大剂量 1g，bid）；甲硝唑 20mg/（kg·d），分 2 次（最大剂量 0.5g，bid）；替硝唑 20mg/（kg·d），分 2 次；克拉霉素 15~20mg/（kg·d），分 2 次（最大剂量 0.5，bid）；②铋剂：胶体次枸橼酸铋剂（>6 岁），6~8mg/（kg·d），分 2 次（餐前口服）；③抗酸分泌药：质子泵抑制剂：奥美拉唑，0.6~1.0mg/（kg·d），分 2 次（餐前口服）。

根除 Hp 的治疗方案：①一线方案（首选方案）：适用于克拉霉素耐药率较低（<20%）地区方案是，PPI+ 克拉霉素 + 阿莫西林，疗程 10 天或 14 天；若青霉素过敏，则换用甲硝唑或

替硝唑。克拉霉素耐药率较高(>20%)的地区,含铋剂的三联疗法(阿莫西林+甲硝唑+胶体次枸橼酸铋剂)、含铋剂的四联疗法(PPI+阿莫西林+甲硝唑+胶体次枸橼酸铋剂)以及序贯疗法(前5天PPI+阿莫西林,后5天PPI+克拉霉素+甲硝唑)可作为一线疗法。②二线方案:用于一线方案失败者,PPI+阿莫西林+甲硝唑(或替硝唑)+胶体次枸橼酸铋剂或伴同疗法(PPI+克拉霉素+阿莫西林+甲硝唑),疗程10天或14天。

8. 根除幽门螺杆菌的疗效判断 应在根除治疗结束后至少4周后进行,即使患儿症状消失也建议复查,首选尿素呼气试验。符合下述三项之一者可判断为Hp根除:①尿素呼气试验阴性;②粪便抗原检测阴性;③基于胃窦、胃体两个部位取材的快速尿素酶试验均阴性。

(二)共识针对疾病的诊疗进展/药物治疗进展

1. "检测和治疗(test and treat)"策略 "检测和治疗"策略是指对于病人先用非侵入性方法检测Hp,如阳性即行根除治疗。这一策略的益处是可以减少消化不良处理中的内镜检测、降低医疗费用。国外的成人指南指出,该策略适用于Hp感染率大于20%地区的消化不良病人[15]。但该方案存在漏诊上消化道肿瘤的风险,可能适合于国外胃镜检查预约周期长、胃镜检查费用高,而上消化道肿瘤发生率低的特点。但单凭呼气试验或大便抗原检查尚不足以说明患儿的消化道症状是由Hp感染引起的。国内外的儿童专家共识还是非常强调胃镜在诊断Hp相关性胃肠疾病中的价值,除了检测Hp,还可以同时对胃黏膜病变进行评估。如果胃镜组织病理学检查和黏膜快速尿素酶试验结果不一致,需进一步行非侵入性检测。临床检测的目的是寻找潜在的病因,而不是单纯检测Hp存在与否。这一策略不能为患儿的疾病提供信息,因此不支持对儿童实施该策略。

2. 幽门螺杆菌的治疗现状 1996年起国际指南建议将标准三联疗法(PPI+克拉霉素+阿莫西林或PPI+克拉霉素+甲硝唑)作为一线治疗方案[25]。2000年儿童指南将PPI联合两种抗生素作为一线治疗方案[26,27]。随着克拉霉素耐药率的上升,耐药菌株的出现,标准三联疗法Hp根除率逐年下降,在发展中国家和发达国家儿童中平均根除率为65%和80%[28]。因此,近年来出现一些新的治疗方案,如:

(1)序贯疗法:①标准序贯疗法(standard sequential therapy):PPI+阿莫西林共5天,PPI+克拉霉素+甲硝唑共5天。2011年欧洲儿童多中心研究显示序贯疗法10天,幽门螺杆菌根除率仅80%,对于敏感株其根除率为86%,克拉霉素耐药株根除率为74%,甲硝唑耐药株根除率74%,双重耐药株根除率仅29%[29]。近年来Meta研究纳入857名3~18岁患儿,序贯疗法和三联疗法的幽门螺杆菌根除率分别为78%和71%,序贯疗法优于7天标准三联疗法(RR:1.17,95% CI:1.07~1.28),并不显著优于10天或14天标准三联疗法[30]。结果提示疗程影响治疗效果,序贯疗法未明显较少治疗相关的不良反应,也没能减轻患儿的临床症状,两组间的依从性相似。国内儿童中一项多中心前瞻性随机对照研究纳入360名患儿,粪便抗原检测评估幽门螺杆菌感染状态,结果显示10天序贯疗法的根除率(81.4%)显著优于7天、10天标准三联疗法(ITT:81.4%,61.9%,67.7%,$P<0.05$;PP:89.7%,70.8%,77.8%,$P<0.05$),三组间不良反应的发生无显著差异[31]。② 14天序贯疗法:中国台湾成人中的研究显示如果将序贯疗法的疗程延长至14天,幽门螺杆菌根除率可达90.7%,显著高于14天标准疗法(幽门螺杆菌根除率为82.3%),且两者不良反应的发生率无统计学差异[32]。在克拉霉素耐药率为25.7%的土耳其地区,儿童14天的序

贯疗法和14天的标准三联疗法幽门螺杆菌的根除率分别为93.7%和46.4%，二者有显著差异[33]。

（2）含有铋剂的治疗方案：欧洲儿童中的研究显示作为一线治疗含有铋剂的三联疗法（阿莫西林+甲硝唑+胶体次枸橼酸铋剂）较标准三联疗法更有效（根除率分别为77%，64%），而且价格便宜[34]。伊朗的研究显示儿童中关于含有铋剂的四联疗法（PPI+阿莫西林+甲硝唑+胶体铋）和标准三联治疗14天，根除率分别为91.9%和82.1%[35]。韩国的研究显示标准三联治疗14天幽门螺杆菌根除率为67.7%，铋剂四联治疗7天幽门螺杆菌根除率为83.9%，两者有显著差异[36]。关于铋剂治疗效果分析的研究较少，而且由于样本量、用药剂量、用药疗程不同，这些研究结果并不一致[37]。铋剂最常见的不良反应是黑便。铋剂存在神经毒性并可少量被人体吸收，不宜长期服用以免导致铋剂相关性脑病。

（3）不含铋剂的四联疗法（即伴同疗法，concomitant therapy）：PPI+阿莫西林+克拉霉素+甲硝唑。伴同疗法需同时服用3种抗菌药物，可能增加抗生素的不良反应，如果治疗失败后续抗菌药物的选择余地减小。因此，除非铋剂使用有禁忌，一般不推荐首选伴同疗法。

（4）杂合疗法（序贯伴同疗法，hybrid therapy）：PPI+阿莫西林前7天，PPI+阿莫西林+克拉霉素+甲硝唑后7天。杂合疗法也需要服用3种抗生素，一旦治疗失败可供选择的药物有限，其是否适合于我国儿童还需要进一步的研究。

3. 幽门螺杆菌的治疗疗程 关于儿童抗幽门螺杆菌治疗的疗程，亚太共识指出标准三联方案疗程从7天延长至14天，提高疗效作用有限[38]。但Maastricht-Ⅳ共识指出从7天延长至10天或14天，根除率可提高5%[15]。标准三联疗法合用铋剂疗程7天与14天的对比研究表明，2周根除率较1周高约14%；对克拉霉素敏感菌株两者根除率差异很小，但对克拉霉素耐药菌株，两者根除率有显著差异[39]。此结果提示铋剂四联疗法延长疗程可提高疗效，从而克服了克拉霉素高耐药率地区应用克拉霉素的问题。国际幽门螺杆菌研究的权威专家发表评述肯定了这一研究结果的意义[40]。儿童中的研究结果各不一致，Oderda等提示延长治疗时间并无益处[41]，系统分析提示延长治疗时间可提高根除率[28]。因此国内"儿童幽门螺杆菌感染诊治专家共识"建议儿童抗幽门螺杆菌治疗的疗程为10天或14天，同时需考虑费用、患儿依从性和药物的不良反应等因素[24]。

4. 幽门螺杆菌的微生态治疗 国内外成人幽门螺杆菌共识和Meta分析均指出联合应用微生态制剂可辅助治疗幽门螺杆菌感染，减少幽门螺杆菌根除过程中的不良反应，提高病人的依从性[15,42~44]。益生菌制剂抗Hp的作用机制：与Hp竞争结合位点；减轻和抑制Hp所致的炎症反应及调节免疫反应；产生抑制Hp的物质；减少细菌定植。益生菌必须能耐受胃酸、胆汁的作用才能在胃内定植。目前符合这样条件的细菌主要是乳酸杆菌、双歧杆菌、酵母菌等。抗生素对于微生态制剂中的活菌有杀灭作用，两者一般不宜同时使用。可选用不受抗生素影响的微生态制剂或尽可能将两类药物的服用时间间隔延长些。

Zhang等[45]研究纳入194名Hp感染患儿，分为研究组（三联治疗+布拉酵母菌共102名）和对照组（三联治疗，共92名），结果显示研究组腹泻发生率11.76%，持续时间3.17±1.08天，对照组腹泻发生率28.26%，持续时间4.05±1.11天，两组Hp根除率分别为71.4%和61.9%。布拉酵母菌可明显减少腹泻的发生，减轻腹泻的症状和持续时间，由于提高病人的依从性,Hp 根除率可提高 10%。Meta 研究纳入 25 项 RCT 研究共 3769 名成人和儿童,评估单一菌株益生菌对常见 Hp 治疗方案的影响(其中标准三联疗法占 89%),结果显示布拉酵母菌(CNCM,I-745)可显著提高 Hp 根除率和减少治疗相关不良反应。布拉酵母菌和鼠李糖乳杆菌可显著减少 Hp 治疗中抗生素相关性腹泻的发生[46]。同样也有 Meta 研究纳入 19 项 RCT 研究共 2730 名成人和儿童,评估多种菌株对常见 Hp 治疗方案的影响(其中标准三联疗法占 75%)。其中多种菌株包括嗜酸乳杆菌和动物双歧杆菌混合物,嗜乳酸杆菌、鼠李糖乳杆菌、植物乳杆菌、罗伊乳杆菌、唾液乳杆菌、芽胞杆菌、婴儿双歧杆菌、长双歧杆菌 8 种益生菌混合物可显著提高 Hp 根除率,预防不良反应的发生,减少抗生素相关性腹泻[47]。对于如何选择菌株目前仍没有一致的意见,需要更多的研究为临床提供更多的循证证据。选择单个菌种还是多个菌种没有共识,一般认为多菌种可能有更好的疗效[48]。另外对于益生菌使用的时机上有不同的报道,是在根除方案前还是在根除方案同时或之后仍没有一致的意见。

5. 中西医结合治疗 随着三联疗法对 Hp 感染的根除率的下降,我国中医药研究者开始着力研究中医方向上的治疗。中医认为幽门螺杆菌感染属于胃脘痛、腹痛等范畴,可通过健脾和胃、理气止痛等辨证论治的方法治疗,且已有许多文献中的临床验证或实验研究证实多种中药及方剂对 Hp 有抑制作用——既可直接抑菌,又能通过整体机体阴阳平衡来增强机体免疫力、减轻症状、减少复发。在第 28 次全国中医儿科学术大会上,赵久龄等[49]报道了他们的相关实验——以自拟中药处方“健脾开胃饮”(选用紫苏梗、厚朴、枳壳、木香、黄连、陈皮等组分)与三联疗法合用治疗 20 名儿童,其临床综合疗效优于单用传统三联疗法的对照组。中药治疗还具有副作用少、耐药率低、儿童依从性好等优点,与西医结合使用是值得应用的有效的抗 Hp 治疗方法。

(三)如何应用本共识指导临床

Hp 根除治疗失败的患儿应采用“个体化治疗”,分析其失败原因和提出处理方法。具体建议如下:

(1)了解患儿以前治疗时用药的依从性,判断治疗失败的原因。

(2)有条件者根据药敏试验结果选择有效抗生素,无条件者用分子检测方法(如原位免疫荧光杂交)检测克拉霉素的耐药性[15]。

(3)无条件行药敏试验,再次治疗时应尽量避免重复使用初次治疗时的抗生素或加用铋剂,对青霉素过敏的患儿可供选择的药物有限,能否选用氟喹诺酮类等药物,需根据儿童的年龄来考虑使用。

(4)延长治疗时间或加大药物剂量(建议不超过药物说明书用量)。研究显示对于甲硝唑和克拉霉素耐药的菌株,提高儿童埃索美拉唑、阿莫西林和甲硝唑剂量,其根除率可达 66%,而成人中常规三联治疗的根除率仅 33%[50]。

(5)抑酸剂在根除治疗中起重要作用,但 PPI 代谢的 CYP_2C_{19} 基因多态性会影响根除效果。CYP_2C_{19} 表型可以分为快代谢型(EM)、中间代谢型(IM)和慢代谢型(PM)。Settin 等对 100 名 Hp 相关性胃炎患儿行 CYP_2C_{19} 表型检测,所用患儿 Hp 治疗 2 周(兰索拉唑 + 阿莫西林 + 克拉霉素)。其中 EM 检出率 65%,IM 检出率 26%,PM 检出率 9%,三组 Hp 根除率分别为 69.2%、84.6%、77.8%,IM 和 PM 总根除率达 82.9%[51]。另外 CYP_2C_{19} 对不同类型 PPI 的影响不一,可选择作用稳定、疗效高、受 CYP_2C_{19} 基因多态性影响较小的 PPI,如埃索美拉唑,可提高根除率。埃索美拉唑为奥美拉唑的S异构体，在同等剂量情况下，其抑制胃壁细胞分泌胃酸的能力较第1代PPI更强，起效更快，持续时间也更长，且不良反应并未增加。有研究采用埃索美拉唑，联合阿莫西林、克拉霉素（或甲硝唑）三联7天方案治疗儿童Hp感染，结果显示其根除率>90%，除胃肠道反应外，未见其他不良反应[52]。

（6）对多次治疗失败者，可考虑停药3月或半年，使细菌恢复一定的负荷量，以便提高下一次治疗时Hp的根除率。

（7）根除治疗失败，但症状缓解者，可暂缓再次根除治疗。

（四）共识中合理用药解析

我们希望首次治疗Hp感染的根除率可以达90%，初始根除率高可减少抗生素耐药和耐药菌株的产生。但研究显示目前欧洲儿童Hp感染的根除率仅为65.6%[24]，原因与抗生素耐药有关，最主要是克拉霉素耐药，而阿莫西林、呋喃唑酮和铋剂很少产生耐药。国内陈洁教授等2004年的研究提示克拉霉素、阿莫西林、甲硝唑的耐药率分别为18%、9%和31.82%[53]。2011年北京儿童中的研究显示克拉霉素、阿莫西林、甲硝唑的耐药率分别为84.9%、0、61.6%[54]。2014年上海儿童中的研究提示克拉霉素、阿莫西林、甲硝唑的耐药率分别为34.9%、6.2%和49.2%[55]。韩国一项研究汇总2002~2010年10个国家有关儿童Hp耐药率的调查，结果显示克拉霉素、阿莫西林、甲硝唑的耐药率分别为13.9%~84.9%、0~59%和7.4%~95%[56]。目前国内儿童中缺乏多中心的耐药率的研究，随着Hp多重耐药菌株增多，需要对治疗方案做出新的评价，应尽可能在治疗前行抗生素药敏试验。由于不同地区药物的耐药率不同，不同的地区应选择不同的治疗方案。研究显示根据药敏试验结果进行治疗，根除率可达93%[52]。进行地区耐药率监测，有助于了解人群中感染Hp耐药率变迁并指导Hp根治方案，有助于提高首次治疗的根除率，避免耐药菌株的产生。比利时一项长达12年的研究显示，首次治疗失败的87名患儿中有39名产生继发性耐药，提示继发性耐药在儿童中很常见，对首次治疗失败的患儿尽可能在二次治疗前行胃黏膜培养[57]。

三、常见临床问题解析

最新的京都共识中指出12岁以上的儿童和成人Hp感染需要治疗，但这个策略的实施需考虑当地Hp的感染率和与年龄相关的胃癌的发生率[58]。我国是Hp感染的高发地区，但在Hp慢性感染的人群中，仅10%~20%出现临床症状，其余尽管长期感染却无疾病表现。对无症状或症状轻微的儿童，并不主张为了预防成人期Hp相关并发症而进行根除治疗。扩大根除治疗的范围，会给患儿带来不必要的痛苦，增加耐药的几率和经济负担，因此儿童幽门螺杆菌感染的治疗指征较成人局限。各级临床医生应该根据适应证进行Hp检测，不应任意扩大检测对象。

呼气试验或大便抗原检查阳性可诊断Hp感染，但是单凭这些检查尚不足以说明患儿的消化道症状是Hp感染引起的。目前国内大多数基层医院还未开展儿童内镜检查，对于有诊断需要的患儿，可先行非侵入性的尿素呼气试验，阳性者建议进一步到儿童专科医院进行胃镜等进一步检查，以决定是否行Hp根除治疗。

除了抗生素的耐药性、抑酸剂的代谢，病人的依从性也影响治疗的效果。治疗方案完成<80%的病人容易治疗失败，产生继发细菌耐药[59]。成人研究提示阿莫西林的给药次数

也影响 Hp 的治疗效果，阿莫西林每日 3 次或 4 次口服效果优于 2 次给药，3 次或 4 次给药两者效果无差异[60]。Hp 定植密度影响三联治疗，但不影响四联治疗的效果[16]。其他因素如疾病的类型、BMI 等也影响治疗的效果。

四、典型病例分享及解析

患儿，男性，10 岁，因“腹痛 2 周加重 3 天伴黑便头晕”就诊。2 周前患儿无明显诱因下出现阵发性腹痛，位于脐周和中上腹，进食后明显，为隐痛，持续 5~10 分钟自行缓解。无呕吐，无发热，无腹泻，无黑便。近 3 天患儿腹痛加重呈持续性，伴头晕乏力，大便 1 天 1 次柏油样便，遂来院就诊，查血常规示 WBC 6.98×10^9/L，Hb 68.2g/L，PLT 313×10^9/L，N 51.9%，大便常规隐血阳性。急诊行胃镜检查示十二指肠球部溃疡（A1 期），胃窦炎（结节型），Hp：胃窦（+++），胃体（+++）。门诊拟“上消化道出血，十二指肠球部溃疡，胃窦炎结节型，幽门螺杆菌感染，中度贫血”收住入院。发病以来患儿纳呆，体重无明显减轻。发病前无非甾体类消炎药等特殊药物使用史，既往无类似发作。患儿为 G_1P_1，孕 38 周顺产。出生体重 3050g。否认孕期感染或服药史，否认围产期窒息缺氧病史。其父有胃溃疡史，Hp 感染。

体格检查：体温 36.5°C，脉搏 100 次 / 分，呼吸 20 次 / 分，BP 90/60mmHg，神志清，面色苍白，反应一般，心音有力，HR 100 次 / 分，律齐，两肺呼吸音清，未及啰音。腹软，中上腹压痛，麦氏点阴性，肝脾肋下未及，无嵌疝，双下肢无出血点，四肢暖。

实验室检查：血常规：WBC 6.98×10^9/L，Hb 68.2g/L，PLT 313×10^9/L，N 51.9%；大便常规：未见红白细胞，隐血阳性；胃镜（图 15）：胃窦黏膜呈结节样改变，十二指肠球部大弯侧见一约 0.5cm × 0.8cm 的溃疡，底凹陷表面白苔覆盖，周围黏膜充血水肿伴出血和霜斑样溃疡，进入降部未见异常。提示：十二指肠球部溃疡（A1 期），胃窦炎（结节型），Hp：胃窦（+++），胃体（+++）。

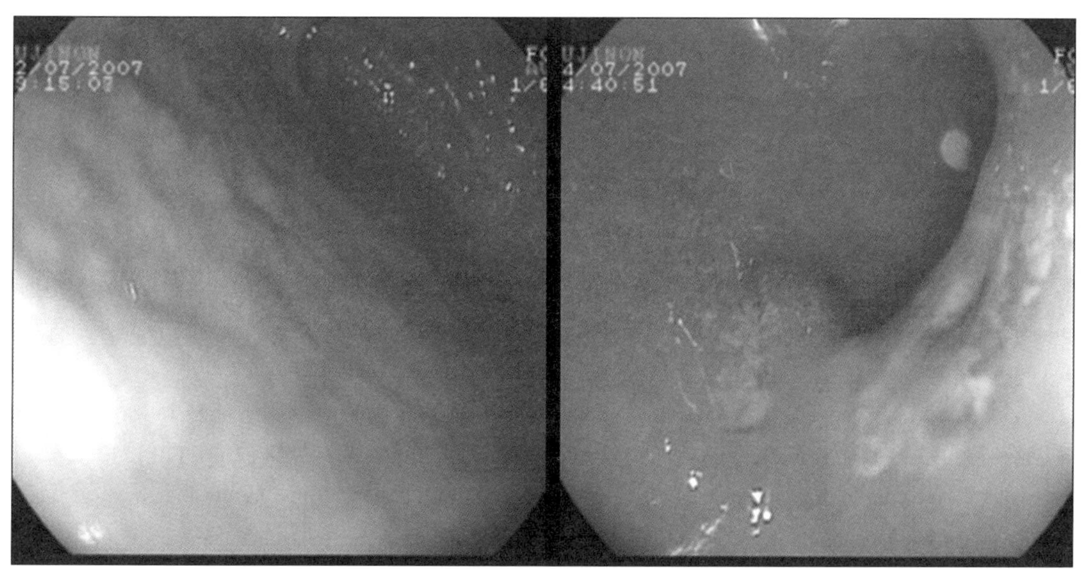

图 15　十二指肠球部溃疡胃镜表现

初步诊断：上消化道出血，十二指肠球部溃疡，胃窦炎结节型，幽门螺杆菌感染，中度贫血。

治疗经过：给予禁食，洛赛克、阿莫西林、克拉霉素根除 Hp，输血补液支持治疗。消化道出血停止后逐步开放饮食。患儿腹部不适缓解，大便转黄，复查大便隐血阴性，血 Hb 92g/L，予以出院。出院后用药：洛赛克、阿莫西林、克拉霉素。1 周后消化专科门诊随访。

解析：在该疾病的诊断过程中应掌握消化道出血的诊断与鉴别诊断。诊断消化道出血前应先排除鼻出血和呼吸道疾病所致的咯血。一般呕血黑便多考虑上消化道出血，如食管胃底静脉曲张、胃十二指肠球部溃疡等；鲜血便一般考虑下消化道出血，如肠息肉、肠血管瘤、肠重复畸形、炎症性肠病、肛裂等。此外还需考虑全身性疾病导致的消化道出血，如出凝血障碍性疾病（血小板减少性紫癜、血友病、再生障碍性贫血、白血病等）、感染性疾病（败血症、伤寒等）、血管性疾病（过敏性紫癜）等。

幽门螺杆菌是儿童消化性溃疡的重要病因。消化性溃疡出血时，胃镜病理组织学或快速尿素酶试验中任一项阳性，即可诊断幽门螺杆菌感染。消化性溃疡急性出血时，其他方法可能存在假阴性时，可用血清学检测协助诊断。血清 Hp 抗体检测不受 Hp 负荷量的影响，因此在下述情况下：如 MALT 淋巴瘤、严重萎缩性胃炎、胃癌、近期使用抗生素和质子泵抑制剂（PPI），其他方法可能存在假阴性时，也可用血清学检测协助诊断。

（黄　瑛　周　颖）

● 参考文献

[1] Rowland M, Daly L, Vaughan M, et al. Age-specific incidence of *Helicobacter pylori*. Gastroenterology, 2006, 130(1): 65-72.

[2] Hunt R. H., Xiao S. D., Megraud F., et al. 世界胃肠病学组织全球指南——发展中国家幽门螺杆菌感染. 胃肠病学, 2011, 07: 423-428.

[3] Ford AC, Axon AT. Epidemiology of *Helicobacter pylori* infection and public health implications. Helicobacter, 2010, 15(1): 1-6.

[4] DING Z, Zhao S, Gong S, et al. Prevalence and risk factors of *Helicobacter pylori* infection in asymptomatic chinese children: a prosepective, corss-sectional, population-based study. Aliment PharmacotTher, 2015, 42(8): 1019-1026.

[5] 黄洁，周颖，黄瑛，等. 2014 年上海市闵行区 7~18 岁在校学生幽门螺杆菌感染率调查. 中华儿科杂志, 2016, 54(7): 496-499.

[6] Konno M, Yokota S, Suga T, et al. Predominance of mother-to-child transmission of *Helicobacter pylori* infection detected by random amplified polymorphic DNA fingerprinting analysis in Janpanese families. Pediatr Infect Dis J, 2008, 27(11): 999-1003.

[7] Yücel O, Sayan A, Yildiz M. The factors associated with asymptomatic carriage of *Helicobacter pylori* in children and their mothers living in three socio-economic settings. Jpn J Infect Dis, 2009, 62(2): 120-124.

[8] Weyermann M, Rothenbacher D, Brenner H, et al. Acquisition of *Helicobacter pylori* infection in early childhood: independent contributions of infected mothers, fathers, and siblings. Am J Gastroenterol, 2009, 104(1): 182-189.

[9] Kivi M, Johansson AL, Reilly M, et al. *Helicobacter pylori* status in family members as risk factors for

infection in children. Epidemiol Infect, 2005, 133(4): 645-652.

[10] Urita Y, Watanabe T, Kawagoe N, et al. Role of infected grandmothers in transmission of *Helicobacter pylori* to children in a Japanese rural town. J Paediatr Child Health, 2013, 49(5): 394-398.

[11] Mana F, Vandebosch S, MiendjeDeyi V, et al. Prevalence of and risk factors for *H. pylori* infection in healthy children and young adults in Belgium anno 2010/2011. Acta Gastroenterol Belg, 2013, 76(4): 381-385.

[12] Bastos J, Peleteiro B, Pinto H, et al. Prevalence, incidence and risk factors for *Helicobacter pylori* infection in a cohort of Portuguese adolescents(Epiteen). Dig Liver Dis, 2013, 45(4): 290-295.

[13] Guarner J, Kalach N, Elitsur Y, et al. *Helicobacter pylori* diagnostic tests in children: review of the literature from 1999 to 2009. Eur J Pediatr, 2010, 169(1): 15-25.

[14] Leal YA, Flores LL, Fuentes-Panana EM, et al. 13C-urea breath test for the diagnosis of *Helicobacter pylori* infection in children: a systematic review and meta-analysis. Helicobacter, 2011, 16(4): 327-337.

[15] Malfertheiner P, Megraud F, O' Morain CA, et al. Management of *Helicobacter pylori* infection-the Maastricht Ⅳ/Florence Consensus Report. Gut, 2012, 61(5): 646-664.

[16] Onallk, Gokcan H, Benzer E, et al. What is the impact of *Helicobacter pylori* density on the success of eradication therapy: a clinico-histopathological study. Clin Res HepatolGastroenterol, 2013, 37(6): 642-646.

[17] Zhou X, Su J, Xu G, et al. Accuracy of stool antigen test for the diagnosis of *Helicobacter pylori* infection in children: A meta-analysis. Clin Res HepatolGastroenterol, 2014, 38(5): 629-638.

[18] Koletzko S, Jones NL, Goodman KJ, et al. Evidence-based guidelines from ESPGHAN and NASPGHAN for *Helicobacter pylori* infection in children. J PediatrGastroenterolNutr, 2011, 53(2): 230-243.

[19] Francavilla R, Lionetti E, Castellaneta S, et al. Clarithromycin-resistant genotypes and eradication of *Helicobacter pylori*. J Pediatr, 2010, 157(2): 228-232.

[20] Xiong LJ, Tong Y, Wang Z, et al. Detection of clarithromycin-resistant *Helicobacter pylori* by stool PCR in children: a comprehensive review of literature. Helicobacter, 2013, 18(2): 89-101.

[21] Lottspeich C, Schwarzer A, Panthel K, et al. Evaluation of the novel *Helicobacter pylori* ClariRes real-time PCR assay for detection and clarithromycin susceptibility testing of *H. pylori* in stool specimens from symptomatic children. J Clin Microbiol, 2007, 45(6): 1718-1722.

[22] Vecsei A, Innerhofer A, Binder C, et al. Stool polymerase chain reaction for *Helicobacter pylori* detection and clarithromycin susceptibility testing in children. Clin Gastroenterol Hepatol, 2010, 8(3): 309-312.

[23] Scaletsky IC, Aranda KR, Garcia GT, et al. Application of real-time PCR stool assay for *Helicobacter pylori* detection and clarithromycin susceptibility testing in brazilian children. Helicobacter, 2011, 16(4): 311-315.

[24] 中华医学会儿科学分会消化学组,《中华儿科杂志》编辑委员会. 儿童幽门螺杆菌感染诊治专家共识. 中华儿科杂志, 2015, 53(7): 496-498.

[25] Current European concepts in the management of *Helicobacter pylori* infection. The Maastricht Consensus Report. European Helicobacter Pylori Study Group. Gut, 1997, 41(1): 8-13.

[26] Drumm B, Koletzko S, Oderda G, et al. *Helicobacter pylori* infection in children: a consensus statement. European Paediatric Task Force on Helicobacter pylori. J Pediatr Gastroenterol Nutr, 2000, 30(2): 207-213.

[27] Gold BD, Colletti RB, Abbott M, et al. *Helicobacter pylori* infection in children: recommendations for

diagnosis and treatment. J Pediatr Gastroenterol Nutr, 2000, 31(5): 490-497.

[28] Khurana R, Fischbach L, Chiba N, et al. Meta-analysis: *Helicobacter pylori* eradication treatment efficacy in children. Aliment Pharmacol Ther, 2007, 25(5): 523-536.

[29] Schwarzer A, Bontems P, Urruzuno P, ESPGHAN working group on *Helicobacter pylori*. Sequential therapy as first line treatment in children with new diagnosed symptomatic Helicobacter pylori infection. Helicobacter, 2011, 16(Suppl 1): 85.

[30] Horvath A, Dziechciarz P, Szajewska H. Meta-analysis: sequential therapy for *Helicobacter pylori* eradication in children. Aliment Pharmacol Ther, 2012, 36(6): 534-541.

[31] Huang J, Zhou L, Geng L, et al. Randomised controlled trial: sequential vs. standard triple therapy for *Helicobacter pylori* infection in Chinese children-a multicentre, open-labelled study. Aliment Pharmacol Ther, 2013, 38(10): 1230-1235.

[32] Liou JM, Chen CC, Chen MJ, et al. Sequential versus thriple therapy for the first-line treatment of *Helicobacter pylori*: a multicentre, open-label, randomised trial. Lancet, 2013, 381(9862): 205-213.

[33] Erdur B, Ozturk Y, Gurbuz ED, et al. Comparison of sequential and standard therapy for *Helicobacter pylori* eradiation in children and investigation of clarithromycin resistance. J Pediatr Gastroenterol Nutr, 2012, 55(5): 530-533.

[34] Oderda G, Shcherbakov P, Bontems P, et al. Results from the pediatric European register for treatment of *Helicobacter pylori* (PERTH). Helicobacter, 2007, 12(2): 150-156.

[35] Dehghani SM, Ergaee A, Imanieh MH, et al. Efficacy of the standard quadruple therapy versus triple therapies containing proton pump inhibitor plus amoxicillin and clarithromycin or amoxicillin-clavulanic acid and metronidazole for *Helicobacter pylori* eradication in children. Dig Dis Sci, 2009, 54(8): 1720-1724.

[36] Hong J, Yang HR. Efficacy of proton pump inhibitor-based triple therapy and bismuth-based quadruple therapy for *Helicobacter pylori* eradication in Korean children. Pediatr Gastroenterol Hepatol Nutr, 2012, 15(4): 237-242.

[37] Pacifico L, Osborn JF, Anania C, et al. Review article: bismuth-based therapy for *Helicobacter pylori* eradication in children. Aliment Pharmacol Ther, 2012, 35(9): 1010-1026.

[38] Fock KM, Katelaris P, Sugano K, et al. Second Asia-Pacific Consensus Guidelines for *Helicobacter pylori* infection. J Gastroenterol Hepatol, 2009, 24(10): 1587-1600.

[39] Sun Q, Liang X, Zheng Q, et al. High efficacy of 14-day triple therapy-based, bismuth-containing quadruple therapy for initial *Helicobacter pylori* eradication. Helicobacter, 2010, 15(3): 233-238.

[40] Malfertheiner P. Infection: Bismuth improves PPI-based triple therapy for *H. pylogi* eradication. Nat Rev Gastroenterol Hepatol, 2010, 7(10): 538-539.

[41] Oderda G, Rapa A, Bona G. A systematic review of *Helicobacter pylori* eradication treatment schedules in children. Aliment Pharmacol Ther, 2000, 14(3): 59-66.

[42] 中华医学会消化病学分会. 中国慢性胃炎共识意见. 胃肠病学, 2013, 18(1): 24-29.

[43] Wang ZH, Gao QY, Fang JY. Meta-analysis of the efficacy and safety of lactobacillus-containing and bifidobacterium-containing probiotic compound preparation in *Helicobacter pylori* eradication therapy. J Clin Gastroenterol, 2013, 47(1): 25-32.

[44] Li S, Huang XL, Sui JZ, et al. Meta-analysis of randomized controlled trials on the efficacy of probiotics

in *Helibobacter pylori* eradication therapy in children. Eur J Pediatr, 2014, 173(2): 153-161.

[45] Bin Z, Ya-Zheng X, Zhao-Hui D, et al. The efficacy of Saccharomyces boulardii CNCM I-745 in addition to standard Helicobacter pylori eradication treatment in children. Pediatr Gastroenterol Hepatol Nutr, 2015, 18(1): 17-22.

[46] Lynne V McFarland, Peter M, Ying H, et al. Meta-analysis of single strain probiotics for the eradication of *Helicobacter pylori* and prevention of adverse events. World J Meta-Anal, 2015, 3(2): 97-117.

[47] McFarland LV, Huang Y, Wang L, et al. Systematic review and meta-analysis: multi-strain probiotics as adjunct therapy for *Helicobacter pylori* eradication and prevention of adverse events. United European Gastroenterol J, 2016, Aug, 4(4): 546-561.

[48] Chapman CM, Gibson GR, Rowland I. Health benefits of probiotics: are mixtures more effective than single strains? . Eur J Nutr, 2011, 50(1): 1-17.

[49] 赵久龄,王玉水,袁静,等. 中药干预治疗儿童幽门螺杆菌感染的临床研究:第 28 次全国中医儿科学术大会暨 2011 年名老中医治疗(儿科)疑难病临床经验高级专修班,中国浙江宁波,2011.

[50] Schwarzer A, Urruzuno P, Iwanczak B, et al. New effective treatment regimen for children infected with a double-resistant *Helicobacter pylori* strain. J Pediatr Gastroenterol Nutr, 2011, 52(4): 424-428.

[51] Settin A, Abdalla AF, AI-Hussaini AS, et al. Cure rate of *Helicobacter pylori* infection in Egyptian children related to CYP2C19 gene polymorphism. Indian J Gastroenterol, 2014, 33(4): 330-335.

[52] Arenz T, Antos D, Russmann H, et al. Esomeprazole-based 1-week triple therapy directed by susceptibility testing for eradication of *Helicobacter pylori* infection in children. J Pediatr Gastroenterol Nutr. 2006, 43(2): 180-184.

[53] 陈洁,陈飞波,余金丹,等. 幽门螺杆菌对克拉霉素、阿莫西林、甲硝唑体外耐药性和敏感性的初步分析. 中华儿科杂志,2004,42(10):769-771.

[54] Liu G, Xu X, He L, et al. Primary antibiotic resistance of *Helicobacter pylori* isolated from Beijing children. Helicobacter, 2011, 16(5): 356-362.

[55] 王玉环,黄瑛,王传清,等. 儿童结节性胃炎幽门螺杆菌耐药性分析. 临床儿科杂志,2014,32(10):903-906.

[56] Seo JH, Woo HO, Youn HS, et al. Antibiotics resistance of *Helicobacter pylori* and treatment modalities in children with *H. pylori* infection. Korean J Pediatr, 2014, 57(2): 67-71.

[57] Bontems P, Devaster JM, Corvaglia L, et al. Twelve years observation of primary and secondary antibiotic-resistant *Helicobacter pylori* strains in children. Pediatr Infect Dis J, 2001, 20(11): 1033-1038.

[58] Sugano K, Tack J, Kuipers E, et al. Kyoto global consensus report on *Helicobacter pylori* gastritis. Gut, 2015, 64(9): 1353-1367.

[59] Vakil N, Vaira D. Treatment for *H. pylori* infection: new challenges with antimicrobial resistance. J Clin Gastroenterol, 2013, 47(5): 383-388.

[60] Furuta T, Sugimoto M, Yamade M, et al. Effect of dosing schemes of amoxicillin on eradication rates of *Helicobacter pylori* with amoxicillin-based triple therapy. J Clin Pharmacol, 2014, 54(3): 258-266.

《中国儿童功能性消化不良诊断和治疗共识》（2012年）解读

共识摘要：

功能性消化不良已经成为儿科消化门诊常见的就诊原因，但许多儿科临床医生对功能性消化不良缺乏足够的认识，因而不能及时做出正确诊断与治疗，延缓患儿身心康复，影响学习与生活质量。共识对儿童功能性消化不良的定义、病因、诊断、治疗等做了详尽的介绍。从事儿科工作的医务人员，应全面了解、正确掌握儿童功能性消化不良的诊疗流程。

适用范围：

从事儿科临床、保健、教学及研究的医务人员。

原文出处：

中国儿科杂志，2012，6（50）：423-424.

一、共识知识要点

功能性消化不良（funcfiolml dyspepsia，FD）已经成为儿科消化门诊常见的就诊原因。由于许多儿科临床医生对FD缺乏足够的认识，因而不能及时做出正确诊断与治疗，延缓患儿身心康复，影响学习与生活质量。因此，中华医学会儿科学分会消化学组根据我国儿童消化不良病人的实际情况，结合中国成人FD共识以及功能性胃肠病罗马Ⅲ标准，于2012年提出了中国儿童FD的共识意见，并发表于《中华儿科杂志》。该指南提供了最新的、较为详实的中国儿童功能性消化不良的临床诊断和治疗指导。我们也参考了2016年功能性胃肠病罗马Ⅳ标准[1]，对儿童功能性消化不良的定义、病因、诊断、治疗等内容进行介绍，尤其重点强调儿童功能性胃肠病的诊疗流程，以指导临床对儿童功能性消化不良进行及时正确的治疗。

二、共识解读内容

（一）共识学习要点及针对性解决问题

1. 儿童功能性消化不良的定义和病因 功能性消化不良是一组以反复发作的餐后饱胀、早饱、厌食、嗳气、恶心、呕吐、上腹痛、上腹烧灼感或反酸为主要表现而经各项检查排除器质性、系统性或代谢性疾病的一组常见临床症候群。罗马Ⅲ标准对FD的诊断更加明确及细化：指经排除器质性疾病，反复发生的上腹痛、烧灼感、餐后饱胀或早饱达半年以上，且近 2 个月有症状。

共识认为 FD 的发病机制尚不清楚,目前研究认为是多因素综合作用的结果,如胃肠运动功能障碍、内脏高敏感性、胃酸分泌异常、幽门螺杆菌(*H.pylori*,HP)感染、精神心理因素、胃十二指肠炎症等。

2. 儿童功能性消化不良的诊断

(1) 对消化不良症状的评估:临床症状包括上腹痛、腹胀、早饱、嗳气、厌食、烧心、反酸、恶心和呕吐。症状可反复发作,也可在相当一段时间内无症状;可以某一症状为主,也可多个症状叠加。部分病人同时伴有焦虑、抑郁、注意力不集中等精神症状。不少病人有饮食、精神等诱发因素,但多数难以明确引起或加重病情的诱因。症状的评估为是否进行相关检查以及后续治疗的选择提供重要依据。

对于有消化不良症状的儿童,首先应详细询问病史,包括饮食、心理和社会因素,了解症状的程度与出现频率,与进餐、排便的关系,仔细全面的体格检查并观察生长曲线。应注意识别报警征象(表 16)。对有报警征象者及时行相关检查以排除器质性疾病。

表 16 与儿童 / 青少年非周期性腹痛相关的功能性胃肠病的报警症状、体征和特征

持续右上腹或右下腹痛	生长曲线减缓
关节炎	消化道出血
夜间痛醒	青春期延迟
直肠周围肛门病变	夜间腹泻
吞咽困难	无法解释的发热
非主动控制的体重减轻	炎性肠病、乳糜泻或消化性溃疡家族史
持续呕吐	

(2) 辅助检查:功能性消化不良没有特异性的诊断方法。实验室检查主要用于排除可能存在的器质性疾病及评估功能异常的严重程度以指导治疗。

对初诊的消化不良患儿应在采集病史与体检基础上有针对性选择辅助检查:①血常规;②粪便隐血试验;③上消化道内彩胃肠钡餐检查;④肝胆胰腺 B 超;⑤肝肾功能;⑥空腹血糖;⑦甲状腺功能;⑧胸部 X 线检查。其中① ~ ④为第一线检查,⑤ ~ ⑧为可选择性检查。多数根据第一线检查即可基本确定 FD 的诊断。对经验治疗或常规治疗无效的 FD 患儿可行幽门螺杆菌(HP)等检查。

对症状严重或常规治疗效果不佳的 FD 患儿,可进行胃电图、胃排空、胃肠道压力检测等胃肠功能性检查,对其胃动力及感知功能进行评估,指导调整治疗方案。

由于具有消化不良症状的儿童的器质性疾病的低检出率,目前国际上提倡经验治疗,尽快缓解临床症状,而不是更多、更详细的检查。2~4 周的经验治疗也是鉴别诊断的手段之一。

(3) 儿童 FD 诊断标准:共识参照罗马Ⅲ儿童及青少年 FD 诊断标准提出我国儿童 FD 的诊断标准,有消化不良症状至少 2 个月,每周至少出现 1 次,并符合以下 3 项条件:①持续或反复发作的上腹部(脐上)疼痛或不适、早饱、嗳气、恶心、呕吐、反酸;②症状在排便后不能缓解,或症状发作与排便频率或粪便性状的改变无关(即除外肠易激综合征);③无炎症性、解剖学、代谢性或肿瘤性疾病的证据可以解释患儿的症状。为便于指导临床用药，参考罗马Ⅲ成人 FD 的诊断标准，对于主诉表达清楚的年长儿童（≥4 岁），可以根据主要症状的不同将 FD 分为餐后不适综合征（表现为餐后饱胀或早饱）和上腹痛综合征（表现为上腹痛或烧灼感）两个亚型。

2016 年罗马Ⅳ标准更新了儿童 FD 的诊断标准：有消化不良症状至少 2 个月，每月至少 4 天，出现 1 项或 1 项以上下列症状：①餐后饱胀；②早饱；③与排便无关的上腹痛或胃灼热。并经适当的评估，无其他疾病的证据可以解释患儿的症状。明确了儿童 FD 可根据主要症状分为以下两个亚型：①餐后不适综合征包括餐后饱胀或早饱症状影响正常进餐，支持该诊断的表现有上腹胀、餐后恶心或过多嗳气。②上腹痛综合征包括以下表现：影响正常活动的上腹痛或烧心感；疼痛不放射至或不在腹部其他区域 / 胸部出现；排便或排气后不缓解。支持该诊断的表现有：①疼痛可为烧灼样，但不向胸骨后传导；②疼痛常因进餐诱发或缓解，但也可发生在空腹状态。

（二）共识针对疾病的诊疗进展 / 药物治疗进展

共识认为 FD 的发病机制尚不清楚，目前研究认为是多因素综合作用的结果，其中胃肠运动功能障碍、内脏高敏感性、精神心理因素具有大量的高级别证据。所以，对于临床表现各不相同的 FD 患儿，依据其可能存在的发病机制进行整体治疗，选择个体化方案，旨在迅速缓解症状，提高生活质量。

1. 一般治疗 帮助患儿的家长认识、理解病情，指导其改善患儿生活方式，调整饮食结构和习惯，去除与症状相关的可能发病因素，提高缓解症状的能力。饮食睡眠规律，建立良好的用餐环境，按时就餐，不暴饮暴食；应该避免加重症状的食物（如生冷、含咖啡因、辛辣、脂肪过多的食物）和非甾体类抗感染药。对表现上腹痛综合征的患儿应停止或减少酸性食物摄入，餐后不适综合征患儿进食易消化的饮食可减轻症状。饮食调节应根据患儿个体情况而定，以患儿进食后无不适症状为度，不宜过分强调对进食种类的限制，避免影响患儿的生长发育。

2. 药物治疗 根据患儿的临床表现及其与进餐的关系，可选用促动力药、抗酸药和抑酸药，一般疗程 2~4 周。具体选药原则详见儿童 FD 的诊治流程（图 10）。治疗无效者可适当延长疗程，并可进一步检查，明确诊断后再进行治疗。有 Hp 感染者，需行 Hp 的根除治疗。

3. 精神心理调整 FD 发病的心理因素已越来越受到重视。学校、家庭、社会的因素在患儿的发病有一定的作用。共识要求医生应该具备足够的同情心、耐心。给予一定的行为治疗、认知治疗或心理干预，可以配合使用一些安慰剂，大部分症状会随着时间的推移而改善。而对抑酸和促动力治疗无效、且伴有明显精神心理障碍的病人，可以请心理科医生协助诊治，适当给予抗焦虑、抗抑郁药，低剂量的三环类抗抑郁治疗药物如阿米替林和丙米嗪被认为可用于改善症状。

（三）如何应用共识指导临床

本共识制定了儿童功能性消化不良的诊疗流程，以指导规范、高效的临床诊断与治疗（图 16）。

（四）共识中合理用药解析

1. 对患儿表现早饱，腹胀、厌食等症状可以考虑用胃肠动力药 目前儿科常用促进胃排空的药物主要有：

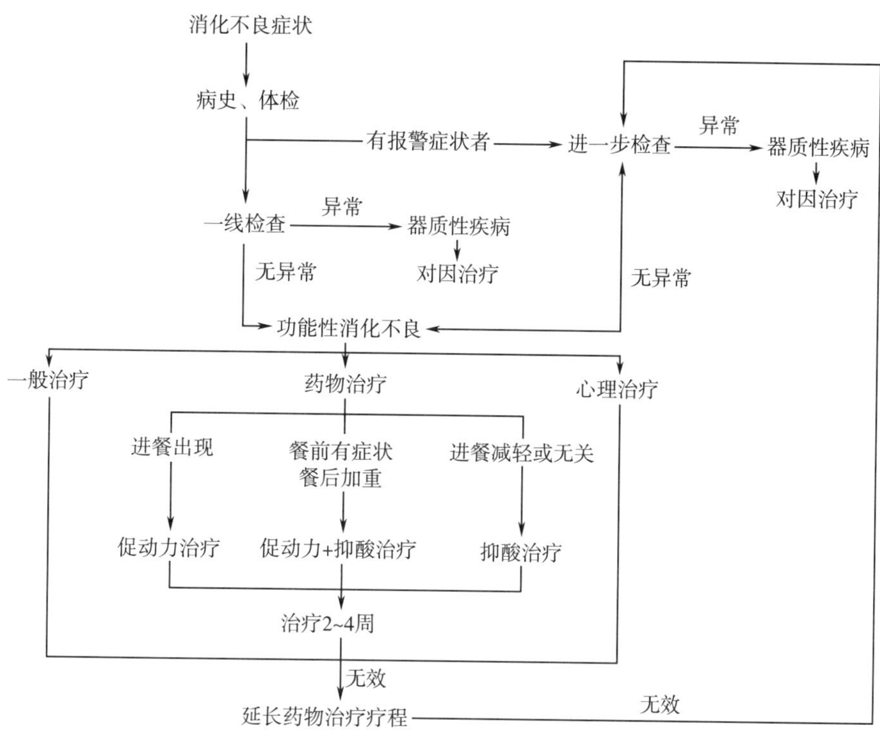

图16 儿童功能性消化不良诊治流程

(1) 甲氧氯普胺:具有较强中枢止吐作用,可增强胃动力。但因其可导致椎体外系反应,故不宜用于婴幼儿和长期大剂量使用。用法:0.2mg/kg,3次/日,进餐前15~30分钟服用。

(2) 多潘立酮:是选择性外周多巴胺 D_2 受体拮抗剂,不透过血-脑脊液屏障,无椎体外系不良反应,能增加胃窦和十二指肠动力,促进胃排空,明显改善FD患儿餐后饱胀、早饱等症状。但长期使用可引起血泌乳素升高,个别病人出现乳房胀痛或泌乳现象。锥体外系疾病主要发生于新生儿及婴儿。用法:每次0.25mg/kg(根据体重制定用药剂量,不超推荐的单次最高剂量及每日最高剂量,3次/日,进餐前15~30分钟服用。

(3) 5羟色胺4($5\text{-}HT_4$)受体激动剂:枸橼酸莫沙必利,可明显改善FD病人早饱、腹胀、嗳气等症状,是新的消化道促动力药。但对5-HT受体激动剂的心血管不良反应应引起重视,用药期间应注意监测心电图变化。用法:0.2mg/kg,3次/日,进餐前15~30分钟服用。

(4) 红霉素:具有胃动素样作用,静脉给药可促进胃排空,主要用于胃轻瘫,不作为FD的首选促动力药。

2. 对表现上腹痛或脐周痛,泛酸,胃灼热为主的患儿,建议首选抗酸及抑酸药 儿童目前常用的药物有:

(1) 抗酸药:儿科临床上常用的有铝碳酸镁、复方氢氧化铝、碳酸钙口服混悬液等,口服后可以快速缓解症状。其中碳酸钙口服混悬液是儿童专用剂型;铝碳酸镁除抗酸以外还能吸附胆汁,伴有胆汁反流的病人可以选用。

(2) 抑酸药:包括 H_2 受体拮抗剂(H_2RA),如西米替丁、雷尼替丁、法莫替丁等,以及质子泵抑制剂(PPI),如奥美拉唑等。这类药对于缓解饥饿痛、反酸、胃灼热等症状有较明显的作用。西米替丁用法为每日20~40mg/kg,2次/日;法莫替丁用法每日0.6~1mg/kg,2次/日;

雷尼替丁用法每日 5~7mg/kg，2 次 / 日；奥美拉唑每日 0.6~1.0mg/kg，1 次 / 日，需要注意的是目前国内部分药物缺乏儿童剂型，用药时注意适应证和不良反应，及时与家属沟通说明。

3. 是否根除 Hp 感染 虽然 Hp 与 FD 的发病和症状间的关系尚不确定，但临床上对于伴 Hp 感染的 FD 患儿仍建议进行根除 Hp 的治疗。有研究表明对于 Hp 阳性的 FD 病人，根除 Hp 可使部分病人症状得到长期改善，比单一使用奥美拉唑疗效好。根据中华医学会儿科消化病分会推荐的根除 Hp 治疗方案，可选用 PPI+ 两种抗生素或铋剂 + 两种抗生素的三联疗法。

三、常见临床问题解析

功能性消化不良是基于症状的诊断体系，如果病史和体格检查可做出 FD 的诊断。然而，对初诊病人，尤其是有明显的功能障碍和生活质量下降的病人，为了更有力地进行鉴别诊断、安抚病人及其家人、使医生更确信诊断，可根据临床症状和体征针对性选择有鉴别诊断意义的实验室检查。对于常规治疗效果不佳的病人，必要的医学检查也可以指导调整治疗方案。

目前内镜检查在儿童胃肠疾病的诊断中应用已较普及，其诊断价值高，也相对安全，可直接发现消化道溃疡、慢性胃炎、食管炎、食管裂孔疝等器质性疾病。是评价消化不良的最佳选择，因此建议为一线检查。无条件行内镜检查的可行胃肠钡餐检查。对拒绝检查的患儿及家属应耐心解释、争取配合。对经验治疗或常规治疗无效的 FD 病人可行 Hp 检查。对于出现报警征象的患儿，需进一步检查肝肾功能、空腹血糖、甲状腺功能、胸部 X 线等检查排除器质性疾病以明确诊断。

对症状严重或常规治疗效果不佳的 FD 病人，可进行胃电图、胃排空、胃肠道压力检测等功能性检查，对其胃动力及感知功能进行评估，指导调整治疗方案。

在 FD 的诊断中要注意与胃食管反流、肠易激综合征等疾病的鉴别。胃食管反流可有胃灼热、反酸、厌食等消化道不良症状，但胃镜下有不同程度的食管炎症改变，24 小时食管 pH 检测有酸反应，而 FD 患儿无这些异常表现。肠易激综合征也是一种功能性胃肠病，其与 FD 的主要区别在其症状常伴有排便习惯改变和大便性状异常。

四、典型病例分享及解析

患儿，男性，7 岁；因“早饱及餐后饱胀半年”于 2016 年 1 月 16 日来院就诊。

现病史：病人半年前上小学后，出现早饱、餐后饱胀，食量较前减少近一半，伴有嗳气、反酸，平均每周出现 2~3 次，进食量略多时可伴发恶心，呕吐胃内容物，有时含宿食，非喷射性，无咖啡渣物，无发热、无腹痛、无便秘、无腹泻，排成形便 1~2 天一次。外院就诊，予不规则应用吗丁啉、培菲康等，症状无明显改善。近日临近考试，症状加重，几乎每天有上述症状，为求进一步诊治，来笔者医院门诊。起病以来，体重减轻 2kg。

既往史：既往体健。

个人史：G_1P_1，足月顺产，无产后窒息抢救史。按时疫苗接种。

家族史：父亲有幽门螺杆菌相关性胃炎。否认家族性遗传性疾病。

体格检查：体温 36.8℃，体重 25kg，呼吸 28 次 / 分，轻度营养不良，精神反应可，双肺呼吸音清，无啰音，心率 96 次 / 分，律齐，心音中等，腹平软，剑突下轻压痛，无反跳痛，未及包块,肠鸣音活跃。神经系统检查无异常。

辅助检查:血常规:白细胞 7.8×10^9/L,中性粒细胞百分比 56%,血小板 180×10^9/L,血红蛋白 122g/L,嗜酸细胞 2.5%,大便常规:WBC(-),RBC(-),OB(-)。肝胆胰脾 B 超未见异常。上消化道内镜检查见胃窦黏膜粗糙,余未见明显异常;胃窦黏膜病理:黏膜慢性炎,Hp 阴性。

诊断:功能性消化不良,餐后不适综合征。

治疗:①基础治疗:生活和饮食调整:指导改善患儿生活方式,调整饮食结构和习惯,去除与症状相关的可能发病因素。饮食睡眠规律,建立良好的用餐环境,按时就餐,不暴饮暴食;进食易消化的食物;避免摄入生冷及其他刺激性饮食、减少酸性食物摄入等。②口服用药:给予促动力药吗丁啉糖浆 7.5ml,tid(餐前 15~30 分钟),和抑酸药奥美拉唑 20mg,qd(早餐前),治疗 2~4 周。③精神心理调整:耐心向家长讲解该疾病的发病机制、可能诱因和转归,使其对 FD 有正确的认识,并能积极配合治疗,引导患儿克服紧张、焦虑等心理因素,建议家长适当减轻其学业压力。

解析:此患儿出现消化不良症状半年余,以餐后不适为主要表现,血常规、大便常规及上腹部 B 超未见异常,上消化道内镜检查示慢性浅表性胃炎,Hp 阴性。上述一线检查未发现器质性病变,功能性消化不良诊断明确。

按照儿童 FD 诊疗流程,该患儿属于餐前有症状,餐后加重,故予促动力和抑酸治疗 2~4 周。另外,该患儿入学后出现症状,考试前期症状加重,考虑精神心理因素为其发病的主要诱发及加重因素,要注重心理疏导,适当减轻学业压力。

(余　熠　许春娣)

参考文献

[1] Jeffrey S. Hyams, Carlo Di Lorenzo, Miguel Saps, et al. Childhood functional gastrointestinal disorders: child/adolescent. Gastroenterology. 2016;150:1456-1468.

《儿童腹泻病诊断治疗原则的专家共识》(2009年)解读

共识摘要：

腹泻病是儿童患病和死亡的主要原因，也是营养不良的重要原因。由于儿童特殊的生理结构，腹泻病程中更易发生脱水和血气电解质紊乱。在腹泻的治疗中，尚存在不合理应用抗生素和过多使用静脉补液等问题。共识对儿童腹泻病的定义、病因、治疗、营养和预防等做了详尽的介绍。从事儿科工作的医务人员，应全面了解、正确掌握儿童腹泻病的治疗，尤其是液体疗法。

适用范围：

儿童腹泻病。

原文出处：

中华儿科杂志，2009，47(8)：634-636.[1]

一、共识知识要点

WHO于1978年制订全球性腹泻病控制规划，1980年正式实施，1991年推出第1版《腹泻病诊断治疗指南》。这些规划和指南的实施，尤其是口服补液盐的应用，对于减少腹泻儿童的死亡已取得良好的效果，到2005年，全球5岁以下儿童因急性腹泻年死亡人数已从1979年的450万降至160万。1992年我国卫生部制订并发布了《中国腹泻病诊断治疗方案》，该方案在全国的实施对提高我国腹泻病的诊治水平和降低腹泻病的死亡率起到了重要作用。WHO和UNICEF在2005年联合发表了新修订的腹泻管理推荐指南，该指南得到美国国际开发署和全世界许多专家的协助支持。新指南中仍强调口服补液重要性，推荐使用新ORS（“低渗”ORS）配方取代以前的ORS配方，并且强调所有患儿在腹泻发生时应及早补充锌。中华医学会儿科分会消化和感染学组的专家们在此基础上完成了《儿童腹泻病诊断治疗原则的专家共识(2009年版)》，该共识提供了更新的、较为详实的中国儿童腹泻病的临床诊断和治疗指导。我们也参考了2014年欧洲儿童胃肠、肝病和营养学会(ESPGHAN)、欧洲儿童传染病学会(ESPID)制定的欧洲儿童急性胃肠炎(AGE)循证指南，对儿童腹泻病的定义、病因、诊断、治疗、营养和预防等内容进行介绍，尤其重点强调液体疗法和补锌原则，以指导临床对儿童腹泻病进行及时正确的治疗。

二、共识解读内容

(一) 共识学习要点及针对性解决问题

1. 儿童腹泻病的定义和病因 腹泻病是一组多病原、多因素引起以大便次数增多和大便性状改变(呈稀水便、糊状便、黏液脓血便)为特点的一组消化道综合征。

腹泻病病因复杂,分为感染性和非感染性因素。

(1) 感染性因素:①病毒:是我国目前婴幼儿腹泻的主要病因,主要病原为轮状病毒、肠道腺病毒、诺如病毒和星状病毒,其他有肠道病毒(包括柯萨奇病毒、埃可病毒)和冠状病毒等。②细菌:主要包括:a. 致腹泻大肠埃希菌:根据引起腹泻的大肠埃希菌毒力基因、致病性、致病机制和临床症状分为肠致病性大肠埃希菌、肠产毒性大肠埃希菌、肠侵袭性大肠埃希菌、肠出血性大肠埃希菌和肠集聚性大肠埃希菌;b. 志贺菌;c. 沙门菌;d. 空肠弯曲菌;e. 伤寒杆菌。③真菌:致腹泻的真菌有念珠菌、曲菌、毛霉菌等。④寄生虫:临床已少见,病因可以为蓝氏贾第鞭毛虫、阿米巴原虫和隐孢子虫等。

(2) 非感染因素:①食饵性腹泻:多为人工喂养儿,常因喂养不定时,饮食量不当,突然改变食物品种,或过早喂给大量淀粉或脂肪类食品引起。②症状性腹泻:如患中耳炎、上呼吸道感染、肺炎、肾盂肾炎、皮肤感染或急性传染病时,可由于发热或病原体的毒素作用而并发腹泻。③过敏性腹泻:如对牛奶或大豆(豆浆)过敏引起的腹泻。④其他:原发性或继发性双糖酶缺乏,活力降低(主要为乳糖酶),肠道对糖的消化吸收不良,使乳糖积滞引起腹泻。气候突然变化、腹部受凉肠蠕动增加;天气过热消化液分泌减少等都可能诱发消化功能紊乱致腹泻。

2. 儿童腹泻病的诊断 根据家长和看护者对患儿大便性状改变(呈稀水便、糊状便、黏液脓血便)和大便次数比平时增多的主诉可做出腹泻病诊断。根据病程分为急性腹泻病:病程≤2周;迁延性腹泻病:病程为2周~2个月;慢性腹泻病:病程>2个月。同时要进行有无脱水和电解质紊乱的评估,脱水评估的3个最佳体征是毛细血管再充盈时间延长、皮肤弹性异常及呼吸方式异常[1],具体见表17。急性胃肠炎患儿一般不需要常规进行病原学检查,但患慢性疾病(如肿瘤、炎症性肠病等)、病情极严重或病情迁延不愈需特殊治疗者应考虑行微生物学检查[1]。对慢性迁延性腹泻病要重点评估营养状况。

表17 脱水程度的分度与评估

	轻度脱水	中度脱水	重度脱水
丢失体液	占体重5%	占体重5%~10%	占体重10%以上
精神状态	稍差	萎靡或不安	极度萎靡,重症病容
皮肤弹性	尚可	差	消失(捏起皮肤回复≥2秒)
唇舌黏膜	稍干燥	干燥	干燥
前囟眼窝	稍有凹陷	凹陷	明显凹陷
尿量	稍少	明显减少	极少甚至无尿
四肢	暖	稍凉	厥冷
脉搏	正常	快	快而弱
血压	正常	正常或下降	降低、休克

（二）共识针对疾病的诊疗进展 / 药物治疗进展

近年来，腹泻病治疗取得两项重要的成果：①强调尽早应用“低渗”ORS。WHO 和联合国儿童基金会 2006 年 3 月 23 日宣布了一种 ORS 的新配方，新 ORS 的组成为氯化钠 2.6g，无水葡萄糖 13.5g，氯化钾 1.5g，二水柠檬酸钠 2.9g，共 20.5g，加入 1000ml 水。新 ORS 渗透压由旧配方的 311mOsm/L 降至 245mOsm/L，可使溶液迅速吸收，减少静脉输液的必要性。②补充锌有利于缩短腹泻病程、减轻病情并预防未来 2~3 个月内的腹泻复发，尤其在发展中国家锌缺乏地区。急性腹泻病患儿能进食后即予以补锌治疗，大于 6 个月的患儿，每天补充含元素锌 20mg，小于 6 个月的患儿，每天补充含元素锌 10mg，共 10~14 天。

（三）如何应用共识指导临床

脱水和血气电解质紊乱是腹泻病常见并发症，严重者可导致死亡。液体疗法是腹泻病治疗的重点和难点。

1. 脱水的预防与治疗

（1）口服补液：①预防脱水，从患儿腹泻开始，就给口服足够的液体以预防脱水。母乳喂养儿应继续母乳喂养，并且增加喂养的频次及延长单次喂养的时间；混合喂养的婴儿，应在母乳喂养基础上给予 ORS 或其他清洁饮用水；人工喂养儿选择 ORS 或食物基础的补液如汤汁、米汤水和酸乳饮品或清洁饮用水。建议在每次稀便后补充一定量的液体（<6 个月者，50ml；6 个月 ~2 岁者，100ml；2~10 岁者，150ml；10 岁以上的患儿能喝多少给多少）直到腹泻停止。②轻至中度脱水：口服补液及时纠正脱水，应用 ORS，用量（m1）= 体重（kg）×（50~75）。4 小时内服完；评估患儿脱水程度。

（2）鼻饲管补液：口服补液不能实施时用鼻饲点滴方法进行补液，建议在静脉补液前进行。通常在 3~6 小时内给予 40~50ml/kg 的 ORS 液，如患儿反复呕吐或腹胀，应放慢鼻饲点滴速度，总量不超过 120ml/kg。每 1~2 小时评估 1 次病人脱水情况。

（3）静脉补液

指征：①休克；②脱水伴意识改变或严重酸中毒；③通过口服或肠内补液，脱水无改善或加重，并持续呕吐；④严重腹胀和肠梗阻。

重度脱水：静脉输液：首先以 20ml/kg（等渗晶体溶液 0.9% 氯化钠或乳酸林格液），于 30~60 分钟内静脉推注或快速滴注以迅速增加血容量，改善循环和肾脏功能；如果首次补液后血压没有得到改善，可给予第 2 次（甚至第 3 次）20ml/kg 等渗晶体溶液，输注时间 >10~15 分钟，同时应该考虑导致休克的其他原因。各种学会推荐快速静脉补液：0.9% 氯化钠，约 20ml/（kg·h），用 2~4 小时，接着口服补液治疗，若仍需静脉补液，则继续输注含葡萄糖晶体液。快速静脉补液能快速补充细胞外液体可改善胃肠道及肾脏灌注、更快恢复经口喂养、更快纠正电解质及酸碱紊乱，因而缩短恢复时间及住院时间。在扩容后根据脱水性质（等渗性脱水选用 2：3：1 液，低渗性脱水选用 4：3：2 液）按 80ml/kg 继续静滴，先补 2/3 量，婴幼儿 5 小时，较大儿童 2.5 小时；在补液过程中，每 1~2 小时评估 1 次病人脱水情况，如无改善，则加快补液速度；婴儿在补液后 6 小时，儿童在补液后 3 小时重新评估脱水情况，选择适当补液的方案继续治疗；一旦患儿可以口服（通常婴儿在静脉补液后 3~4 小时，儿童在静脉补液后 1~2 小时，即给予 ORS）。

2. 根据血气电解质结果纠正可能存在的代谢性酸中毒、低钾、低钠、低镁、低钙血症

一般主张 pH<7.3 时可用碱性液，若已知血气分析结果，可用剩余碱（BE）值按公式计算：5%

碳酸氢钠(SB)毫升数 =[– 测定 BE(mmol/l)] × 体重(kg) × 0.5,一般可首次补给 1/2 计算量,密切观察病情,复查血气分析,随时调整剂量。

(四)共识中合理用药解析

1. 吸附剂蒙脱石和抗分泌药消旋卡多曲推荐用于腹泻病治疗。益生菌能够有效缩短病程和减轻胃肠道症状的严重程度:推荐使用鼠李糖乳杆菌 GG(LGG)、布拉酵母菌、罗伊乳杆菌 DSM 17938。合生元、益生元不推荐使用。

2. 发展中国家 >6 个月的 AGE 儿童使用锌治疗可能获益,然而在罕见锌缺乏症地区,使用锌治疗并未收到预期的疗效。

3. 抗感染治疗。要严格合理使用抗生素,腹泻急性水样便腹泻在排除霍乱后,多为病毒性或产肠毒素性细菌感染,常规不使用抗生素类药。抗生素并不是治疗急性细菌性胃肠炎的常规用药,只有在特定病原感染或临床确诊的情况下才应用。黏液脓血便多为侵袭性细菌感染,须应用抗生素,药物可根据当地药敏情况的经验性选用;用药后 48 小时,病情未见好转,可考虑更换抗生素;用药的第 3 天须进行随访;强调抗生素疗程要足够;应用抗生素前应首先行大便病原体检测和细菌培养,以便依据分离出的病原体及药物敏感试验结果选用和调整抗菌药物。

以下患儿推荐注射用药而非口服用药:①无法口服药物的患儿(呕吐、昏迷等);②免疫缺陷患儿伴发热;③严重毒血症及已证实或疑似菌血症患儿;④新生儿和小婴儿(<3 个月)伴发热者,脓毒血症检查和抗生素治疗应参照当地方案。

4. 中医中药。中医将小儿腹泻归为伤食型、湿热型、寒湿型、脾虚型以及脾肾阳虚型。根据辨证予中药内服、脐部外敷、灌肠、针灸、推拿可能对腹泻有一定疗效。

三、常见临床问题解析

儿童腹泻病因复杂,尤其是迁延性慢性腹泻,所以需要更积极寻找病因并且完善营养评估,给予合适的营养干预。母乳喂养儿继续母乳喂养,小于 6 个月的人工喂养患儿可继续喂配方乳,避免给患儿喂食含粗纤维的蔬菜和水果以及高糖食物。根据不同腹泻病因采取不同配方奶。可疑乳糖不耐受者采用去(或低)乳糖配方奶,持续时间 1~2 周,腹泻好转后转为原有喂养方式。怀疑牛奶蛋白过敏者首选深度水解酪蛋白配方奶,如仍不耐受,可采用氨基酸配方奶。

当少数重症病例不能耐受口服营养物质、伴有重度营养不良及低蛋白血症者可采用肠外营养方式。

对病情未好转或出现下列任何一种症状的患儿须及时送医院:①腹泻剧烈,大便次数多或腹泻量大;②不能正常饮食;③频繁呕吐、无法口服给药者;④发热(<3 个月的婴儿体温 >38℃,3~36 个月幼儿体温 >39℃);⑤明显口渴,发现脱水体征,如眼窝凹陷、泪少、黏膜干燥或尿量减少等,神志改变,如易激惹、淡漠、嗜睡等;⑥粪便带血;⑦年龄 <6 个月、早产儿,有慢性病史或合并症。

四、典型病例分享及解析

患儿,男性,1 岁;因"排烂便 4 天,精神差 1 天"于 2016 年 3 月 12 日来院就诊。

现病史:病人 4 天前第 1 次添加少量鸡蛋黄后出现呕吐,非喷射性,无咖啡渣物,排稀烂便，偶有少量血丝，无黏液，每天 6~10 次。家属自行予思密达、妈咪爱后大便无改善。1 天前大便 10+ 次，出现小便减少，哭时无泪，精神差，遂就诊笔者医院门诊。患儿起病以来无发热，无出皮疹，胃纳差。

既往史：既往体健，无腹泻肺炎病史。

个人史：G_1P_1，足月顺产，无产后窒息抢救史。按时疫苗接种。

家族史：父亲鼻炎病史，母亲对虾蟹过敏。否认家族性遗传性疾病。

体格检查：体温 37℃，体重 10kg，呼吸 39 次 / 分，血压 57/36mmHg，营养中等，神志清楚，精神反应差，皮肤黏膜干燥，四肢花斑纹，前囟眼眶明显凹陷，口唇樱桃红，呼吸稍促，双肺呼吸音清，无啰音，心率 140 次 / 分，律齐，心音低钝，腹稍胀，肠鸣音活跃。四肢端凉，CRT4 秒。

辅助检查：血常规：白细胞 $11.8 \times 10^9/L$，中性粒细胞百分比 60%，血小板 $200 \times 10^9/L$，嗜酸细胞 5%，大便常规：WBC(-)，RBC(-)，OB(+)，大便轮状病毒腺病毒(-)，肝肾心功能正常。血气电解质分析：pH7.15，$PaCO_2$ 30mmHg，CO_2-CP 13mmol/L，BE-18mmol/L，K^+ 2.6mmol/L，Na^+ 140mmol/L，尿半乳糖试验阳性。

诊断：急性腹泻病、重度脱水、代谢性酸中毒、低钾血症、乳糖不耐受。

治疗：①口服用药：予蒙脱石 1.5g，tid（餐前）和抗分泌药消旋卡多曲 10mg，tid，布拉酵母菌 250mg，qd。②液体疗法：第 1 天总补液量为 150~180ml/kg，包括累计丢失量，继续丢失量和生理需要量。先予 0.9% NS 200ml（20ml/kg），于 30 分钟内静脉推注或快速滴注以迅速增加血容量，扩容后 0.5 小时重新评估，发现血压 64/40mmHg，CRT3 秒，较前好转，继续予累计丢失量（120ml/kg），等渗脱水性质选用 2∶3∶1 液，120×10=1200ml，1200−200=1000ml，前 10 小时补液速度 10ml/（kg.h），先补 2/3 量，每 1~2 小时评估 1 次病人脱水情况，4 小时后患儿精神好转，小便增多，可以口服少量 ORS，无呕吐，继续原有静脉补液速度。

继续丢失量根据大便量调整，大约为 30ml/kg，生理需要量为 60~80ml/kg，总共是 1800−1200=600ml，后 12~16 小时补液速度为 5ml/（kg·h）。

代谢性酸中毒补充 5%SB，计算量 =（−BE）×0.5×BW=90ml，相当于 1.4%SB 300ml。低钾血症补充 10% KCl，计算量为 3×10=30ml。

患儿第 2 天精神明显好转，无呕吐，大便次数减少，小便量增多，体格检查皮肤黏膜弹性好，前囟平软，无眼眶凹陷，四肢端暖，CRT2 秒，血压 69/49mmHg，静脉补液选择 1/3~1/4 张液体，予低渗 ORS 口服，定时复查血气电解质分析。

解析：此患儿出现大便次数增多、性状改变，病程不超过 14 天，急性腹泻病诊断明确。由于患儿起病前曾第 1 次添加鸡蛋黄，嗜酸细胞 5%，父亲鼻炎病史，母亲对虾蟹过敏，不排除鸡蛋过敏引起的急性胃肠炎，停止添加新辅食，尿半乳糖试验阳性，予无乳糖奶粉喂养。血常规基本正常，大便常规 WBC 阴性，未检测出大便轮状病毒腺病毒，但也未做其他大便病毒检测，暂不考虑细菌感染，不需要使用抗生素。

患儿出现小便明显减少，哭时无泪，体格检查发现皮肤黏膜干燥，前囟眼眶明显凹陷，四肢花斑纹，四肢端凉，CRT4 秒，血压下降，结合血钠正常，临床诊断重度脱水（等渗性）。患儿表现为精神差、口唇樱桃红，呼吸稍促，心音稍低钝，结合血气电解质分析结果，诊断代谢性酸中毒、低钾血症。按照重度脱水液体疗法治疗，需要定时复查血气电解质分析，评估脱水程度。

（许朝晖　龚四堂）

参考文献

[1] Alffedo Guarino(Coordinator),Shai Ashkenazi,et al. 欧洲儿童急性胃肠炎处理循证指南(2014 年版). 中华儿科杂志,2015,53(7):499-509.

《小儿胃食管反流病诊断治疗方案》(2005年)解读

指南摘要:

反流是儿科常见症状之一,胃食管反流有生理性和病理性之分。儿童胃食管反流的临床表现随年龄不同而异,且症状不具特异性,发病机制尚不明确,临床上诊断和治疗有较大的困难。该方案对儿童胃食管反流病的分类、诊断及治疗进行了规范,有助于提高儿童胃食管反流病的诊断和治疗水平。

适用范围:

小儿胃食管反流。

原文出处:

中华儿科杂志,2006,44(2):96.

一、指南知识要点

国内儿童胃食管反流病的研究起步较晚,为了规范儿童胃食管反流病的诊断和治疗,该指南是在参照国外文献的基础上于2006年制定的。最近10年,有关儿童胃食管反流的临床表现、发病机制、诊断及治疗等方面的研究都有了很大的进展,国际上不同的国家或地区也有相应的儿童胃食管反流病的诊治指南发布。现结合相关的研究进展,对该方案指南进行解读,主要着重于胃食管反流的分类、发病机制、临床表现、诊断方法、诊断标准及治疗等内容,以指导临床规范诊治儿童胃食管反流病。

二、指南解读内容

(一)指南的学习要点及针对性解决的问题

(1)胃食管反流的定义:胃食管反流(GER)是指胃内容物反流入食管,甚至口咽部。儿童GER常为生理性,反流发生率在生后4~6个月为高峰期可达65%,7~9个月时降至21%,1岁时降至5%以下。大多数患儿生后1岁时症状消失,部分患儿症状持续存在或18个月时症状复现,常为病理性。病理性反流伴有一系列食管内、外症状和(或)并发症时称为胃食管反流病(GERD)。

(2)胃食管反流的分类:根据胃镜下食管黏膜表现可分为非糜烂性反流病、反流性食管炎和Barrett食管。根据反流的发病机制,可分为食管内反流和食管外反流(即食管上反流或气道反流),后者又分为咽喉反流和微量吸入。

(3)胃食管反流的发病机制:

1)抗反流屏障功能低下:①食管下括约肌(LES)压力低下,是引起GER的重要因素。

② LES 周围组织抗反流作用减弱。早产儿腹腔段食管短,食管裂孔疝患儿因缺少腹腔段食管的作用,易发生 GER。小婴儿 His 角较大(正常为 30°~50°),膈食管裂孔钳夹作用减弱,膈食管韧带和食管下端黏膜瓣解剖结构缺陷等,均可导致抗反流功能低下,易发生反流。③短暂性 LES 松弛(TLESR),是指非吞咽情况下 LES 发生自发性松弛(LES 压力迅速降至胃内压水平),松弛前后无任何吞咽动作,可持续 8~10 秒,长于吞咽诱发的 LES 松弛。目前认为,大约 90% 左右的 GER 是由于 TLESR 引起的。

2）食管廓清能力降低:食管廓清能力是依靠食管的推进性蠕动、食物的重力、唾液的冲洗以及食管黏膜分泌的碳酸氢盐对酸中和的共同作用下对反流物所产生的清除作用,目的是缩短反流物和食管黏膜的接触时间,减少反流物对食管黏膜的损害。当食管蠕动功能障碍时,食管清除反流物的能力下降,有害的反流物质在食管内停留时间延长,增加了对食管黏膜的损伤。

3）食管黏膜的屏障功能破坏:食管黏膜屏障作用是由含不移动水及碳酸氢根的黏液层、上皮细胞的紧密连接、黏膜下丰富的毛细血管共同构成。反流物中的某些物质(主要是胃酸、胃蛋白酶)使食管黏膜的屏障功能破坏,黏膜抵抗力减弱,导致食管黏膜损伤,引起反流性食管炎。

4）胃、十二指肠功能失常:①胃排空能力低下,使胃内容物和压力增加,当胃内压增高超过 LES 压力时可诱发 LES 开放;胃容量增加导致胃扩张,胃酸分泌增加,并使贲门食管段缩短,使其抗反流屏障功能降低。②十二指肠病变时,幽门括约肌关闭不全导致十二指肠胃反流。

(4) 胃食管反流的临床表现:儿童 GER 的临床表现缺乏特异性,并随年龄不同而异,可分为典型症状与非典型症状。典型症状婴幼儿以反流、呕吐为主,部分婴儿还可表现为溢乳、反刍或吐泡沫;较大儿童可表现为胃灼热、胸痛;部分表现为腹痛、反酸、嗳气、反胃等。当食管炎症严重,发生糜烂或溃疡时,可出现呕血或黑便症状。非典型症状有拒食、吞咽困难、生长发育迟缓、慢性咳嗽、喘息、咽喉炎、中耳炎等。

(5) 胃食管反流的诊断:详细的病史和体检有助于排除相关疾病,反流的症状可随年龄不同而不同,但大多数症状是非特异性的,需要结合实验室检查作做出诊断。胃食管反流可根据 24 小时食管 pH 监测指标 Boix-Ochoa 综合评分或酸性反流指数来作做出诊断,当 Boix-Ochoa 综合评分大于 11.99,或酸性反流指数大于 7% 可诊断为病理性酸反流;如 Boix-Ochoa 综合评分小于 11.99,或酸性反流指数小于 3% 为正常;如酸反流指数在 3%~7% 之间为临界状态。食管阻抗值下降超过基线 50% 为液体反流,食管阻抗值升高大于 3000Ω 为气体反流。阻抗测定显示反流发生而食管 pH 值在 4~7 之间,则发生的反流为弱酸反流;阻抗测定显示反流发生而食管 pH 值大于 7,则发生的反流为弱碱反流。

(二) 指南针对疾病的诊疗进展、药物治疗进展

1. 胃食管反流的诊断方法 传统的 24 小时食管 pH 监测仍是诊断 GER 较客观的方法,主要是用于酸反流的诊断。而食管腔内多通道阻抗(MII)结合食管 pH 动态监测是目前诊断 GER 较敏感和特异的方法,既可以区别酸反流、弱酸反流、弱碱反流,还可以区分液体反流、气体反流或混合反流。食管高分辨率测压(HRM)主要用于食管动力功能的评估和胃食交界区解剖结构异常如食管裂孔疝的诊断。胃镜检查并食管黏膜活检主要用于反流性食管炎的诊断及鉴别诊断,如食管黏膜嗜酸性粒细胞浸润大于 15 个 / 每高倍视野,可诊断为嗜酸细胞性食管炎。上消化道钡餐造影主要用于排除胃食管解剖结构的异常，诊断 GER 的敏感性和特异性均较低。对于一些高度怀疑 GER 但又没有相应检查条件的机构，可进行反流问卷调查，年龄不同，调查问卷的设计要点不同，但诊断 GER 的敏感性和特异性均较高。

（1）反流问卷调查：Orenstein 婴儿 GER 问卷（I-GERQ）调查，具体评分指标有 11 项，涉及呕吐次数、每次呕吐量、拒食、哭闹次数及持续时间、打嗝、姿势异常及呼吸困难情况等，最高分 25 分，如总评分 >7 分诊断婴儿 GER 的敏感性 74%、特异性 94%。Deal 等设计了适用于 1~11 个月婴儿 GERD 诊断的 GSQ-1 症状问卷和适用于 1~4 岁幼儿的 GSQ-YC 量表。GSQ-I 调查症状包括后仰、呻吟、打嗝、激惹、拒食、呕吐、反流等 7 种，而 GSQ-YC 则包括腹痛、打嗝、餐时哽噎、吞咽困难、拒食、呕吐、反流等 7 种。根据最近 1 周各种症状的发生次数和严重度（由轻到重计分为 1~7）得出各症状的单一评分（ISS）及综合征状评分（CSS）。研究显示 CSS>8 诊断小儿 GERD 敏感性为 85%，特异性为 81.5%，表明 GSQ-1 症状问卷和 GSQ-YC 量表对于婴幼儿 GERD 具有诊断价值。

（2）24h 食管 pH 监测：头端带有 pH 电极（儿科常用锑电极）的导管，置于 LES 上缘以上 3~5cm 处，可持续动态监测食管下端 pH 值变化，数据储存在可携带的 pH 记录仪上。主要用于检测食管酸反流（食管 pH 值下降至 4 以下持续 15 秒以上定义为一次酸反流），除了 Boix-Ochoa 综合评分外，酸性反流指数（食管酸反流的时间占总监测时间的百分比，RI）是其中非常重要的评估指标。

（3）食管 MII 测定：将含有多个阻抗感受器的一根导管置于食管中，根据其阻抗值的不同和变化情况，了解食管反流物的性质和走行状态。主要用于监测食管非酸反流，当气体或液体通过食管时，食管腔内阻抗值会发生变化。食管远端至少 2 个连续通道阻抗值较基线下降 >50% 可定义为反流事件发生，如进行 MII-pH 监测，可明确反流的发生、区分反流物的性质（气体、液体、固体），还可区分酸反流（pH 值 <4）、弱酸反流（pH 值为 4~7）或弱碱反流（pH 值 >7）。对于明确胃食管反流病的病因和临床诊断有重要意义。

（4）食管 HRM：是新一代高效、简洁、快速的测压方法。测压导管上压力感受器排列更密集，插管一步到位，无需牵拉，即可得出与传统相比高清的上下食管括约肌、近段食管、移行区、中远段食管的压力。如联合阻抗测定（HRIM）在了解食管各部分压力状况的同时明确食团被蠕动推进和通过胃食管连接部进入胃内的过程，多方位地明确食管动力状况。对贲门失弛缓症、硬皮病、弥漫性食管痉挛、食管裂孔疝等有很高的诊断价值。

（5）食管内镜检查：内镜表现结合黏膜活检和组织学检查是诊断反流引起食管损伤的最准确方法，并可排除其他疾病，如嗜酸细胞性食管炎。内镜表现包括糜烂、渗出、溃疡、狭窄和食管裂孔疝；RE 的组织学表现包括乳头延长（>50%）、基底层增厚（>20%）、糜烂和溃疡，中性粒细胞或嗜酸细胞浸润（<15 个 / 每高倍视野）。但组织学表现并非特性，内镜结果与临床表现相关性较差，不能单独用于诊断 GER。

（6）上消化道钡餐造影（UGI）：上消化道钡餐造影能够发现上消化道的形态学异常，如食管狭窄、食管裂孔疝、胃扭转、肠旋转不良、幽门狭窄、环状胰腺、贲门失弛缓症等。与食管 pH 监测相比，钡剂反流入食管内的高度和频率对于诊断病理性 GER 的特异度和敏感度均不超过 50%，因此 UGI 一般不作为诊断 GER 的首选方法，但可用于排除上消化道解剖结构异常。

（7）放射性核素扫描：是检查胃半排空时间的“金标准”方法，对诊断 GER 的敏感度和特异性均不如pH监测,但能证实胃排空延迟的存在及可能的肺部吸入。

(8)经验性诊断治疗:病史和体检高度怀疑GER的患儿可进行质子泵抑制剂(PPI)经验性治疗,常规剂量,疗程2~4周,评估疗效。

2. 治疗进展 对诊断为GER的患儿,要与患儿家长作做充分的沟通,向其解释GER的形成及发展,使其对该病有较全面的了解。对有合并症或影响生长发育者必须及时进行治疗,包括体位治疗、饮食治疗、药物治疗和外科治疗。体位治疗和饮食治疗是主要的非药物治疗,无论是婴幼儿还是较大儿童,均推荐左侧卧位,可减少反流的发生,因左侧卧位时TLESR的发生率明显减少,而TLESR是反流发生的主要发病机制。药物治疗主要采用质子泵抑制剂,儿科常选用奥美拉唑0.6~0.8mg/(kg·d),早餐前半小时服用,疗程8~12周。另可合用或单用促动力剂多潘立酮,根据体重制定用药用量。不超过说明书推荐的单次最高剂量及每日最高剂量。餐前15~30分钟服用,疗程不超过4周。如非药物治疗和药物治疗无效,可采用手术治疗,主要是Nissen胃底折叠术。

(三)如何应用本指南指导临床

GER临床表现复杂多样,不具有特异性,仅凭临床症状难以与其他引起呕吐的疾病相鉴别,也难以区分是生理性还是病理性反流。如临床发现不明原因反复呕吐、吞咽困难、反复呼吸道感染、难治性哮喘、生长发育迟缓、营养不良、贫血,或反复窒息、呼吸暂停等症状时都应考虑到GER的可能,要根据不同情况,选择合适的辅助检查以明确诊断。

1. 问卷调查的诊断价值 由于GER的临床表现多种多样,且具有一定年龄相关性,单凭临床表现难以诊断。婴幼儿反流问卷调查简单明了、操作方便,可在基层医院推广,但需要家长具备良好的观察能力和准确的描述能力。

2. 食管pH监测 是诊断GER的最重要方法之一,对酸反流的诊断有较高的敏感性和特异性,但无法诊断弱酸反流和弱碱反流。监测指标中最具诊断价值的是综合评分和反流指数,但诊断标准并不一致。国外一般采用反流指数,国内可根据综合评分和反流指数进行诊断。

3. 食管阻抗测定 是近来诊断GER较具价值的方法,可监别反流是液体还是气体,结合pH监测可区分酸分流、弱酸反流还是弱碱反流。

除此之外,尚有食管内镜和活组织病理检查、上消化道影像学检查和放射性核素扫描等,但各种方法均有其局限性,临床上应根据实际情况,合理选用。

三、共识中合理用药解析

GER的药物治疗主要包括三个方面:抑酸剂、促动力剂和黏膜保护剂。抑酸剂可选用质子泵抑制剂和H_2受体阻滞剂,前者常用奥美拉唑,起效较慢但作用持续时间较长,剂量为0.6~0.8mg/(kg·d),可加倍量使用,疗程8~12周,必要时可延长至6个月以上;而后者常用雷尼替丁,起效较快但持续时间较短,剂量为4~6mg/(kg·d),8岁以下儿童禁用。促动力剂常用多潘立酮,剂量每次0.2~0.3mg/kg,根据体重制定用药用量。不超过说明书推荐的单次最高剂量及每日最高剂量。每天3次,疗程不超过4周。

四、常见临床问题解析

1. 胃食管反流与慢性咳嗽 慢性咳嗽是指以咳嗽为主要或唯一的临床表现,病程>4

周、胸部X线片未见明显异常者。多项研究表明，GER可能是呼吸道症状如慢性咳嗽、慢性咽炎、支气管哮喘、吸入性肺炎等的主要原因之一。胃食管反流性咳嗽（GERC）是指与反流相关的、临床上以咳嗽为主要表现，除外其他原因引起的咳嗽，如哮喘、上气道咳嗽综合征、咳嗽变异性哮喘、非哮喘性嗜酸粒细胞性支气管炎、感染后咳嗽等疾病。由于食管、喉、气道均由迷走神经支配，反流入食管下端的反流物可通过刺激食管 - 支气管神经反射引起呼吸道症状；咽喉反流可直接激活咽喉部咳嗽受体或反流的酸和胃蛋白酶可引起咽喉慢性炎症，导致对外周介导咳嗽的神经敏感；反流物（胃酸、酶、胆汁）通过微量吸入直接刺激气管 - 支气管咳嗽受体，而引起一系列呼吸道症状。另外，长期咳嗽也可能导致儿童胃食管反流。在临床上GERC大多数单独呈现为慢性咳嗽，而无典型的胃食管反流样症状，与其他原因引起的慢性咳嗽相比无特异性，其诊断与治疗有一定难度。

2. 胃食管反流与牛奶蛋白过敏 GER与牛奶蛋白过敏（CMA）都是婴儿期常见的疾病。近年来，关于两者之间关系的研究逐渐增多，有报道认为1岁以内婴儿的GER，约50%可能与CMA有关。CMA的临床表现非特异性的，可表现为呼吸道症状、消化道症状、皮肤症状及全身症状。而GER的临床表现也多种多样，与CMA的部分临床表现在婴儿期是相互重叠的，给临床的诊断和治疗造成困惑。GER则需要根据呕吐、反酸、反复咳嗽、营养不良等典型或不典型的临床表现，结合24h小时食管pH监测、食管阻抗检测、食管内镜或钡餐造影等辅助检查进行诊断。而临床上对那些进食后容易发生反流或呕吐的胃肠道症状的婴幼儿，应高度警惕CMA的可能性，需要进行详细的病史询问和体格检查，尤其是皮肤阳性体征，如湿疹、荨麻疹等。要进一步了解患儿及家族有无过敏史，结合饮食回避试验和开放性牛奶蛋白激发试验及48小时食管MI-pH监测等检查，以明确诊断。婴儿期GER多数是生理性的，可随年龄增长而缓解，仅少数症状持续到1岁以后，如影响生长发育或者出现并发症时，往往需要抗反流治疗。CMA引起的GER，不能自行缓解，常需要回避牛奶蛋白饮食，两者预后均较好。

3. 婴儿反流 婴儿反流是咽下的食物或分泌物非随意地反流入口腔或溢出，与呕吐不同，它是GER的一部分。发生在健康婴儿的无并发症的反流属于生长发育问题，是婴儿期常见的生理现象。罗马Ⅲ婴儿反流诊断标准：在3周~12个月的健康婴儿中必须符合以下2项条件：①每天反流2次或2次以上，持续3周或3周以上；②无恶心、呕血、肺部吸入、呼吸暂停、生长迟缓、喂食或吞咽困难、身体姿势异常。

五、典型病例分享及解析

患儿，女性，5个月，呕吐5个月、纳差2个月入院，住院号511027。G_2P_2，足月平产，出生体重2.85kg，母乳喂养。生后前3个月呕吐比较频繁，无呕血，体重曾达6.5kg。近2个月呕吐次数减少，但吃奶差，体重下降2kg。无咳嗽、无发热、无抽搐、无腹泻。

体格检查：营养不良貌，T36.6℃，R 36次/分，P 138次/分，血压134/74mmHg，身高61cm，体重4.5kg。头围37cm，胸围34cm。一般反应可，前囟平，心律齐，心音有力，未闻及病理性杂音；两肺呼吸音清，未闻及干湿啰音；腹平软，肝脾肋下未触及，腹壁皮下脂肪0.2cm，神经系统检查阴性。辅助检查血气分析和电解质无明显异常。

入院诊断：呕吐待查？中度营养不良。

诊治经过：入院后查血常规：血色素107g/L，白细胞计数7.7×10^9/L，中性占36.2%，血小板计数 554×10^9/L,尿常规和大便常规无异常,EB 病毒抗体、肝炎系列病毒、巨细胞病毒、血清遗传代谢病串联质谱分析均无异常,头颅 CT、胸片、腹部 B 超检查无异常,肝功能示 ALT168U/L、AST 224U/L、GGT143U/L、消化道钡餐造影提示胃食管反流,胃镜提示食管炎,表现为食管下段前壁见一纵向糜烂,上覆少量血痂,病理符合反流性食管炎。24 小时食管 pH 监测示 pH<4 的反流次数 106 次,最长反流持续时间 28 分钟,反流 >5min 分钟的次数 8 次,酸性反流指数 23%,Boix-Ochoa 评分 24.1,诊断为病理性胃酸反流。给予美能护肝、补液等治疗后症状改善不明显,尤其是患儿吃奶后阵发性哭吵很明显。确诊胃食管反流病后给予洛赛克抑酸,加用吗叮啉增加胃动力,症状减轻,奶量增加,营养不良状况改善,带药出院。出院时肝功能未完全恢复正常。

最终诊断:胃食管反流,食管炎,中度营养不良,肝功能异常。

诊断解析:该患儿生后前 3 个月以呕吐为主要表现,后 2 个月以纳差、进行性体重下降为主要表现,体格检查有中度营养不良,实验室检查有肝功能异常,食管 pH 监测有病理性胃酸反流,胃镜及病理提示反流性食管炎,钡餐造影提示有胃食管反流,结合病史、体检和实验室检查,诊断为胃食管反流病。住院过程中发现吃奶后阵发性哭吵可能系反流引起。经过洛赛克抑酸和吗叮啉促胃动力治疗后,症状明显改善。该患儿以食管症状为主,伴发食管炎和营养不良并发症,抑酸治疗有效,诊断明确。肝功能异常可能系营养不良引起。

(江米足)